輸液療法の進め方ノート 改訂版

体液管理の基本から
手技・処方までのポイントがわかる
実践マニュアル

編集／杉田 学
順天堂大学医学部附属練馬病院
救急・集中治療科

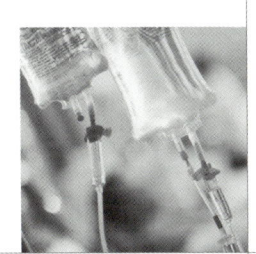
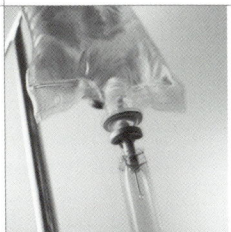
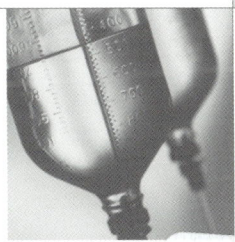
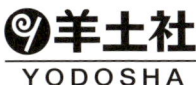

謹告
　本書に記載されている診断法・治療法に関しては，発行時点における最新の情報に基づき，正確を期するよう，著者ならびに出版社はそれぞれ最善の努力を払っております．しかし，医学，医療の進歩により，記載された内容が正確かつ完全ではなくなる場合もございます．
　したがって，実際の診断法・治療法で，熟知していない，あるいは汎用されていない新薬をはじめとする医薬品の使用，検査の実施および判読にあたっては，まず医薬品添付文書や機器および試薬の説明書で確認され，また診療技術に関しては十分考慮されたうえで，常に細心の注意を払われるようお願いいたします．
　本書記載の診断法・治療法・医薬品・検査法・疾患への適応などが，その後の医学研究ならびに医療の進歩により本書発行後に変更された場合，その診断法・治療法・医薬品・検査法・疾患への適応などによる不測の事故に対して，著者ならびに出版社はその責を負いかねますのでご了承ください．

改訂版刊行にあたり

　時の過ぎるのは本当に早いもので，初版刊行以来6年が経過しました．もともとマッチングによる新臨床研修制度に伴い，すべての科をローテートする研修医に役立つ輸液の本を作りたいというコンセプトの下に，臨床真っ只中の若手医師たちにより執筆された本書でありますが，目を見張るような医学の進歩に伴い，一部は遅れた内容となっていました．特にこの6年間には，従来の経験的な医療から脱却し，エビデンスを重視した医療へのシフトとそれを軸とした世界的ガイドラインの提示といった大きな変革がありました．今回の改訂は特にそれらのガイドラインを取り入れ，新鮮な内容となることを心掛けました．虚血性脳卒中に対する血栓溶解療法は，適応を誤りさえしなければ劇的な治療効果が得られます．敗血症の治療は，次々と新しい知見が取り入れられ，常に進化している段階です．これらの事実はもはや専門医だけが知っているべきことでなく，医師たるものすべて最低限の知識をもつことが求められる時代になっています．

　もともと研修医や学生の教育に力を入れていた私でありますが，現職の大学附属病院へ異動してよりいっそう情熱が高まりました．特に研修医の「学び取ろう」という貪欲な姿勢は，我々に大きな影響を与えてくれています．この改訂は皆さんのその気持ちを十分に満足させるものと信じています．

　新臨床研修制度についてはいろいろと問題点が指摘されてはいますが，若い医師にとって柔軟な考え方を育てるのに最適な時期です．本書では様々な分野の輸液をできるだけ簡単に解説していますが，興味をもった分野ではぜひ成書をめくり知識を深めることを心掛けてください．わずか6年ではありますが，初版の執筆者も大学病院で教育に携わるもの，海外へ留学したもの，はたまた開業したものと，その進路も様々です．臨床を離れている執筆者の担当した項目は，さらに若手の臨床医が引き継いでくれました．この本を手に取ってくれている皆さんが次の世代に引き継ぐ指導者となるのかもしれません．

　医師は神様ではありません．我々が患者さんにしてあげられることは限られています．輸液は適切に行わなければ有害となることさえあります．わずかでも本書が皆さんの知識の糧となり，受け持ち患者さんのためになれば，本当にうれしいのです．

2009年9月

順天堂大学医学部附属練馬病院救急・集中治療科

杉田　学

初版の序

「輸液って結構難しいですね」

こんな言葉を聞くことがよくあります．その通り，輸液は大変難しいのです．でもあなたの目の前には輸液を必要としている患者さんがいて，看護師さんもあなたの輸液指示を待っています．さあ，早く輸液の指示を出さなければ．

ヒトは水分を消化管から取り込み，尿や便，汗などから排出し，そのバランスで極度の脱水や溢水にならないように調節されています．輸液はこのシステムの中に割り込むように，直接血管の中に水分を入れることであり，生理的な体の恒常性に反する行為なのかもしれません．そのため，病態を考慮しない輸液は時に有害となります．下手な輸液なら，しない方がましかもしれません．

そもそも輸液は1960年代，ベトナム戦争中の戦場医療で発展しました．多くの患者を助けるために用いられている輸液という手法が，人と人が殺し合う戦争によって必然的にもたらされたとは皮肉なものです．輸液は我々臨床家の優れた武器であり，現代医療には無くてはならないものとなっています．不適当な輸液は有害になることがありますが，適切な輸液を行えばそれだけで治療が済んでしまうことさえもあるのです．薬品を使わずに点滴だけで患者さんの状態を落ち着かせてしまうって，結構すごいことじゃないですか？

私が医者になったばかりの頃，病棟で毎日患者さんに輸液の指示を出しながら，必要に迫られ輸液の本を買いに書店に行きました．書店にはたくさんの輸液や電解質の解説書がありました．どれも医者になりたての私でも知っている有名な先生の著作や編集で，ナトリウム1gが何mEqで…と丁寧に教えてくれます．じっくり読むのには最適でしょうが，病棟でいきなり点滴をするためには少々読むのに時間がかかりました．臨床の現場ですぐに使える，もっと手軽な本があればいいなと思っていました．

本書は，研修医から若手の医師がすぐに病棟で輸液を実践できるように，解説は最小限にとどめて図表を多く取り入れました．また分担執筆は現在バリバリに病棟で輸液を実践している医師にお願いしました．これ一冊で輸液，輸血の基本や手技，さらに血液浄化法まで幅広い範囲をカバーしています．各ページにはメモ欄がたっぷりありますので，あなたが実際の現場で学んだこと，成書を読んで学んだことなどをそのつど書き込んでいってください．数ヶ月後にはあなただけの一冊が出来上がることになるでしょう．是非病棟に向かう時，ノートパソコンと一緒にこの子（本）も連れて行って，大きく育ててください．

いよいよ平成16年からマッチングによる卒後臨床研修が開始されます．従来の研修とは少し変わり，将来専門にする以外の研修も行うため，より広い範囲での医学的知識が必要とされます．本書中では，内科から外傷まで多岐にわたる疾患別の解説をしていますので特に役に立つことと思います．医者として目の前の患者さんを，自信を持って治療するために幅広い知識を身につけてください．

さあ輸液を始めましょう，看護師さんも患者さんもあなたの指示を待っています．

2003年9月

さいたま赤十字病院救命救急センター・集中治療部

杉田　学

輸液療法の進め方ノート 改訂版

体液管理の基本から手技・処方までの
ポイントがわかる実践マニュアル

改訂版刊行にあたり	………………………………………	杉田　学
初版の序	………………………………………………	杉田　学

第1章　輸液・電解質の基礎知識

1. 体内の水分，電解質バランス	………………………	柳　秀高	12
2. 腎臓における水分，電解質バランス	…………………	柳　秀高	16
3. 輸液の基本的考え方	…………………………………	柳　秀高	20
4. 輸液製剤の種類と特徴	………………………………	関井　肇	24
5. 血管内容量の推定	……………………………………	石田順朗	28

第2章　電解質異常と診断・治療

6. 電解質異常に対する基本的考え方	…………………	杉田　学	34
7. 血清Naの異常と診断・治療	…………………………	杉田　学	36
8. 血清Kの異常と診断・治療	……………………………	杉田　学	40
9. 血清Caの異常と診断・治療	…………………………	吉川真弘	44
10. 血清Clの異常と診断・治療	…………………………	吉川真弘	49
11. 血清Pの異常と診断・治療	…………………………	野村智久	54
12. 血清Mgの異常と診断・治療	…………………………	野村智久	59
13. 微量元素とビタミンの異常と診断・治療	……………	関井　肇	64

第3章　疾患に応じた輸液の使い方

14. ショックの鑑別と輸液	…………………………………	杉田　学	70
15. 嘔吐，下痢による脱水の鑑別と輸液	………………	佐々木徹	76

CONTENTS

16. 消化管出血に対する輸液 ……………………………… 佐々木徹　**83**
17. 腸閉塞に対する輸液 …………………………………… 佐々木徹　**89**
18. 肝不全に対する輸液 …………………………………… 佐々木徹　**94**
19. 急性膵炎に対する輸液療法 …………………………… 山口尚敬　**100**
20. うっ血性心不全に対する輸液 ………………………… 関田　学　**106**
21. 虚血性心疾患に対する輸液 …………………………… 関田　学　**112**
22. 呼吸器疾患における輸液 ……………………………… 柳　秀高　**116**
23. 脳梗塞に対する輸液 …………………………………… 小林美紀　**120**
24. 敗血症に対する輸液 …………………………………… 関井　肇　**126**
25. 高血糖・低血糖に対する輸液 ………………………… 杉田　学　**130**
26. 熱中症・偶発性低体温症に対する輸液 ……………… 杉田　学　**134**
27. 中毒に対する輸液 ……………………………………… 杉田　学　**138**
28. 内分泌疾患に対する輸液 ……………………………… 杉田　学　**143**
29. 腎不全に対する輸液 …………………………………… 柳　秀高　**148**
30. 横紋筋融解症（rhabdomyolysis）に対する輸液 ……… 清水敬樹　**152**
31. 外傷の輸液 ……………………………………………… 横手　龍　**156**
32. 熱傷の輸液 ……………………………………………… 横手　龍　**163**
33. 術前の輸液 ……………………………………………… 小島直樹　**171**
34. 術中の輸液 ……………………………………………… 関山裕詩　**174**
35. 術後の輸液 ……………………………………………… 小島直樹　**177**
36. 脳神経外科疾患に対する輸液 ………………………… 杉田　学　**180**
37. 整形外科疾患に対する輸液 …………………………… 福島憲治　**185**
38. 産婦人科領域の輸液 …………………………………… 瀬戸山琢也　**189**
39. 小児の輸液 …………………………………… 石井ちぐさ，梅田　陽　**194**
40. 高齢者の輸液 …………………………………………… 関井　肇　**200**

第4章　血液製剤の使い方

41. 赤血球製剤（赤血球濃厚液：RCC-LR）……………… 安藤　純　**206**
42. 血小板製剤（血小板濃厚液：PC）…………………… 安藤　純　**209**

43.	新鮮凍結血漿（fresh frozen plasma：FFP）	安藤　純	**212**
44.	アルブミン製剤	安藤　純	**214**
45.	その他の血液製剤	安藤　純	**217**

第5章　栄養輸液の選択と使い方

46.	栄養要求量の推計	石田順朗	**220**
47.	経腸栄養と経静脈栄養	石田順朗	**226**
48.	経腸栄養（enteral nutrition：EN）	石田順朗	**229**
49.	経静脈栄養（parenteral nutrition：PN）	石田順朗	**234**
50.	内視鏡的経皮胃瘻造設術（PEG）と在宅経腸栄養	関井　肇	**239**

第6章　血液浄化法の選択と実際

51.	血液透析（hemodialysis：HD）	清水敬樹	**244**
52.	腹膜透析	清水敬樹	**248**
53.	持続的血液濾過透析（continuous hemodiafiltration：CHDF）	清水敬樹	**252**
54.	血漿交換	清水敬樹	**255**
55.	血液吸着	清水敬樹	**257**

第7章　輸液ルートの選択と実際

56.	末梢静脈ライン	清水敬樹	**264**
57.	中心静脈ライン	清水敬樹	**268**
58.	その他の輸液ルート	清水敬樹	**273**

索引　　**275**

執筆者一覧

■ 編　集

杉田　　学	順天堂大学医学部附属練馬病院救急・集中治療科

■ 執筆者（掲載順）

杉田　　学	順天堂大学医学部附属練馬病院救急・集中治療科
柳　　秀高	東海大学医学部内科学系総合内科
関井　　肇	順天堂大学医学部附属練馬病院救急・集中治療科
石田　順朗	田園調布中央病院内科
吉川　真弘	東京大学医学部附属病院腎・内分泌内科
野村　智久	順天堂大学医学部附属練馬病院救急・集中治療科
佐々木　徹	北里大学東病院消化器内科
山口　尚敬	順天堂大学医学部附属練馬病院救急・集中治療科
関田　　学	順天堂大学医学部附属順天堂医院循環器内科
小林　美紀	東京都保健医療公社荏原病院神経内科
清水　敬樹	さいたま赤十字病院救命救急センター
横手　　龍	さいたま赤十字病院救命救急センター
小島　直樹	公立昭和病院救急科
関山　裕詩	東京大学医学部附属病院麻酔科・痛みセンター
福島　憲治	埼玉医科大学総合医療センター高度救命救急センター
瀬戸山琢也	瀬戸山産婦人科
石井ちぐさ	公立昭和病院小児科
梅田　　陽	昭和大学横浜市北部病院こどもセンター
安藤　　純	順天堂大学医学部附属練馬病院血液内科

第1章

輸液・電解質の基礎知識

1 体内の水分，電解質バランス

> **ポイント**
> - 体内の水分は体重の60％であり，細胞内液は40％，細胞外液は20％である
> - 細胞外液は15％の間質，5％の血漿からなる
> - 輸液したものがどこに分布するかイメージする

基本的な水分，電解質の体内での分布，バランスについて概説する．

- 体内の水分は体重の60％が総水分量（女性は脂肪が多いため体重の55％）であり，細胞内液は体重の40％，細胞外液は体重の20％である．細胞外液のうち，血管内には体重の5％，間質には体重の15％が存在する（図1）．
- 細胞内液の主な陽イオンはカリウム（K^+）とマグネシウム（Mg^{2+}）であり，陰イオンはリン酸イオン（PO_4^{2-}）とタンパク質である．細胞外液の主な陽イオンはナトリウム（Na^+）であり，陰イオンは塩素（Cl^-）と重炭酸（HCO_3^-）である（図2）．
- 細胞膜は半透膜であり，細胞内外での**張度が等しくなるように水が移動**することは重要である．というのは，輸液は通常細胞外の血管内に行うわけだが，輸液の組成によって入れたものがどこに分布するのかがこれによって決定されるからである．
- 浸透圧＝2×［Na^+］＋Glucose（mg/dL）/18＋BUN（mg/dL）/2.8
  張度＝2×［Na^+］＋Glucose/18

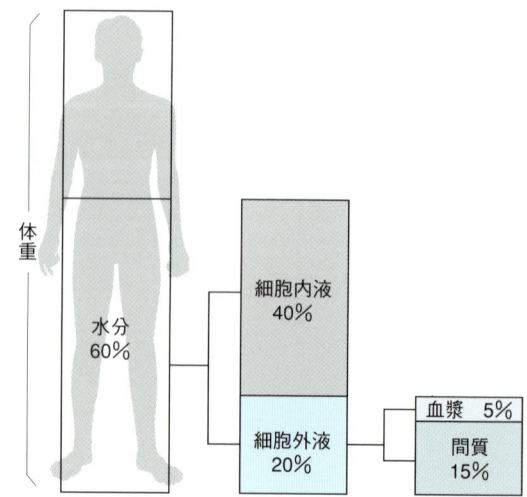

図1 ● 体内での水分の分布

図2 ● 細胞内外液のイオン組成
単位：mEq/L H₂O

細胞内液		細胞外液	
陽イオン	陰イオン	陽イオン	陰イオン
K⁺ 150	リン酸＋硫酸 150	Na⁺ 144	Cl⁻ 114
			HCO₃⁻ 30
			有機酸 8
Mg²⁺ 40	タンパク 40	K⁺ 4	
Na⁺ 10	HCO₃⁻ 10	Ca²⁺ 3	タンパク 1
		Mg²⁺ 2	

BUNは細胞膜を自由に行き来するので張度には寄与しない．
- 例えば**生理食塩水は等張液なので，張度を変化させないため**，500 mL輸液すると細胞外液に均等に分布する．その結果，血管内には500 × 5／（5 + 15）= 125 mL 分布することになる．一方5％ブドウ糖を500 mL輸液するとこれは総体内水分量全体に均等に分布するので，500 × 5／60 = 約40 mLしか血管内に残らない．つまり，有効循環血漿量不足を伴うショックの時に生理食塩水など等張液を輸液する，というのは血管内に輸液を入れたいためである．
- 膠質液（コロイド：アルブミンなど）や晶質液（高張食塩水など）についての解説は長くなるため成書に譲るが，循環血漿量不足によるショックの時には等張の晶質液を投与するのが基本である．

● 輸液治療の実際

- 水分のバランスは平均的な成人の定常状態では，intakeは食物中に1,000 mL，飲水により1,400 mL，代謝水が200 mL，outputは尿1,500 mL，不感蒸泄900 mL，便中に200 mL程度である（表1）．
- 不感蒸泄は15 mL/kg程度であるが，発熱により増加し，レスピレーター使用により減少する．発熱時は通常発汗も伴うがこれは定義上は不感蒸泄には含まれない．
- 尿量に関しては，平均的な成人が1日に排泄すべき溶質は600 mOsmで，尿濃縮力が最大で1,200 mOsm/Lであれば，必要な尿量は500 mLとなり，これ以下では乏尿，ということになる．しかし，腎臓の濃縮力が低下して，等張尿（300 mOsm/L）しか出せない場合はこの4倍（1,200/300）の2,000 mLの尿量が必要となる．

表1 ● 水分のバランス

Intake	（mL）	Output	（mL）
飲水	1,400	尿	1,500
食物	1,000	便	200
代謝水	200	不感蒸泄	900
合計	2,600	合計	2,600

表2 ● 体液のイオン組成 （単位：mEq/L H₂O）

	Na	K	Cl	HCO₃
血漿	142	4	102	24
唾液	33	20	34	
胃液	60	9	84	
胆汁	149	5	101	45
膵液	141	4.6	77	92
小腸液	105	5	99	50
大腸液	130	11.2	116	29
汗	45	4.5	58	0

■ 体液喪失時にはそれぞれの体液の電解質組成をある程度は知っていて，これを補わなければならない．例えば腸閉塞の場合，腸液はNa濃度が比較的高く，K濃度は低いので細胞外液に類似した製剤（生理食塩水，乳酸リンゲルなど）で補えばよい（表2）．

● ナトリウム（Na）の分布バランスと投与

■ 健常成人の平均的なNa摂取量は170〜200 mEq程度であり，これは食塩では10〜12 g程度（17 mEq=1 g）に相当する．ただし，正常な腎臓が対応可能な範囲は8.5〜680 mEq（食塩で0.5〜40 g）と幅広いので，腎機能が正常な人が宴会で暴飲暴食しても極端にむくんだり，肺水腫になったりはしない（表3）．逆にNaの摂取量が減少した時に腎臓がNaを尿中に喪失しないようにする能力は優秀なので，維持輸液におけるNa投与量は60 mEq/日程度で充分である．

■ よくある問題はいわゆる維持輸液（ソリタ®T3など）を漫然と投与して低Na血症をきたす場合で，Naの投与不足というよりはフリーウォーター投与の過剰が問題であることがほとんどである．**低Naを急に補正すると橋中心髄鞘崩壊症（CPM：central pontine myelinolysis）をきたし，逆に高Naを急に補正すると脳浮腫をきたす可能性があることは注意すべきである**（詳細は第2章7参照）．

● カリウム（K）の分布バランスと投与

■ 健常成人の平均的なKの摂取量は50〜60 mEq/日である．正常な腎臓が対応可能な幅は10〜500 mEqと非常に広い（表3）が，K摂取量が減少

表3 ● 腎臓の許容範囲と平均的摂取量（1日あたり）

	腎臓が対応可能な範囲	平均的摂取量
水分	0.5〜30 L	2〜3 L
NaCl	8.5〜680 mEq（0.5〜40 g）	200 mEq
K	10〜500 mEq	50〜60 mEq
H	0〜200 mEq	50〜60 mEq

した時に腎臓がKを保持する能力はNaほどではなく，**尿量が多い，あるいはNaの遠位尿細管への到達量が多いとK排泄量は増加してしまう**．

- 日常臨床でしばしば経験するK異常は，腎不全やACE阻害薬，アンジオテンシンII受容体ブロッカー，スピロノラクトン，ヘパリン，β遮断薬などの薬剤による高K血症，また下痢，β刺激薬，グルコース，インスリン，利尿薬，甘草などの薬剤による低K血症などである（詳細は第2章8参照）．
- 低Kの治療では，**Kの濃度**（末梢静脈では40～60 mEq/Lまで，中心静脈では200 mEq/Lまで），**K投与のスピード**（通常20 mEq/時間まで：ただし致死的不整脈出現時などはこの限りではない）が重要である．
- 高Kの治療は，Caの投与，グルコースインスリン療法，重炭酸ナトリウム，β刺激薬，利尿薬，陽イオン交換樹脂，透析などである（詳細は第2章8参照）．

● バランスシートを作成しよう

- 水分，Na，Kについて，inとoutのバランスの概要をカルテに一覧表にしておくと把握しやすい．また，これら重要な電解質の血清値は必要に応じてこまめにチェックすべきである．
- ただし体液量に関しては，しばしば経験されることではあるが，計算が合わない場合は，計算結果よりも浮腫や腋窩の乾燥などの身体所見，体重，血圧，尿量などの方が信頼できることが多い（特に**短期間においては体液量の推定には体重が一番信頼性が高い**）．

		Volume	Na	K
In	ピーエヌツイン®2号	1,100	51	30
	10% NaCl	10	34	0
	イントラファット®20%	100	0	0
	ソリタ®T3	1,000	35	20
	計	2,210	120	50
Out	N-Gチューブ排液	1,000	(→電解質組成測定はルーチンではない)	
	尿	1,000	90	50
	計	2,000	90+α	50+α'

文献

- Rose, B.D. : Clinical Physiology of acid base and electrolyte disorders. 5th ed., McGraw-Hill, New York, 2000
- Daniel, H. et al. : The Washington Manual of Medical Therapeutics. 30th ed., Lippincott Williams & Wilkins, 2007
- 「体液電解質異常と輸液」（深川雅史 監，柴垣有吾 著），中外医学社，2005

【柳　秀高】

2 腎臓における水分, 電解質バランス

> **ポイント**
> - 水, 電解質の調節は尿細管でなされる
> - 有効循環血漿量の調節は尿中Naの排泄量の調節による
> - 血漿浸透圧の調節は水の摂取, 排泄の調節による

ここでは腎臓における水とNaの調節について概説する.
- 水は1日に140 L濾過されるが, 実際の尿量は1,400 mL程度であり, 99％は再吸収される.
- 同様にNaは25,000 mEq程度濾過されるが, 排泄されるのは100～250 mEq程度で, これも99％以上が再吸収される.

● 水, Naの調節部位

- 体内の水, Naの尿中排泄量を細かく調節しているのは, 尿細管である. **近位尿細管では水とNaの70％が再吸収**される. **ヘンレのループではNaの20％が再吸収**される. 遠位尿細管ではわずかなNaが再吸収される.
- 集合管では主細胞がNaを再吸収し, 抗利尿ホルモンの存在下では水も再吸収される. 以上の尿細管の各部位で神経系, ホルモン系の調節を受けているのは近位尿細管と集合管であり, ヘンレのループと遠位尿細管は流量依存性にNaCl再吸収量が決まってくる. ただし, 利尿薬を用いている場合は例外であり, ループ利尿薬 [フロセミド (ラシックス®) など] を用いるとヘンレの上行脚でのNa再吸収量が減少し, より遠位でのNa再吸収量が代償性に増加する (表1, 2, 図).

表1 ● 水, Naの調節部位

糸球体	血漿から原尿をつくる
近位尿細管	70％の水, NaClを浸透圧を変化させずに再吸収する
ヘンレのループ	20％のNaClを再吸収する. 水も再吸収するが, Naよりも少ないため, 尿細管腔は低張になる (薄まる)
遠位尿細管	少量のNaClが再吸収される
集合管	主細胞がNaClを再吸収し, 抗利尿ホルモンの存在下に水が水チャンネルを通して再吸収される

表2 ● 尿細管の各部位におけるNaCl再吸収の割合と決定因子[1]

尿細管の部位	再吸収されるNaClの割合（%）	再吸収量の決定因子
近位尿細管	60〜65	Na-H交換 Na-glucose共輸送系 アンジオテンシンⅡ ノルエピネフリン 血行動態
ヘンレのループ	25〜30	流量依存性
遠位尿細管	5	流量依存性
集合管	4	アルドステロン 心房性利尿ペプチド

図 ● 尿細管の各部位における水，Naの調節

● ボリュームの調節と浸透圧の調節

では，水，Naのバランスを決めているシステムは何か？

組織への血流を充分に保つことは細胞の活動，生命の維持にとって必須の条件である．

■ 基本的には組織への血流は**有効循環血漿量**という**概念で表され，細胞外液量の動脈系にある部分であるので，通常は細胞外液量，したがって体内Na総量とパラレルに動く**（心不全，肝硬変，AVシャントなどの例外を除いて）．

表3 ● ボリュームの調節と浸透圧の調節

	血漿浸透圧	有効循環血漿量
センサー	視床下部の浸透圧受容体	頸動脈洞 輸入細動脈 心房
エフェクター	抗利尿ホルモン 口渇	レニン-アンジオテンシン-アルドステロン系 交感神経系 心房性利尿ペプチド 圧利尿 抗利尿ホルモン
調節	水排泄，水の経口摂取	尿中Na排泄量

- この調節のためには有効循環血漿量を感知するセンサーが必要であり，さらに実際にNa排泄量を調節するエフェクターも必須である．センサーは頸動脈洞や，輸入細動脈，心房などに存在し，エフェクターはレニン-アンジオテンシン-アルドステロン系，交感神経系，心房性利尿ペプチド，圧利尿，抗利尿ホルモンなどである．**実際に調節されるのは尿中Na排泄量である．**
- 一方，浸透圧（主にNaとKの濃度により規定）の調節には視床下部の浸透圧受容体がセンサーとなり，エフェクターは抗利尿ホルモンと口渇感で，**実際に調節されるのは前者による水の尿中排泄量，後者による水の経口摂取量であって，Naの排泄量ではない．**
- 有効循環血漿量と浸透圧はいずれも水，Naと関連しているが，前者は水，Naの絶対量，後者はNa，Kの濃度で決まる（表3）．

● 暑い日に運動して汗を流した場合[1]

　暑い日に運動をして汗（Na濃度の低い体液）をかくと，有効循環血漿量は低下するが，血漿浸透圧やNa濃度は上昇する．すると浸透圧上昇により抗利尿ホルモン分泌が刺激されて尿が濃縮され，水の排泄量を低下させ，さらに口渇が刺激されて，飲水行動となるので，血漿浸透圧，Na濃度は正常化する．またこの例の場合，有効循環血漿量は低下しているので，レニン-アンジオテンシン-アルドステロン系が活性化されて，尿中Na排泄量は低下する．総合すると，尿は非常に濃縮され，Naをほとんど含まない組成となる．

● 健常人に生理食塩水を輸液した場合[1]

　生理食塩水を輸液すると細胞外液量は増加するが，血漿浸透圧は変化しない．この結果有効循環血漿量調節系のみが動き，レニン-アンジオテンシン-アルドステロン系は抑制され，心房性利尿ペプチド分泌は刺激される結

果，尿中Na排泄量は増加する．一方血漿浸透圧は変化しないので，抗利尿ホルモン分泌量は変化せず，口渇も刺激されない．

● 健常人に生理食塩水と5％ブドウ糖を同量ずつ輸液した場合[1]

この場合には細胞外液量が増加し，血漿浸透圧は低下する．細胞外液増加によりレニン-アンジオテンシン-アルドステロン系が抑制され，心房性利尿ペプチド分泌が刺激される．また血漿浸透圧減少により抗利尿ホルモン分泌は抑制される．この結果過剰なNaClは適度に希釈された尿中に排泄されることになる．

文献

1) Rose, B.D. : Clinical Physiology of acid base and electrolyte disorders, 5th ed., McGraw-Hill, New York, 2000
・「体液電解質異常と輸液」（深川雅史 監，柴垣有吾 著），中外医学社，2005

【柳　秀高】

3 輸液の基本的考え方

> **ポイント**
> - 水電解質輸液は維持輸液と欠乏量輸液からなる
> - 輸液は合併症を踏まえた上で必要に応じて行い，漫然と続けないようにする
> - 腎不全，心不全，ネフローゼ，肝不全などのある患者への輸液は注意が必要

● 維持輸液と欠乏量輸液

輸液は大きく分けて，**水電解質輸液**と**栄養輸液**に分類され，前者は**維持輸液，欠乏量輸液**に分けられる（表1）.

- 維持輸液は生体が恒常性を保つために必要な水，電解質を投与することである．嘔吐，下痢があったり，ドレナージなどが行われている場合には同時進行で喪失する体液も考慮に入れる必要がある．
- これに対して欠乏量輸液はすでに存在する水，電解質の欠乏量を推定してこれを補うことである．ただし，欠乏している場合も過剰にある場合もあるので，"補う"だけでなく，"制限する"ことが必要な場合もある．
- 例えば，高Na血症では医原性にNaを過剰に投与している場合以外はほとんどはフリーウォーターの欠乏であるので補う必要があるが，低Na血症では単純にNaが不足しているので塩を補えばよい，と考えていいのは限られた場合のみである．これらについては，各電解質異常の項（第2章）に譲りたい．
- 欠乏量輸液は欠乏分を1日で補わずに安全係数をかけることが多い．そして検査は頻繁にチェックすべきであり（例えば糖尿病性ケトアシドーシスなどで血糖は1時間ごと，電解質は1〜2時間ごとにチェックすることもあるように），自分の望む方向に正しい速度で（特に低

表1 ● 水電解質輸液

輸液 ＝ 維持輸液 ＋ 欠乏量輸液 × 1/2 〜 1/3（安全係数）

- 維持輸液 ＝ 3号液 2,000mL（水2,000mL，Na70mEq，K40mEq）
  ＋ 異常喪失体液分
  （ただし腎不全，ネフローゼ，心不全，肝不全などのない患者）
- 欠乏量輸液量は状況次第である

表2 ● 臨床所見と欠乏量

重症度	臨床所見	欠乏量
軽症	なし	1.5〜2 L
中等症	粘膜の乾燥のみ	2〜4 L
重症	皮膚のツルゴールの低下	4〜6 L
最重症	起立性低血圧，ショック	6 L 以上

Na血症を補正する場合など）異常が是正されつつあるかどうかを確認するべきである．

■ 欠乏量の推定は体重，血清Na値，皮膚のツルゴール，粘膜の乾燥，血圧，起立性低血圧などが有用な情報である（表2）．特に重要なのは血圧低下，ショックであり，中でも**敗血症性ショック**，**SIRS**（systemic inflammatory response syndrome）の状況などでは細胞外液型輸液を5〜10 L/日もの量を輸液しなければならないこともあるので，心機能評価と**侵襲的モニタリング（CVPなど）を行いつつアグレッシブに輸液するべきである．

● 輸液の必要性，合併症

■ 輸液が必要かどうかは病歴，身体所見，検査所見などから適切に評価するべきであり，漫然とした輸液は医原性の病態をつくり出しかねない．特にしばしば見られるのは5％ブドウ糖液や3号液などの**低張液を漫然と輸液したために低Na血症をきたす状況**である．
■ 輸液をするためには静脈内にカテーテルを留置する必要があり，これには様々な合併症がある（表3）．中心静脈にカテーテルを留置する際には**気胸，血胸，動脈穿刺**などの留置時の合併症の他に**カテーテル関連感染**が致命的になりうる合併症として常に念頭になければならない．フォーリーカテーテルや気管チューブも同様であるが，カテーテルなどの異物は**必要性を毎日吟味し，可及的速やかに取り除くべきである．**例えば中心静脈栄養をしようと思った時は，必ず消化管が使える状態なのかどうかをよく考えて，なるべく経腸栄養を選択するべきである．

表3 ● 中心静脈内カテーテル留置，TPNに伴う合併症

機械的	気胸，血胸，血管損傷，気管損傷，食道損傷 血腫，空気塞栓，カテーテル切断，カテーテル閉塞
代謝性	輸液過剰，高血糖，低K血症，低P血症， 高浸透圧性非ケトン性高血糖症候群 その他の電解質異常，酸塩基平衡異常，胆汁うっ滞 胆石，ビタミン欠乏症，微量元素欠乏症
感染性	血栓性静脈炎，心内膜炎，カテーテル関連血流感染

TPN：total parenteral nutrition（高カロリー輸液）

- 中心静脈ラインと中心静脈栄養は別々のカテーテル関連感染のリスクである可能性があり，腸におけるバクテリアルトランスロケーションも考慮に入れると，カテコラミンの投与などのために中心静脈ラインが入っていても，**腸が使える状態ならば栄養は経腸的に行ったほうがよい**．
- さらに中心静脈のみならず，末梢静脈でも**静脈炎，感染性血栓**などを合併しうる．

● 輸液の安全域

- 維持輸液については腎機能の正常な人ではいわゆる3号液を1,500〜2,000 mL/日でよい（表1）し，
  ① Kの投与速度
  ② 輸液中の濃度（Kの補正スピードは最大20 mEq/時まで，濃度は末梢ラインでは最大60 mEq/L，中心静脈ラインでは200 mEq/Lまで）
  ③ 低，高Na血症の補正のスピード〔急速に慢性の高Na血症を補正すれば脳浮腫になり，低Na血症を急速に補正すれば橋中心髄鞘崩壊症（CMP：central pontine myelinolysis）になる〕
  などの特に重要なポイントに気をつけさえすれば，かなり適当に輸液しても腎臓が勝手に補正してくれるので，あまり困ることもない．
- しかし，腎の濃縮力，希釈能の低下した患者や腎機能の低下した患者の場合には低Na血症，高K血症などをきたす場合がある．
- 腎の希釈能の低下した状態としてはSIADH（syndrome of inappropriate secretion of antidiuretic hormone，ADH分泌異常症候群）が有名であるが，この場合は**低張液を漫然と輸液すればほぼ確実に低Na血症に陥る**．
- 腎機能が低下した状態ではさらに輸液の安全域が狭まり，容易に高K血症，浮腫，肺水腫などを起こしうるので，注意が必要である．

● どの体液分画に輸液するのか

- 生理食塩水は等張液なので，張度を変化させないため，**500mL輸液すると細胞外液に均等に分布する**．その結果，血管内には500×5／（5＋15）=125mL，間質には375mL分布することになる．一方5％ブドウ糖液を500 mL輸液するとこれは総体内水分量全体に均等に分布するので，500×5/60＝約40 mLしか血管内に残らず，間質には120 mL，細胞内に340 mL分布する計算になる．一方膠質液（アルブミンなど）は血管内に残る比率が高く，血漿増量効果は晶質液よりも優れている（図）．ただし，短期的に血圧を上げるスピードは速くても，ショックの長期的な生存率では有意な差がないので，一般的には晶質液が推奨されている．
- ショックの場合（心原性ショック以外）には血漿を増量させる必要が

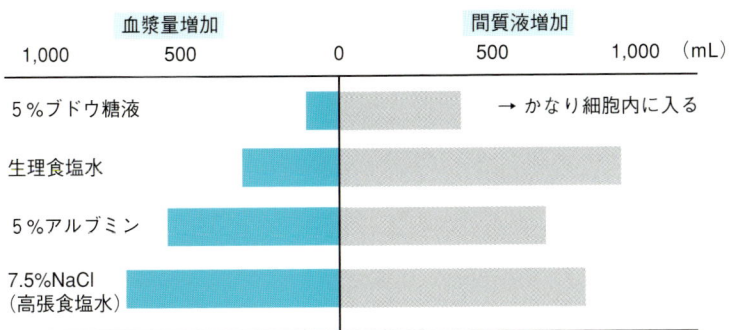

図● 晶質液，膠質液の血漿，間質液増加作用
輸液の浸透圧によって分布する体液分画が異なる．どこに輸液したいかによって使い分けることが必要

あるので，生理食塩水，ヴィーン®F，ラクテック®などの細胞外液型輸液をメインにするが，膠質液の使用も考慮する．血行動態が安定してから，口渇，高Na血症を伴うなど，細胞内液の不足も示唆されるような場合に低張液，5％ブドウ糖液などを組み合わせて輸液することになる．

文献

- 奥田俊洋 編："輸液療法"．内科, 82（4），1998
- 「体液電解質異常と輸液」（深川雅史 監，柴垣有吾 著），中外医学社，2005
- Rivers, E. et al.：Early goal-directed therapy in the treatment of severe sepsis and septic shock. NEJM, 345：1368, 2001

【柳　秀高】

4 輸液製剤の種類と特徴

ポイント

■ 各輸液製剤の特徴を知り，病態に合ったものを選択する
■ 細胞外液補充液や開始液で脱水が改善されたら維持輸液に変更する

輸液製剤を大きく分類すると電解質輸液剤，水分輸液剤，栄養輸液剤，血漿増量剤の4つに分類できる（図）．

● 電解質輸液剤 （表1）

1 細胞外液補充液

出血や低張性脱水，感染，外傷など，細胞外液が減少したときにそれを補う目的で使われる．ただし，血管内には1/3～1/4程度しかとどまらず，残りは間質（third space）に移行する．よって，細胞外液補充液の過剰な輸液はむくみの原因となるので注意を要する．

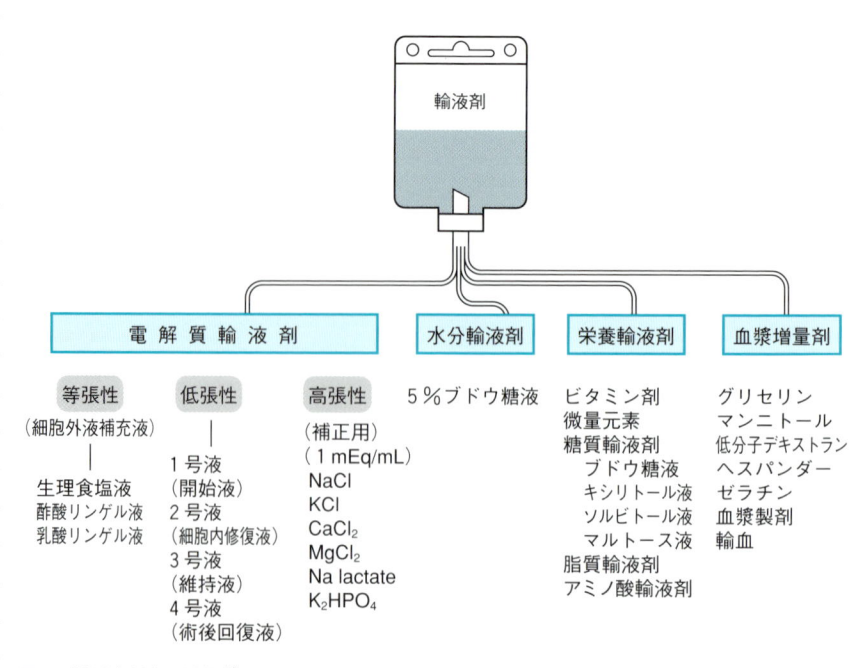

図● 輸液製剤の種類[1]

表1 ● 主な輸液製剤

	商品名	糖		電解質 (mEq/L)				熱量 (kcal/L)
		糖質	%	Na^+	K^+	Cl^-	Lac^-	
1号液(開始液)	ソリタ-T1号	Glu	2.6	90	-	70	20	104
	EL-1号	Glu	2.6	90	-	70	20	104
	KN補液1A	Glu	2.5	77	-	77	-	100
3号液(維持液)	ソリタ-T3G号	Glu	7.5	35	20	35	20	300
	KN補液3A	Glu	2.7	60	10	50	20	108
	KN補液3B	Glu	2.7	50	20	50	20	108
	KN補液MG3号	Glu	10	50	20	50	20	400
	EL-2号	Glu	5	25	20	22	23	200
	EL-3号	Glu	5	40	35	40	20	200
	フィジオゾール-3号	Glu	10	35	20	38	20	400
	アクチット注	Mal	5	45	17	37	Ace^-20	200
細胞外液補充液	生理食塩液	-	-	154	-	154	-	0
	ラクテック注	-	-	131	4	110	28	0
	ラクテックD注	Glu	5	131	4	110	28	200
	ラクテックG注	Sor	5	131	4	110	28	200
	ハルトマン液	-	-	131	4	110	28	0
	ヴィーンF注	-	-	130	4	109	Ace^-28	0
	ヴィーンD注	Glu	5	131	4	110	Ace^-28	200
	ポタコールR	Mal	5	131	4	110	28	200
	ヘスパンダー			105.6	4	92.3	20	

Glu:ブドウ糖液　Sor:ソルビトール　Mal:マルトース　Lac^-:乳酸　Ace^-:酢酸

❶ 生理食塩液

組成は0.9%NaClであり2Lの輸液にて18gの塩分負荷になる．154mEq/LのNaとClのみで構成されており安価である．細胞外液のNa濃度（145mEq/L）に近似しているが，血清と比べてClが高濃度であるため，大量に輸液すると高Cl性アシドーシスを引き起こす．臨床的には糖尿病性昏睡や高Ca血症の際に用いられる．

❷ 乳酸・酢酸リンゲル液（ラクテック®，ヴィーン®Fなど）

生理食塩液に生理的に必要なKとCaを加え，陽イオン組成を血清に近づけたのがリンゲル液である．細胞外液補充の主役である．アシドーシスを防ぐため，アルカリ化薬である乳酸や酢酸が含まれた製品が多い．乳酸は肝臓でのみ代謝されるが，酢酸は全身の筋肉でも代謝される．肝機能障害がある場合は理論上，後者が好ましいが，臨床の場において明らかに有利というエビデンスはない．2Lの輸液にて15.3gの塩分負荷になる．なお，Caを含むため，**輸血と同一のラインで投与すると凝固する可能性があり**，できるだけ避けるべきである．

🔁 開始液（1号液：ソリタ®T1など）

細胞外液の補充を目的とするが，Na濃度は90mEq/Lで生理食塩液よりも低張であり，Kが含まれていない．そのため安全域が広く，病態不明な症例や小児の初期輸液，腎不全の症例などに使われる．脱水が改善されたら

3 維持液（3号液：ソリタ®T3など）

その名の通り，生体を維持させるのに必要な電解質をバランスよく含んだ輸液である．通常，2,000〜2,500 mLの点滴で成人1日の水分，電解質をまかなうことができる．ただし，エネルギー源は糖質だけであり，Ca，P，Mgを含まないものが多いので，2週間を超えるような長期の輸液には向かない．また，Kを含むので腎不全などによる高K血症の患者には注意を要する．

4 電解質補正用輸液剤（表2）

不足する電解質を補充するための輸液剤であり，補正量を考慮した上で使用する．

表2 ● 電解質補正用輸液剤

分類	商品名	容量(mL)	電解質 (mEq/mL)		浸透圧比
Na製剤	補正用塩化ナトリウム液（大塚）	20	Na^+：1.0	Cl^-：1.0	7
	10%塩化ナトリウム（各社）	10, 20	Na^+：1.711	Cl^-：1.711	12
	コンクライト-Na（ニプロファーマ）	20	Na^+：2.5	Cl^-：2.5	16
K製剤	アスパラK（田辺三菱）	10	K^+：1.0	Cl^-：1.0	6
	コンクライト-K（ニプロファーマ）	20	K^+：1.0	Cl^-：1.0	7
	補正用塩化カリウム液（大塚）	20	K^+：1.0	Cl^-：1.0	7
Ca製剤	アスパラ-CA（田辺三菱）	20	Ca^{2+}：0.33	Cl^-：0.33	1
	カルチコール（大日本住友）	2, 5, 10	Ca^{2+}：0.39	Cl^-：0.39	1
	コンクライト-Ca（ニプロファーマ）	20	Ca^{2+}：1.0	Cl^-：1.0	5
	補正用塩化カルシウム液（大塚）	20	Ca^{2+}：1.0	Cl^-：1.0	5
P製剤	コンクライト-P（ニプロファーマ）	20	K^+：1.0	HPO_4^{2-}：1.0	5
	補正用リン酸二カリウム液（大塚）	20	K^+：1.0	HPO_4^{2-}：1.0	5
Mg製剤	コンクライト-Mg（ニプロファーマ）	20	Mg^{2+}：1.0	SO_4^{2-}：1.0	3
	補正用硫酸マグネシウム液（大塚）	20	Mg^{2+}：1.0	SO_4^{2-}：1.0	3
アルカリ化薬	メイロン（7%）（大塚）	20, 50, 250	Na^+：0.833	HCO_3^-：0.833	6
	メイロン84（大塚）	20, 50, 250	Na^+：1.0	HCO_3^-：1.0	7
	コンクライト-L（ニプロファーマ）	20	Na^+：1.0	lactate：1.0	7
	補正用乳酸ナトリウム液（大塚）	20	Na^+：1.0	lactate：1.0	7
酸性化薬	コンクライト-A（ニプロファーマ）	20	NH_4^+：5.0	Cl^-：5.0	32

※浸透圧比は生理食塩液を1とした場合の比率

● 水分輸液剤（5%ブドウ糖液）

5%ブドウ糖液は浸透圧を保つためにブドウ糖を加えてあるだけで，目的としては自由水の補給である．自由水は細胞膜を自由に通過し，細胞内外に均等に分布する．したがって，水分欠乏性の脱水（高張性脱水）の際

に使用される．電解質は一切含まないため，長期使用にて水中毒を起こす危険性がある．細胞外液を増やしたくない心原性ショックの際には初期輸液として使用される．

● 栄養輸液剤

糖質，アミノ酸，脂質，ビタミンなどを補うため，様々な輸液製剤がある．一般に高栄養のものは浸透圧が高くなり，血管炎を起こしやすい．ブドウ糖液にして10％程度までが末梢からの点滴に耐えうる．脂質は親水性になるように脂肪乳剤に加工されている．

● 血漿増量剤（ヘスパンダー®，低分子デキストラン®など）

出血やショックの時に循環血漿量を補給する目的で使用される．膠質液の1つであり，血漿製剤やデキストランなどの高分子化合物からなり立っている．分子量が大きく血管壁を通過しないため，輸液した容量がそのまま循環血漿量の増加になる．消化管出血や重症熱傷などによる血管内容積の急速な減少を示す病態において，血圧維持のため使用される．

文 献

1)「一目で分かる輸液」（飯野靖彦 著），メディカル・サイエンス・インターナショナル，2000
・「輸液実践ガイド」（Medical Practice編集委員会 編），Medical Practice，17，2000
・「輸液療法の初歩から応用まで」（中尾彰秀 編）内科，90，2002

【関井　肇】

5 血管内容量の推定

> **ポイント**
> - 各種病態において水分が経時的にどのように動くか理解しておく
> - 絶対的な指標はなく，症例ごとに有効な指標は異なる
> - 1つだけの指標の動きに固執しない
> - 判断に苦慮した場合はチャレンジテストで評価する
> - 近年パルス式色素希釈法による循環血液量測定法が利用可能となった

● 原則

1 各種病態において水分が経時的にどのように動くかを理解しておく

侵襲，炎症に伴って血管内の水分は血管外へ漏出（fluid sequestration）をきたす．この時期にはたとえ短期間にリットル単位の輸液をして著しい浮腫を認めてもなお，血管内脱水の状態が持続することがあり得る．その後，侵襲，炎症が消褪すると，血管外に漏れ出していた水分が血管内へ流入（fluid mobilizationあるいはrefilling）してくる．この時期には尿量が増加して見かけ上，負バランスとなるが，これを補正しようと輸液量を増やすと心不全に陥ってしまう．**前提となる侵襲や炎症の動向を把握しておくことが必要である．**

2 絶対的な指標はなく，症例ごとに有効な指標は異なる

肺気腫の症例では肺血管床の減少により右心系に負荷がかかり，中心静脈圧や下大静脈径は大きめとなりやすい．その一方で，肺容量の増大により心胸比は減少傾向となる．このような場合は左房径や肺動脈楔入圧がよい指標となるはずだが，経胸壁超音波検査による左房径測定は誤差が大きく，肺動脈楔入圧の測定にはSwan-Ganzカテーテルの挿入が必要で簡便でない．このように，血管内容量の間接的指標は，決して絶対的な指標とはなり得ない．いくつかの指標につき経時的に測定を行い，水分負荷に対して鋭敏に反応する指標を選択して，フォローアップする．

3 1つだけの指標の動きに固執しない

初心者が陥りやすい最大のピットフォール．例えば下大静脈径の値のみに固執して，心胸比や尿比重を無視すると，治療方針を誤ることがある．ひとつだけの指標を評価して満足せず，複数の指標に目配りしつつ，**病状についての大局観をもつことが重要である．**

❹ 判断に苦慮した場合はチャレンジテストで評価する

血管内容量の評価が難しい場合は，ある程度効果がはっきりするくらいの量の水分を負荷するか，除水するかしてみて，循環動態がどのように変化するかを評価して，水分が充足していたのか，不足していたのかを推定する．

● 各種指標

表● 血管内容量の間接的指標

X線関連指標	心胸比	＞55％で水分過剰
	血管柄幅 （vascular pedicle width：VPW）	上大静脈右縁が右主気管支上縁と交わる点と左鎖骨下動脈起始部から下方に伸ばした線との水平方向の距離．正常5cm以下．体内水分量とよく比例する．
超音波関連指標 （再現性に乏しいので測定ポイントを決めてトレンドをフォローアップする）	下大静脈径	心窩部縦走査で肝静脈流入部の径を測定 collapsibility index（1 −吸気時IVC径 / 呼気時IVC径）＜0.22で水分過剰[1]
	左房径	大動脈弁を含む長軸ないしは短軸でMモードで測定． 吸気時径＜大動脈弁径で水分不足．下大静脈径に比べさらに再現性に乏しいので，左房径単独での血管内容量評価は難しい．経食道超音波検査の場合，経胸壁超音波検査に比べより正確な評価が可能となる．
観血的圧モニター関連指標	中心静脈圧（CVP）	5〜10 cmH$_2$O（水柱と水銀柱の換算：1.3 cmH$_2$O＝1.0 mmHg）
	肺動脈楔入圧（PAWP）	4〜13 mmHg
	CVPとPAWPの乖離 （CVP高値，PAWP低値）の意味付け	ⅰ）右心不全：右室梗塞，三尖弁閉鎖不全 ⅱ）肺疾患：肺塞栓症，肺気腫
尿関連指標	尿比重	浸透圧利尿薬，造影剤投与時，高血糖による尿糖出現時などを除き，＞1.020で水分不足．
	尿中Na/K比	水分充足時は＞4，水分不足となると低下する．カリウム保持性利尿薬投与時は高値となるので注意を要する．
	尿量	血管内容量の最終指標．1 mL/kg/時間以上で一応の水分充足と考える．利尿薬投与時，浸透圧利尿時，尿崩症時は前負荷が不足していても利尿がつくので注意を要する．

IVC：inferior vena cava（下大静脈）
CVP：central verious pressure（中心静脈圧）
PAWP：pulmonary arterial wedge pressure（肺動脈楔入圧）

● 評価手順

まず前提となる侵襲，炎症の評価を行う
↓
評価の時点までの水バランスの積算量を計算
↓
複数の簡便な指標を測定
　治療方針決定に苦慮する場合は，中心静脈圧測定，Swan-Ganzカテーテル挿入による循環動態評価を行う
↓
輸液量の調節
↓
血管内容量の再評価

● バランスシートの利用法

敗血症性ショックの症例のバランスシートの一例を示す（図）．

❶ 治療初期は循環維持のために大量輸液を行ったため，急速に水バランスの積算量が増加する．

❷ この間の治療が奏効して炎症反応が低下に転じると，血管外のthird spaceに貯留していた水分が血管内に流入（fluid mobilizationあるいはrefilling）してくる．この際は**水バランスが負となっても，輸液量は減量しなければならない**．高齢者などの場合は，この時期に溢水状態となることがあるので，低用量のドーパミンや利尿薬などにより利尿を助ける．

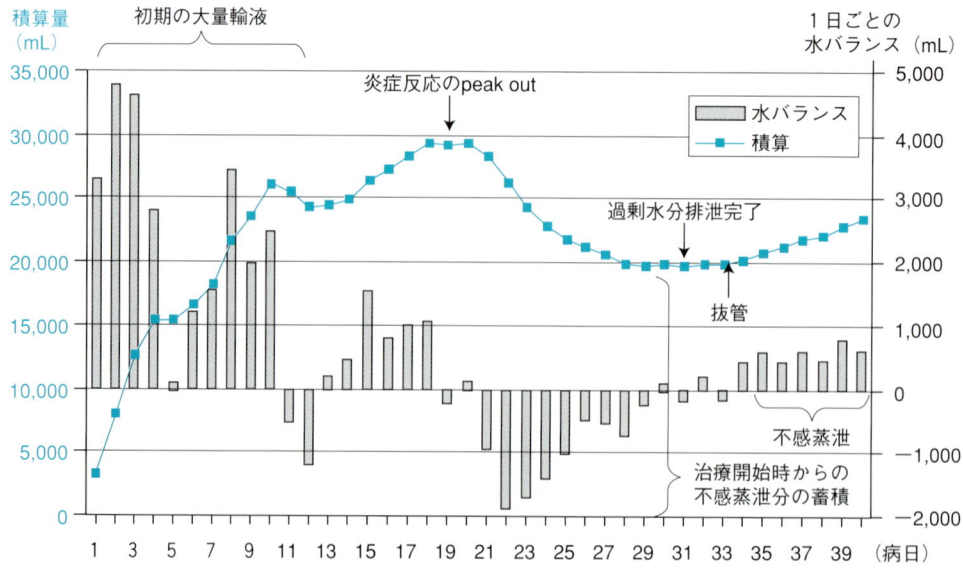

図● 敗血症性ショックのバランスシートの一例

❸ 余剰水分がほぼ抜けると，毎日の水バランスは0 mLに近くなる．この際，沈下性浮腫の軽減がみられるので，水バランスの推移とともに確認しておく．なお，挿管下に人工呼吸管理を行っているときは，不感蒸泄は0 mLとして換算するが，治療経過が長い場合は，毎日の不感蒸泄分が蓄積して，水バランスの積算量が0 mLにならず，かえって10～20 Lに及ぶことがある．

❹ 抜管後は，おおむね600 mL/日の不感蒸泄が生じるが，発熱などによりその量は大きく変化するため，一応の目安になるに過ぎない．下痢がある場合，経口摂取を開始した場合は，バランスシートからの逸脱が大きくなる．

● 新しい循環血液量モニター

従来，循環血液量の直接測定には核医学検査が用いられていたが，ベッドサイドで繰り返し評価するには適切な方法ではなく，前述の間接的指標の測定が行われてきた．近年，新しい循環血液量の直接測定方法としてパルス式色素希釈法による循環血液量測定法が利用可能となった．本法ではインドシアニングリーン（ICG）を静脈内投与後，805 nmと940 nmの2種の波長でICGとヘモグロビンの濃度比を測定し，別個に測定したヘモグロビン濃度からICG濃度を算出する．動脈内のICGの濃度曲線から，心拍出量，循環血液量，血中ICG排泄率を求めることができる．日本光電よりDDGアナライザー®という名称で発売されている．非侵襲的方法であり，ベッドサイドで簡便に循環血液量を直接測定できるところが画期的である．今後さらなる臨床応用が期待される[2)3)]．

文　献

1) Ando, Y., Yanagiba, S. & Asano, Y.：The inferior vena cava diameter as a marker of dry weight in chronic hemodialysed patients. Artif. Organs, 19：1237-1242, 1995
2) 謝　慶一, 古谷　仁：循環血液量モニタ　クリティカルケアに必要なモニタリングQ & A. 救急・集中治療, 18：p342-347, 2006
3) Imai, T. et al.：Accuracy and repeatability of blood volume measurement by pulse dye densitometry compared to the conventional method using ^{51}Cr-labeled red blood cells. Intensive Care Med., 26：1343-1349, 2000
・「ICUブック　第3版」（P. L. Marino 著, 稲田英一 監訳）メディカル・サイエンス・インターナショナル, 2008

【石田順朗】

第2章
電解質異常と診断・治療

6 電解質異常に対する基本的考え方

> **ポイント**
> - 健常成人では，電解質の値は常に一定になるよう調整されている
> - 血清電解質濃度の増減は，体内電解質の絶対量とは関係しない
> - 異常な検査値を見たら，すぐに鑑別と治療を始める．今日やれることは今日行う
> - 尿中の電解質は電解質異常を解くヒントの宝庫である
> - 定期的に治療が正しい方向に行っているかを確かめ，修正する必要がある

● 電解質異常を発見したら

① まずバイタルサインをチェックし，ショック，低酸素血症，不整脈，痙攣などの生命に危険を及ぼす病態が存在しないかを確認する．何らかの異常が見られればすぐに対処する．
② すぐに血中と尿中の電解質の双方を検査室に提出する．血清電解質を再検する意義は，尿と同時に測定することで正しい部分排泄率（fractional excretion：FE）を得られること，検査値が信頼できるかどうかを確認することの2つの意味がある．
③ 検査で得られた**尿中の濃度と排泄量**から異常の原因を考える．
④ **FEを計算して腎臓での再吸収や分泌など**を評価する．
⑤ 鑑別した疾患が臨床所見と合致するか検討する．
⑥ 治療を開始したら**定期的に再検査**を行い，治療が奏効しているかを確かめる．

● 尿電解質測定の意義

1 尿中電解質濃度

尿中のナトリウム（Na）濃度は急性腎不全の鑑別に特に重要である（表1）．循環血液量が低下して乏尿となっている場合も，腎前性のパターンをとる．

電解質の欠乏がある場合，腎臓での再吸収が増加するため尿中の排泄量は減少する．例えば低カリウム（K）血症があって尿中K濃度が20mEq/L以上あれば，Kの摂取不足は否定的である．

表1 ● 急性腎不全の鑑別

	尿中Na濃度 （mEq/L）	FENa （％）
腎前性	＜20	＜1
腎性	＞40	＞1

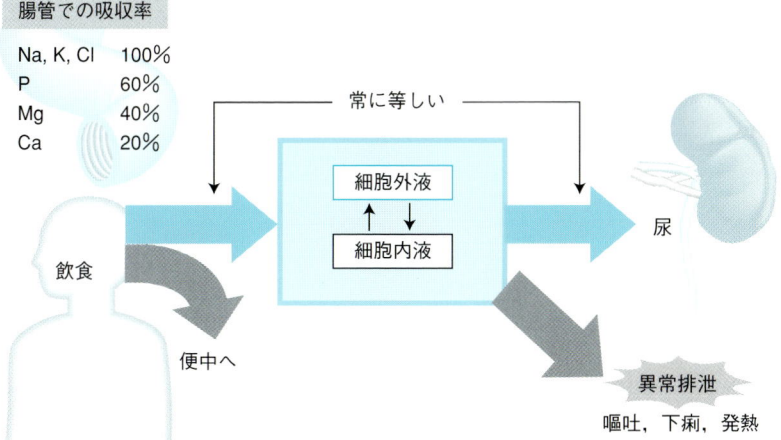

図● 電解質の吸収と排泄

2 1日排泄量

　輸液を行っていない患者では，電解質の体内への吸収ルートは経口摂取しかなく，排泄はもっぱら尿中である．この吸収量と排泄量はほぼ等しいが，電解質によって腸管の吸収率が異なっていることに注意しなければならない（図）．吸収率の低い電解質は，欠乏状態にある時には代償機転が働いて吸収率を上昇させる．

3 部分排泄率（fractional excretion：FE）

　FEとはある物質aが糸球体を濾過した後尿細管を通過する間に，再吸収や分泌などをどのように受けたかを示す概念である．物質aのFEは以下の式で表す．

$$FE (\%) = \frac{Ua \times Pcr}{Pa \times Ucr}$$

Ua：物質aの尿中濃度　　Pa：物質aの血中濃度
Ucr：尿中クレアチニン　　Pcr：血中クレアチニン

　FEの一般的な解釈のしかたを表2に示す．

表2● FEの正常値と一般的な解釈

		血中濃度	FE	解釈
Na	1〜2	↑	↑	摂取過剰
K	10〜20	↑	↓	腎からの排泄低下
Ca	2〜4	↓	↑	腎からの排泄亢進
Mg	2〜3	↓	↓	欠乏
P	10〜20			
BUN	40〜60			
UA	7〜14			

（％）

文　献

- 内田俊也：水電解質異常のアプローチ．Medicina, 37 (6)：864-868, 2000
- 杉田　学：電解質異常．レジデントノート, 4 (3)：91-97, 2002

【杉田　学】

7 血清Naの異常と診断・治療

> **ポイント**
> - 血清ナトリウム（Na）の正常値は136～146 mEq/Lであり，130以下，150以上を異常と定義する
> - 血清Naの異常とは血清Na濃度の異常であり，体内Na総量の過不足ではない
> - 電解質異常の中で，臨床的に経験する頻度が最も高いのが血清Naの異常である
> - 低Na血症を急激に補正すると橋中心髄鞘崩壊症（central pontine myelinolysis）を起こすことがある

● 病態生理

- Naは細胞外液中に最も多い陽イオンであり，体内水分量の増減により血清Na濃度は変化する．血清Naの異常は必ずしも体内でのNa総量の過不足を意味せず，**血清Na濃度の異常**であり，図1に示すように**Na総量に対して相対的に水が多いか少ないかを表している**ことに注意しなければならない．すなわち血清Naが低いからといって塩（NaCl）を補充しても，うまくいくというものではないのである．
- 細胞外液の浸透圧は，口渇による飲水調節と下垂体後葉から分泌されるアルギニンバソプレッシン（**AVP**）の作用によりほぼ280 mOsm/kg

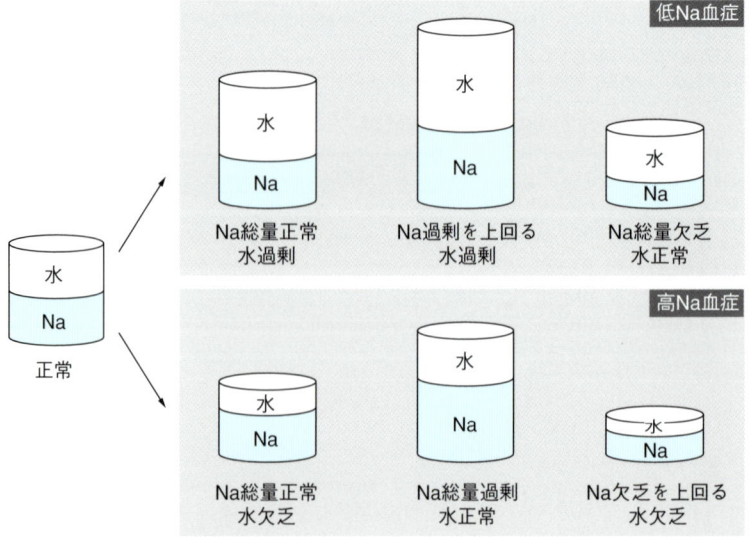

図1 ● 様々な水とNaの相対的バランス[1]

H_2Oに調節されている．AVPの分泌には浸透圧性分泌と非浸透圧性分泌があり，血漿浸透圧が280 mOsm/kgH_2Oを上回るとAVPが分泌され腎臓からの自由水排泄を抑制し，280 mOsm/kgH_2Oを下回るとAVPの分泌は止まり余剰な自由水は排泄され，結果として280 mOsm/kgH_2Oを維持する．**低Na血症が持続的に存在する場合には，何らかの理由でAVPの非浸透圧性分泌があり，浸透圧の低下にもかかわらず自由水の排泄が行われていない．**

- 低Na血症の症状はその病態により様々であるが，**どのような病態下でも共通するのは意識障害である．**通常**血清Naが120 mEq/L以下になると何らかの意識障害を呈する**といわれているが，その絶対値より低下の速度に左右される．すなわち長期に渡りゆっくり進行した低Na血症では，無症状の場合もある．意識障害の程度は，軽度の見当識障害や興奮から深昏睡まで様々である．

- 高Na血症により意識障害が引き起こされることは少ないが，意識障害が高Na血症の原因となることは多い．これは高Na血症では必ず高浸透圧血症が存在するため，意識が正常であれば口渇中枢の刺激により必ず飲水行動が起こるはずだからである．意識がないか，意識があっても飲水ができない環境であれば高Na血症は持続する．

● 鑑別診断

1 低Na血症

まず血漿浸透圧によって鑑別する．正常状態ではNaが血漿浸透圧のほぼ大部分を決めており，低Na血症にもかかわらず浸透圧が正常～高値ということは，**Na以外に浸透圧を規定する何らかの物質が存在することに他ならない**．特に高血糖に伴う低Na血症の場合には，以下の式を用いてNa補正をした上で評価することが必要となる．

$$補正Na (mEq/L) = 血清Na (mEq/L) + [(ブドウ糖液 - 100)/100] \times 1.6$$

次に最も多く見られる低浸透圧性の低Na血症を細胞外液量によって鑑別する（図2）．この鑑別は低Na血症の病態生理に基づいており非常に理解しやすいが，臨床の場では細胞外液量の評価が難しいことが問題になる．細胞外液量は脈，血圧などのバイタルサイン，ツルゴール，浮腫などの身体所見，口渇，呼吸困難といった自覚症状，CVP（中心静脈圧），腹部超音波でのIVC（下大静脈）径など，**様々な指標を総合して評価する．**

2 高Na血症

高Na血症は低Na血症に比べると頻度は少ない．Na総量の変化よりも体内の水分量が減少したことに起因することが多い（図1）．高Na血症の原因を表に示す．

7．血清Naの異常と診断・治療

```
                    ┌──────────┐
                    │ 低Na血症  │
                    └────┬─────┘
                         ↓
         ┌──────────────────────────────┐
         │ 次のような症状にただちに対応 │
         │   ① ショック                 │
         │   ② 意識障害                 │
         │   ③ 低酸素血症               │
         │   ④ 痙攣発作                 │
         └──────────────┬───────────────┘
                        ↓
                 ┌──血漿浸透圧は？──┐
    高値（＞295）│                  │正常（280〜295）
    ┌───────────┘                  └───────────┐
・高血糖                                      偽性低Na血症
・浸透圧利尿薬                                ・脂質異常症
 （グリセオール                               ・高タンパク血症
  マンニトール）
                   低値（＜280）
                        ↓
                 ┌──細胞外液量は？──┐
        増加 ←───┤                  ├───→ 減少
                 │  正常〜軽度 増加 │
```

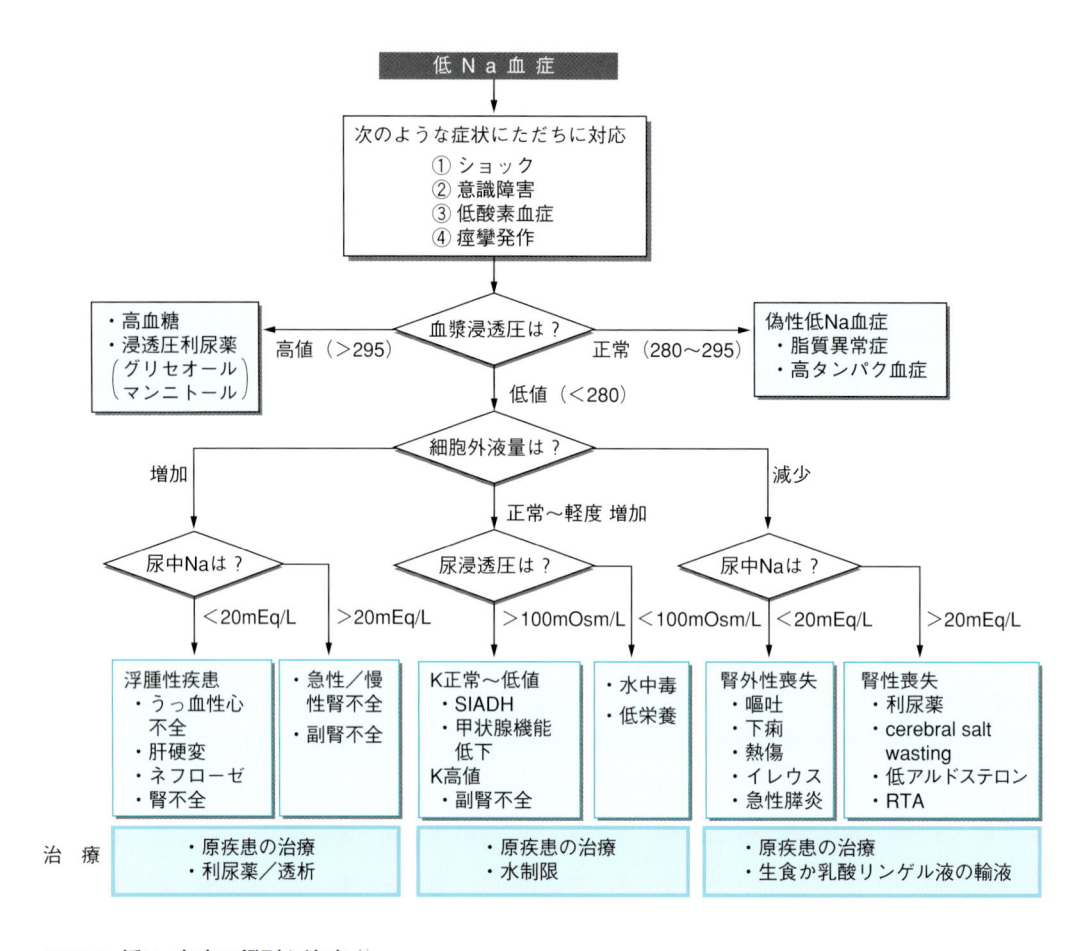

増加	正常〜軽度 増加	減少
尿中Naは？	尿浸透圧は？	尿中Naは？
＜20mEq/L ／ ＞20mEq/L	＞100mOsm/L ／ ＜100mOsm/L	＜20mEq/L ／ ＞20mEq/L
浮腫性疾患 ・うっ血性心不全 ・肝硬変 ・ネフローゼ ・腎不全	**急性／慢性腎不全** ・副腎不全	**K正常〜低値** ・SIADH ・甲状腺機能低下 **K高値** ・副腎不全	・水中毒 ・低栄養	**腎外性喪失** ・嘔吐 ・下痢 ・熱傷 ・イレウス ・急性膵炎	**腎性喪失** ・利尿薬 ・cerebral salt wasting ・低アルドステロン ・RTA
治療	・原疾患の治療 ・利尿薬／透析	・原疾患の治療 ・水制限	・原疾患の治療 ・生食か乳酸リンゲル液の輸液

図2● 低Na血症の鑑別と治療[1]
SIADH：syndrome of inappropriate antidiuretic（ADH不適合分泌症候群）
RTA：renal tubular acidosis（尿細管性アシドーシス）

表● 高Na血症の原因[1]

A．水分喪失の増加	① 腎外性：遷延する発熱，熱傷 ② 腎　性：a）経管栄養 　　　　　　b）尿崩症 　　　　　　c）高Ca血症 　　　　　　d）腎不全 　　　　　　e）薬剤性（リチウムなど）
B．適切な水分の摂取不足	① 意識障害 ②（何らかの原因で）口渇を感じない
C．塩分の摂取過多	海水を飲む，精神病
D．人工透析（高張性の透析液）	

● 輸液治療の実際

- 血清Naの異常がある場合，まず必要なのはショック，意識障害，低酸素血症，痙攣発作といった致死的な合併症に対処することである．
- 低Na血症に対しては，前述した鑑別診断（図2）に基づき病態に応じた治療が必要となってくる．細胞外液量が正常〜増加している場合には水分制限となるので，**安易にNaを補充する輸液は治療と正反対のこと**をしていることになる．
- 高Na血症の治療は循環血液量の補充なので，充分な輸液を行う．補充する輸液の組成は，循環血液量が正常になるまでは生食や乳酸加リンゲル液といった細胞外液に近い組成のもので行い，その後，半生食あるいは維持液に切り替える．**高Na血症に対して塩を多く含んだものを補うのである**．

● 注意点

Naの異常には原因が1つでないことも多い．治療を開始した後も頻回にNa値を測定し治療が正しい方向に向かっているかを確かめる必要がある．また低Na血症の陰に頭蓋内の器質的病変が隠れている可能性があるので，頭部CTを考慮する．

● 禁忌

Naを補正する際には正常化のスピードにも注意を払わなければならない．**低Na血症を急激に補正すれば橋中心髄鞘崩壊症（central pontine myelinolysis）を起こすことがあり**，高Na血症を急激に正常化すれば細胞内への水の移動が起こり**脳浮腫を招く可能性がある**．

文献

1) 杉田 学：電解質異常．レジデントノート，4（3）：91-97, 2002
- Humphreys, M.H. : Fluid Electrolyte, & Acid-Bace Emergencies. Current Emergency Diagnosis & Treatment（Saundars, C.E. & Ho, M.T. eds.）, p669-691. Appleton & Lung, 1992
- Abraham, W.T. & Schrier, R.W. : Renal sodium excretion, edematous disorders, and diuretic use. Renal and Electrolyte Disorders（Schrier, R.W. eds.）, p72-129, Lippincott-Raven, 1997
- 西森茂樹，坂本哲也：低Na血症．救急医学，19：1583-1585, 1995

【杉田 学】

8 血清Kの異常と診断・治療

> **ポイント**
> - 血清カリウム（K）の正常値は3.5～5.0 mEq/Lである
> - 血清Kの異常では，Kの体内総量が変化している場合と細胞内外のK分布が変化している場合がある
> - 高K血症も低K血症も致死的な不整脈を起こすことがある
> - 原因を考える前に治療を開始しなければならない場合も多い

● 病態生理

- 通常，細胞外液中のカリウム（K）は体内のK総量の約2％であり，交感神経やインスリン，pHの変化により，細胞内と細胞外（血清中）を移動し調節されている．よって**血清Kの異常は，Kの摂取と排泄，細胞内外のシフトを考えなければならない**．
- 低K血症の症状は血清K濃度が3.0 mEq/L以下になった時に出現する．主な症状は筋症状で，骨格筋の脱力感，筋力低下，腸管の平滑筋障害による麻痺性イレウスなどが一般的で，高度の低K血症では呼吸筋麻痺が起こることもある．
- 高K血症では，しびれ感，異常知覚や筋力低下など神経・筋症状で発症することが多いが，臨床上最も重要なのは心毒性で致死的な不整脈の原因となる．
- K異常が存在すれば心電図上異常所見が高頻度で見られる．低K血症ではT波の平坦化，QT延長，U波出現が，高K血症ではテント状T，ST低下，QRS延長が起こる．**不整脈はそれ自体で致死的になる可能性があり，すばやい対応が必要となる**．その場合，並行してK異常に対する治療を行う．図1にK異常で見られる心電図変化と不整脈を示す．

● 鑑別診断

1 低K血症（図2）

まず尿中K濃度の測定を行い，摂取不足や細胞内シフトが存在するかを鑑別する．尿中K濃度が20 mEq/L以上の場合，腎性のK喪失によると考えられフローチャートに基づいて鑑別を行う．

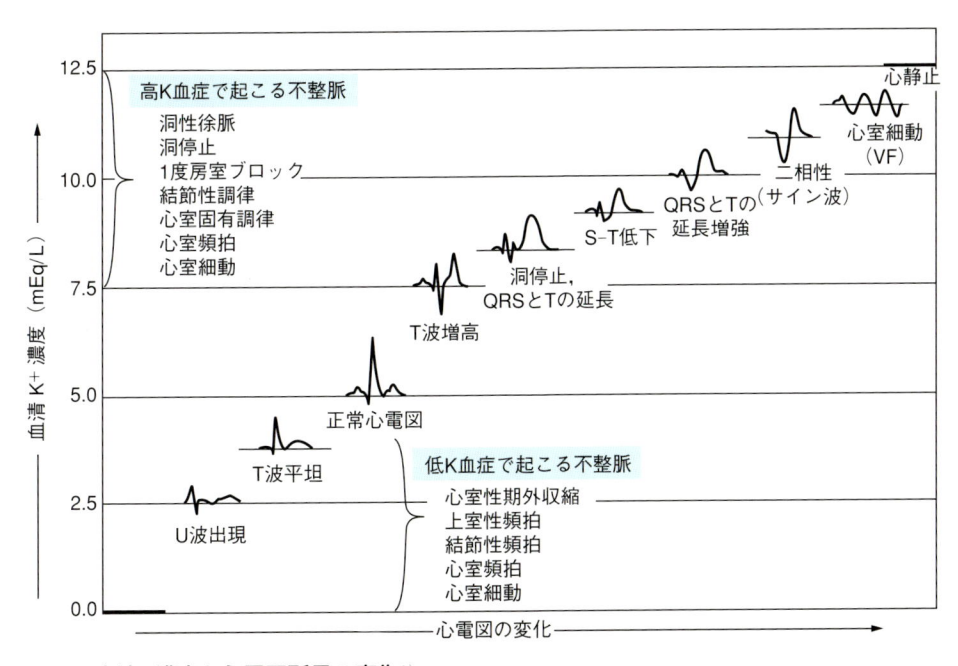

図1 ● 血清K濃度と心電図所見の変化[1)]

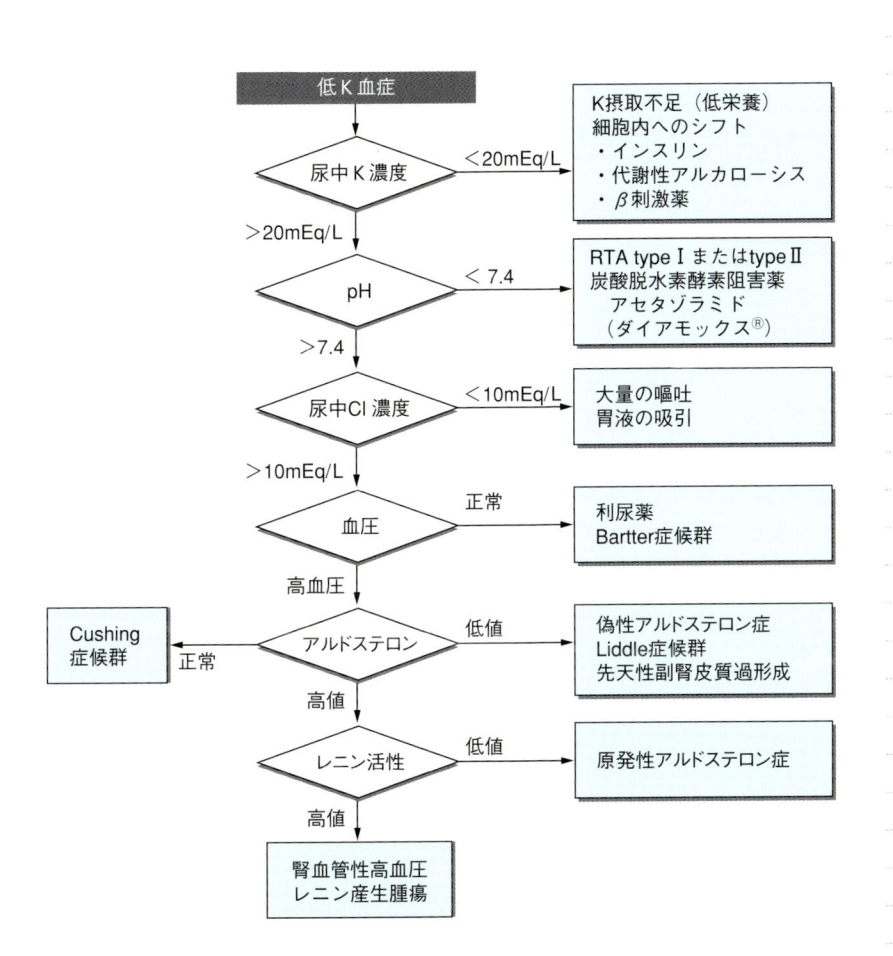

図2 ● 低K血症の鑑別診断フローチャート
RTA：renal tubular acidosis（尿細管性アシドーシス）

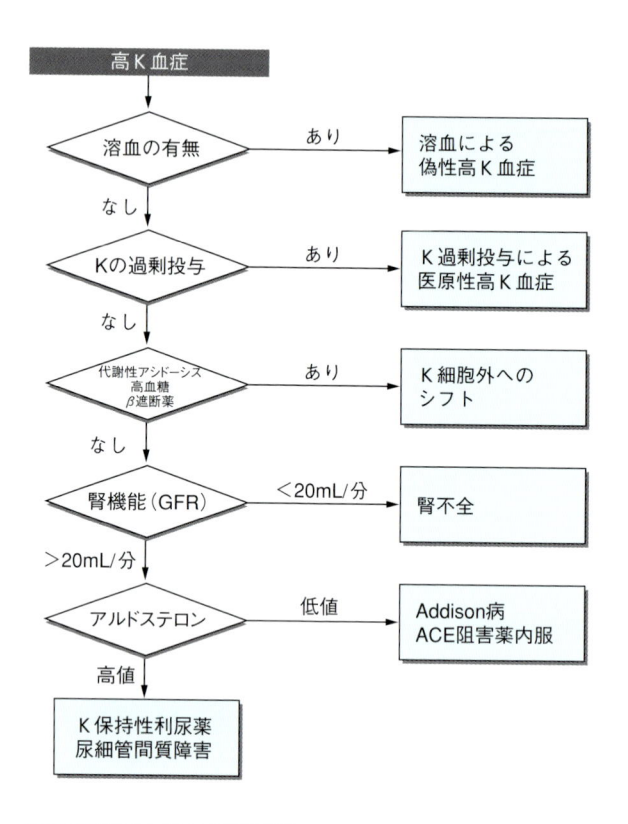

図3● 高K血症の鑑別診断フローチャート
GFR：glomerular filtration rate（糸球体濾過量）

2 高K血症（図3）

臨床的に遭遇することの多い偽性高K血症の鑑別を行う．偽性高K血症の最も多い原因は溶血であり，検査室へ溶血があったかを問い合わせ，同一検体でLDH（乳酸脱水素酵素）の上昇がないかをチェックする．次にKの過剰投与が行われていないかを調べる．代謝性アシドーシスや高血糖，β遮断薬の投与があれば，Kの細胞外へのシフトが原因である．以後腎からの排泄障害に対して鑑別を進める．

● 輸液治療の実際

- 低K血症の原因の多くは摂取不足か喪失過多であるから，治療はKの補充を行う．血清Kが2.5 mEq/L以下あるいは心電図上明らかに異常がある場合には，経静脈的にKを補充する．K溶液は急速に注入すれば心停止を起こすので，一般的に補充する**K溶液の濃度は40 mEq/L以下に，投与速度は0.2 mEq/kg/時間を超えない**ようにする．K濃度の高い輸液はしばしば静脈炎の原因となるため，注意する．
- 高K血症の治療はKを細胞内へ移動させる治療法とK自体の排泄を促す方法があり，それぞれ**効果の発現と持続時間が違うので何種類かの治療法を組み合わせることが多い**．表に具体的な治療法を示す．

表● 高K血症の治療法[2]

1．超即効治療（数秒～数分で効果発現）
a）重炭酸塩（メイロン®）の投与 b）Ca溶液の投与（塩化カルシウム，グルコン酸カルシウム） 注：炭酸カルシウム結晶を作ってしまうので，重炭酸塩とCaは同じ点滴ラインより投与しない
2．速効性治療（数分～数時間で効果発現）
グルコース・インスリン療法：ブドウ糖5gに対し，レギュラーインスリン1単位の割合で持続静脈投与する
3．遅効性治療（数時間）
a）イオン交換樹脂：ポリスチレンスルホン酸ナトリウム（ケイキサレート®），ポリスチレンスルホン酸カルシウム（カリメート®）を経口あるいは注腸投与し，消化管におけるKとNa，Caの交換を促進する b）透析：腹膜透析あるいは血液透析を行う．血液透析は腎機能障害が強い場合には必須だが，準備も含め時間がかかるので命にかかわるような場合には上記の治療を併用する

● 注意点

　低K血症の患者にK補充を行う際には，医原性の高K血症を起こさないため頻回の血清K濃度測定が必要となる．血清生化学検査に検体を提出すると遠心分離してからの測定となり時間がかかるため，ヘパリン加採血を行って血液ガス分析器を使うと結果を早く得られる．集中治療室などで急速にKを補正する必要がある場合，前述した投与速度より速くK補充を行うことがあるが，**必ず心電図モニタリングを実施する．**

● 禁忌

　いかなる状況でもKの急速静注は行ってはならない．また**高濃度のKを含む溶液の側管などから他の薬剤を急速静注することも避ける．**

文　献

1) Humphreys, M.H. : Fluid Electrolyte & Acid-Bace Emergencies. Current Emergency Diagnosis & Treatment (Saundars, C.E. & Ho, M.T. eds.), p669-691, Appleton & Lung, 1992
2) 杉田　学：電解質異常．レジデントノート, 4 (3) : 91-97, 2002
・Peterson, L.N. & Levi, M. : Disorders of Potassium Metabolism. Renal and Electrolyte Disorders (Schrier, R.W. eds.), p192-240, Lippincott-Raven, 1997
・佐藤武夫，大和田滋：低カリウム血症と高カリウム血症の是正法と輸液管理．「輸液実践ガイド」（Medical Practice 編集委員 編），p210-217, 文光堂, 2002

【杉田　学】

9 血清Caの異常と診断・治療

ポイント

- 生体内ではイオン化Ca濃度が重要である
- PTH（副甲状腺ホルモン）やビタミンDの作用が亢進すれば高Ca血症が生じ，低下すれば低Ca血症が生じる
- 高Ca血症性クリーゼやその他の症状出現時には緊急の補正を要する

● 病態生理

- 人の体内の総Ca量は約1kg．その99%がヒドロキシアパタイトとして骨に貯蔵され，残りの1%が軟部組織や細胞外液中に存在している．
- 血清Caの正常値は成人では8.8〜10.4 mg/dL程度．約40%が血清アルブミンと，約10%が他の陰イオンと結合しており，残り約50%が**イオン化Ca**として存在している．
- 生体ではイオン化Ca濃度を一定に保とうとする機序がある．実際の検査では血清総Ca濃度を測定しているため，低アルブミン血症があれば実測Ca値は低値となる．この際，以下の補正式によって，血清アルブミン値が正常と仮定した時の血清総Ca値（**補正Ca値**）を計算する．補正Ca値が正常であれば，イオン化Ca値は正常と考えられる．

> Payneの補正式：補正Ca値（cCa）（mg/dL）＝
> 　　　　　　　実測Ca値（mg/dL）＋［4－アルブミン濃度（g/dL）］

- **Ca調節ホルモンPTH（副甲状腺ホルモン）・ビタミンD**：骨吸収を促進し，尿細管におけるCa再吸収およびP排泄を促進させる．この作用はPTH・ビタミンDどちらかが欠けても低下する．さらにPTHは腎臓におけるビタミンDの活性化を促進する．活性型ビタミンDは消化管からのCa，Pの吸収を促進する．

● 鑑別診断

おおまかに考えると，PTHやビタミンDの作用が亢進すれば高Ca血症が生じ，低下すれば低Ca血症が生じる．表1，2に成因別の鑑別疾患を示す．
さらに主な鑑別診断のためのフローチャートを図1（高Ca血症），図2（低Ca血症）に示す．

表1 ● 高Ca血症の成因別の鑑別疾患

1. **PTH作用亢進によるもの**
   a) PTH分泌亢進 → 原発性副甲状腺機能亢進症（HPT）・多発性内分泌腺腫症（MEN）
   b) PTH関連タンパク（PTHrP）上昇 → 肺癌・乳癌・胃癌などの悪性腫瘍（HHM：humoral hypercacemia of malignancy）
2. **ビタミンD中毒によるもの**
   a) ビタミンD過剰症（薬剤性）
   b) 活性型ビタミンD［$1,25(OH)_2D_3$］産生肉芽腫・腫瘍（サルコイドーシス、結核など）
3. **骨破壊、骨吸収亢進によるもの**
   a) local osteolytic hypercalcemia（LOH）（多発性骨髄腫、悪性腫瘍の骨転移）
   b) 甲状腺機能亢進症
4. **腎尿細管Ca再吸収の亢進**
   a) サイアザイド系利尿薬
   b) 家族性低Ca尿性高Ca血症
5. **その他**
   a) 長期臥床
   b) Addison病
   c) 褐色細胞腫
   d) 薬剤性：ビタミンA、タモキシフェン、リチウム製剤など

表2 ● 低Ca血症の成因別の鑑別疾患

I. 補正Ca値正常：Caに関しては問題なし（⇒ 低アルブミン血症への対応）

II. 補正Ca値低値

1. **PTH作用低下によるもの**
   a) PTH分泌低下 → 特発性副甲状腺機能低下症（IHP）・続発性副甲状腺機能低下症（外科切除後、放射線治療後、癌浸潤など）、低Mg血症
   b) PTH不応性 → 偽性副甲状腺機能低下症（PHP）
2. **Ca吸収障害によるもの**
   a) ビタミンD欠乏症
   b) ビタミンD依存症I・II型
   c) 慢性腎不全（CRF）
3. **その他**
   a) クエン酸処理保存血による大量輸血
   b) 重症急性膵炎
   c) 薬剤性：カルシトニン、リン酸塩、ループ利尿薬など

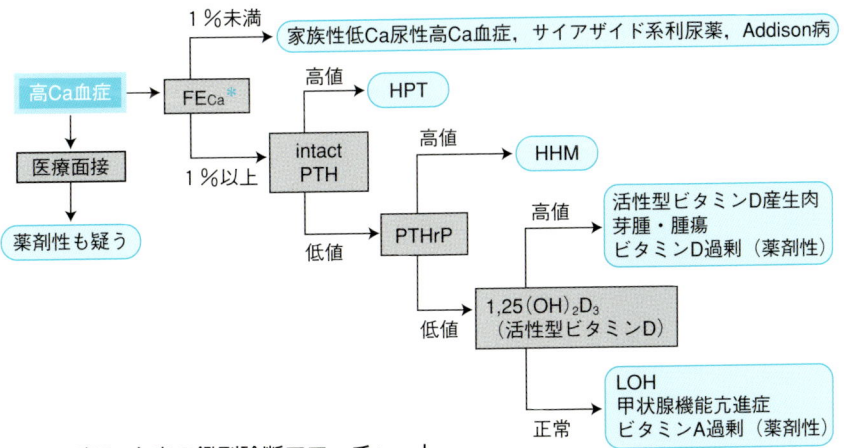

図1 ● 高Ca血症の鑑別診断フローチャート

```
高Ca血症 → FECa* ─ 1％未満 → 家族性低Ca尿性高Ca血症、サイアザイド系利尿薬、Addison病
   ↓          │
医療面接      1％以上
   ↓          ↓
薬剤性も疑う  intact PTH ─ 高値 → HPT
              │
              低値 → PTHrP ─ 高値 → HHM
                      │
                      低値 → 1,25(OH)₂D₃（活性型ビタミンD）
                              ├ 高値 → 活性型ビタミンD産生肉芽腫・腫瘍、ビタミンD過剰（薬剤性）
                              └ 正常 → LOH、甲状腺機能亢進症、ビタミンA過剰（薬剤性）
```

*FE_{Ca} ＝（尿Ca×血清Cre）÷（血清Ca×血尿Cre）

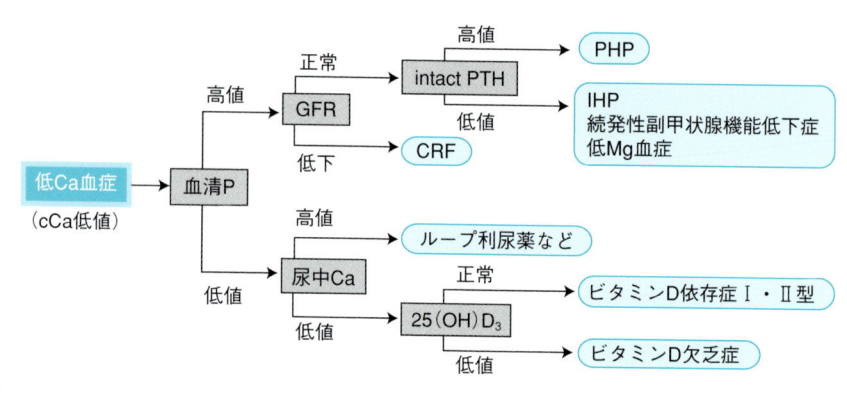

図2 ● 低Ca血症の鑑別診断フローチャート

GFR：glomerular filtration rate（糸球体濾過率），CRF：chronic renal failure（慢性腎不全）

● 輸液治療の実際

高Ca血症および低Ca血症の臨床症状としては以下のものがある（表3，4）．

表3 ● 高Ca血症の主な臨床症状

1．消化器症状	悪心，嘔吐，食欲不振，胃潰瘍
2．循環器症状	高血圧，QT短縮
3．神経症状	情緒不安，うつ，意識障害
4．尿路系異常	多尿（尿濃縮障害），尿路結石
5．高Ca血症性クリーゼ	激しい嘔吐，脱水，高熱，昏睡などをきたし死亡することもある

表4 ● 低Ca血症の主な臨床症状

1．消化器症状	嘔吐，下痢
2．循環器症状	低血圧，QT延長，不整脈
3．神経症状	テタニー，痙攣

輸液例

1 高Ca血症

治療としては原因除去が原則であるが，高Ca血症性クリーゼなど緊急を要する時は，以下の治療を行う．
① 生理食塩液点滴静注．充分量の補液によりまず脱水を補正する．これにより，近位尿細管でのNa負荷が増加し，Ca再吸収が抑制される．
② フロセミド（ラシックス®）静注．尿中Ca排泄を増加させる．脱水補正後に20～100 mgを1時間ごとに数回投与する．①と合わせ，尿量100～150 mL/時を維持する．
③ カルシトニン（エルシトニン®）筋注．PTHに対する拮抗作用があり，骨吸収を抑制し，血清Caを低下させる．通常40～80単位を1日2回投与する．

④ ビスホスホネート製剤パミドロネート（アレディア®）点滴静注．破骨細胞を抑制し骨吸収の亢進を抑える．30〜60 mgを生理食塩液またはブドウ糖液に溶解させ4〜5時間かけて1回投与する．投与後1〜2日で効果が現れ，約2週間持続する．
⑤ 糖質コルチコイド静注．腸管からのCa吸収抑制，尿中へのCa排泄促進作用がある．ヒドロコルチゾン（ハイドロコートン®）として1日250 mgを投与する．

※以上の治療にも抵抗性の際は血液透析も考慮する．

2 低Ca血症

治療としては原因除去が原則であるが，テタニーや不整脈出現時など，緊急に補正を要する時は，カルシウム製剤を静注する．
可能なら中心静脈から投与する．末梢静脈を使用する際は刺激性の少ないグルコン酸カルシウム（カルチコール®）を投与する．

＊8.5％カルチコール® 10 mL/A中に78.5 mgのCaを含有する

① カルシウム200 mgを生食100mLに溶解して10分かけて静注する．
② 症状が再発する場合はカルシウム1〜2mg/kg/時を輸液製剤に溶解して6〜12時間かけて静注する．
③ 低Mg血症を合併している時はMgも補充する　⇒　第2章12.参照

● 注意点

- 高Ca血症に対してラシックス®を使用する際は，再び脱水に陥らないよう注意し，低K血症にも気をつける．
- アレディア®の保険適応は，悪性腫瘍における高Ca血症に対してのみである．
- ジギタリス投与中の患者にカルシウム製剤を静注し，急激に血中カルシウム濃度が上昇すると，ジギタリスの毒性が急激に出現することがある．**心電図のモニターは必須である．**
- カルシウム製剤を希釈して静注する場合，クエン酸塩，炭酸塩，リン酸塩，硫酸塩，酒石酸塩を含有する製剤は，沈殿を生じることがあるため配合を避ける．

● 禁忌

高Ca血症の治療において，利尿薬としてサイアザイド系を使用することは，血清Caを上昇させるので禁忌である．

文献

- 池田和人，深川雅史：カルシウム濃度異常へのアプローチの仕方．診断と治療，89：1097-1103，2001

- 「水・電解質と酸塩基平衡」(黒川　清 著)，南江堂，1996
- 「ICUブック 第2版」(Marino, P. L., 稲田英一 他監訳)，メディカル・サイエンス・インターナショナル，2001
- 「臨床検査ガイド 2003-2004」(Medical Practice編集委員会 編)，文光堂，2003
- 飯田里菜子，横山啓太郎：Caの低下－その鑑別の根拠と病態生理，対応－．腎と透析，60：76-82，2006
- 樋口千惠子，佐中孜：Caの上昇－その鑑別の根拠と病態生理，対応－．腎と透析，60：83-88，2006
- 永田直一：低カルシウム血症と高カルシウム血症の是正法と輸液管理．Medical Practice, 23 supple：224-230，2006

【吉川真弘】

10 血清Clの異常と診断・治療

> **ポイント**
> - 血清Cl（クロール）値はNaやHCO₃⁻など他の電解質濃度と大きな関係がある
> - 血清Clの異常をみたら，Na値や酸塩基平衡の異常の有無をチェックする
> - アシドーシス，アルカローシスは程度によっては緊急の補正が必要である

● 病態生理（図1）

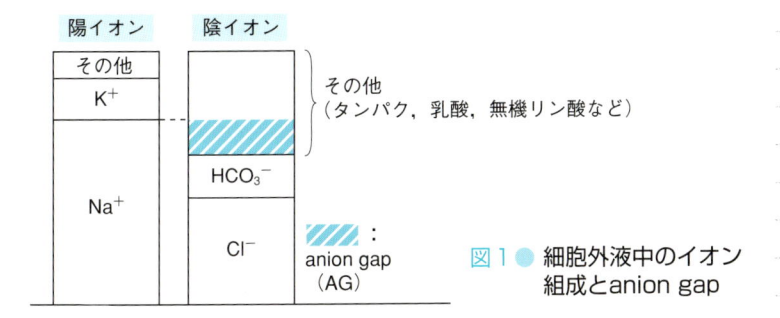

図1 ● 細胞外液中のイオン組成とanion gap

- 細胞外液中には陽イオンと陰イオンが等量存在している．
- 図の斜線部〔(Na^+) − (Cl^-) − (HCO_3^-)〕をanion gap（AG）という．正常値は12 ± 2 mEq/Lである．
- 血清Na値の正常値は135〜150 mEq/L程度である．血清Cl値の正常値は97〜107 mEq/L程度であるので，正常例ではNa^+とCl^-は細胞外液中におおよそ$Na^+ : Cl^- = 1.4 : 1.0$の比で存在している．
- 生体では陽イオンと陰イオン全体の電気的中性を保とうとするため，血清Cl値はNa^+やHCO_3^-など細胞外液中の他の電解質濃度と大きな関係がある．

■ 細胞外液量減少と代謝性アルカローシス

細胞外液量が減少した状態では，①（HCO_3^-喪失を伴わない場合）濃縮によるHCO_3^-濃度の上昇，②有効循環血漿量の減少によるレニン−アンジオテンシン−アルドステロン系の亢進 → アルドステロンの放出 → 遠位尿細管からのK^+とH^+の排泄促進，により代謝性アルカローシスが促進される（ただし，有効循環血漿量の減少が糸球体濾過率を低下させれば，腎不全による代謝性アシドーシスを合併し得る）．

■ K欠乏と代謝性アルカローシス

K欠乏が生じると細胞膜のH^+–K^+ポンプを介してH^+の細胞内蓄積が起こることと，遠位尿細管からのH^+排泄が促進されることにより，細胞外

液のアルカローシスが発生する．

● 鑑別診断

以下に鑑別診断のためのフローチャートを示す（図2）．

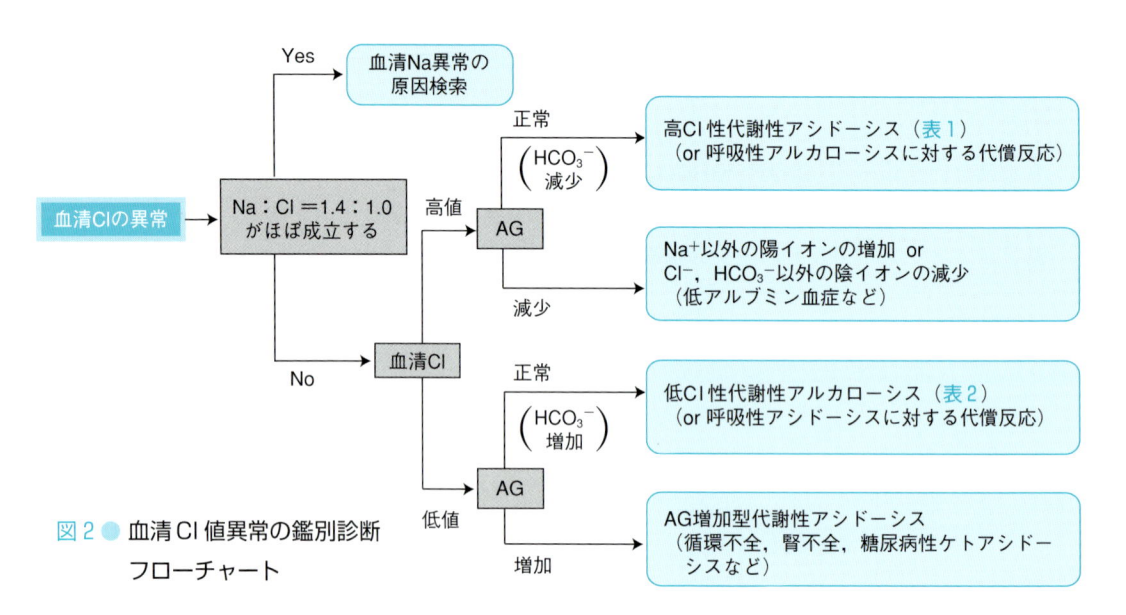

図2 ● 血清Cl値異常の鑑別診断フローチャート

フローチャート内容：
- 血清Clの異常 → Na：Cl＝1.4：1.0 がほぼ成立する
  - Yes → 血清Na異常の原因検索
  - No → 血清Cl
    - 高値 → AG
      - 正常（HCO₃⁻減少）→ 高Cl性代謝性アシドーシス（表1）（or 呼吸性アルカローシスに対する代償反応）
      - 減少 → Na⁺以外の陽イオンの増加 or Cl⁻，HCO₃⁻以外の陰イオンの減少（低アルブミン血症など）
    - 低値 → AG
      - 正常（HCO₃⁻増加）→ 低Cl性代謝性アルカローシス（表2）（or 呼吸性アシドーシスに対する代償反応）
      - 増加 → AG増加型代謝性アシドーシス（循環不全，腎不全，糖尿病性ケトアシドーシスなど）

表1 ● 高Cl性代謝性アシドーシスをきたす疾患・病態

1. HCO_3^-の喪失
    - a) 消化管からの喪失
        - ①下痢 ②胆道ドレナージ
    - b) 腎からの喪失
        - ①近位尿細管性アシドーシス ②炭酸脱水素酵素阻害薬内服
2. H^+の排泄障害
    - a) 遠位尿細管性アシドーシス
    - b) 低アルドステロン血症，抗アルドステロン薬内服
3. 酸投与
    - a) NH_4Cl，HClの投与
    - b) 高カロリー輸液，高Cl含有性アミノ酸製剤の投与

表2 ● 低Cl性代謝性アルカローシスをきたす疾患・病態

1. H^+の喪失
    - a) 消化管からの喪失
        - ①胃液吸引，嘔吐 ②Cl喪失性下痢
    - b) 腎からの喪失
        - ①利尿薬 ②鉱質コルチコイド過剰 ③ペニシリン系薬剤 ④高Ca血症
    - c) 細胞内への移行
        - 低K血症
2. HCO_3^-の過剰
    - a) 大量輸血（クエン酸代謝によりHCO_3^-が産生）
    - b) $NaHCO_3$投与
    - c) ミルクアルカリ症候群
3. contraction alkalosis：
    細胞外液が減少した時にみられる細胞外液中のHCO_3^-濃度の上昇

〔代謝性アルカローシスの尿中Clによる鑑別〕

代謝性アルカローシスは尿中Cl濃度に基づいてCl反応性もしくはCl抵抗性に分類される．この分類は治療の際にも重要である．

❶ Cl反応性代謝性アルカローシス

尿中Cl濃度の低下（15 mEq/L）が特徴的（ただし，利尿薬でCl排泄が増加している場合を除く）で，Cl欠乏を示している．Cl欠乏では電気的に中性を保つため，腎尿細管からのHCO_3^-再吸収が増加する．胃酸の喪失，利尿薬投与，細胞外液減少などが原因である．

❷ Cl抵抗性代謝性アルカローシス

尿中Cl濃度の上昇（25 mEq/L）が特徴的である．原因のほとんどが，鉱質コルチコイド過剰やK欠乏である．

● 輸液治療の実際

1 HCO_3^-濃度の異常を伴わない場合

❶ 血清Na値の異常が原因と考えられる場合 ⇒第2章7参照

❷ Na^+以外の陽イオンの増加が原因と考えられる場合 ⇒第2章8，第2章9，第2章12参照

❸ 低アルブミン血症が原因と考えられる場合 ⇒第4章43，第4章44参照

2 代謝性アシドーシスを伴う場合

❶ 高Cl性代謝性アシドーシスが原因と考えられる場合 ⇒ 原則として表1に示した基礎疾患・原病の治療を行う．下痢などによる消化管からの体液の喪失が原因の場合は，輸液を行う（第3章15参照）．

❷ AG増加を伴う代謝性アシドーシスが存在する場合 ⇒ 基礎疾患に応じた治療が必要である．

輸液例

（緊急性を要するアシドーシスの場合）

pH＜7.2，HCO_3^-＜10 mEq/L程度の急性代謝性アシドーシスでは，循環不全や肺水腫などをきたし生命に危険が及ぶこともある．このような場合はNaHCO₃（メイロン®）の投与によってアシドーシスの補正を行う．ただし過剰投与による体液量増加や副作用（**注意点**参照）を防ぐため，補正は最小限度にとどめる．

具体的には
① pH 7.2，HCO_3^- 12 mEq/L程度を目標とし，以下の式によって計算される必要量を補う．

HCO_3^-必要量（mEq）＝
　（0.5〜0.7）× 体重（kg）× {(HCO_3^-目標値) − (HCO_3^-測定値)}

② まず上記必要量の半分程度を投与してからもう一度血液ガス分析を行い，必要ならさらに残りの半分を補正するのがよい．
＊8.4%メイロン® 1 mL中にHCO_3^-約1 mEqを含む

❸ 低Cl性代謝性アルカローシスが原因と考えられる場合

輸液例

❶ **Cl反応性の場合**：通常脱水を伴っているため，生理食塩液によりClを補充する．生理食塩液の投与量は以下の計算式より算出されるClの欠乏量を参考にする．

$$\text{Cl欠乏量 (mEq)} = 0.3 \times \text{体重 (kg)} \times (100 - \text{血清Cl値})$$
$$\text{生理食塩液の投与量 (L)} = \text{(Cl欠乏量)} \div 154$$

❷ **Cl抵抗性の場合**：基礎疾患・原病の治療が基本であるが，K欠乏がある際はKClの補充を行う．KClの補充の際は，腎機能障害の有無，投与量や濃度，投与速度に注意する ⇒ 第2章8参照．

輸液例

（著しい代謝性アルカローシスの場合）

pH＞7.6，HCO_3^-＞40 mEq/L程度で意識障害やテタニーなどの症状がある場合は早急に対処する．塩酸の希釈液の投与が最も迅速である．

具体的には
① HCO_3^-目標値を35 mEq/L 程度とし，以下に示す式によって計算される必要量を補う．

$$H^+\text{必要量 (mEq)} = 0.3 \times \text{体重 (kg)} \times \{(HCO_3^-\text{測定値}) - (HCO_3^-\text{目標値})\}$$

② H^+の点滴速度は，0.2 mEq/kg/時とする．
0.1N（H^+ = 100 mEq/L）の塩酸の場合

$$\text{投与量 (L)} = H^+\text{欠乏量} \div 100$$
$$\text{点滴速度 (L/時)} = 0.2 \times \text{体重 (kg)} \div 100$$

となる．

ただし，塩酸溶液は腐食性であるので，0.1N以下の濃度で，中心静脈から投与しなければならない．

● 注意点

メイロン®使用による副作用には以下のものがある．したがって代謝性アシドーシスの補正は最小限度にとどめる．

- **代謝性アルカローシスの誘発**：糖尿病性ケトアシドーシスや循環不全などでは，原病に対する適切な治療のみでアシドーシスも改善することが多い．このような場合にメイロン®を投与すると逆にアルカローシスを招く危険がある．
- **Na過剰負荷**：心不全や肺水腫をきたしうる．
- **低K血症**：K^+の細胞内シフトを起こす．
- **イオン化Caの減少**：テタニーなどの症状をきたしうる．

文　献

- 笠井健司：代謝性アルカローシスへのアプローチの仕方．診断と治療，89：1140-1144，2001
- 「水・電解質と酸塩基平衡」（黒川　清 著），南江堂，1996
- 「ICUブック 第2版」（Marino, P. L., 稲田英一 他監訳），メディカル・サイエンス・インターナショナル，2001
- 「臨床検査ガイド 2003-2004」（Medical Practice編集委員会 編），文光堂，2003
- 吉川桃乃，内田信一：低クロール血症と高クロール血症の是正法と輸液管理．Medical Practice，23 Supple：231-234，2006
- 竹内意，木村玄次郎：アルカローシスの輸液療法．Medical Practice，23 Supple：256-261，2006

【吉川真弘】

11 血清Pの異常と診断・治療

> **ポイント**
> - リン（P）は，骨形成，エネルギー代謝をはじめとした細胞機能に重要な役割を果たしている
> - Pの代謝はCaの代謝と密接な関係があり，両者は関連付けて理解する必要がある
> - 体内のPの約1％のみが細胞外液中にあるため，血清P濃度は体内のPの全量を反映していない
> - 血清Pの正常値は2.5〜4.5 mg/dLである

● 病態生理

1 分布

体内のリン（P）の約85％はハイドロキシアパタイトとして骨に沈着，血清Pと動的平衡状態にある．→ 骨形成に重要

約1％のみが細胞外液中にあるため，血清リン濃度は体内のPの全量を反映しない．

2 機能

骨以外のリンの大部分が存在する細胞内では，リンはATPや核酸，細胞膜などの構成成分として，エネルギー代謝やDNA合成，細胞の形態維持など，あらゆる細胞機能に必須の役割を果たしている（特に赤血球の2,3-diphosphoglycerate産生にPは必須で，障害されるとヘモグロビンの酸素解離曲線の左方移動をきたし組織に放出する酸素が減少する）．

3 調節

血清P濃度は，Ca調節ホルモン［副甲状腺ホルモン（**PTH**），活性化ビタミンD〔**1,25(OH)$_2$D**〕］，インスリン，食事からのリンの摂取量，腎機能などにより調節されている（表1）．

● 鑑別診断

血清P濃度の異常は，①腸管からの吸収，②尿中へのPの排泄，③Pの細胞内外の移動，の3つの機序からおおまかに分類される．これらのどれに該当するかを考え，現病歴/既往歴/生活歴を必ず確認したうえで，原因となる疾患検索のための検査を進める．具体的には，各種ホルモン値の測定［intact-PTH，1,25(OH)$_2$D$_3$など］，腎機能（BUN，クレアチニン，クレア

チニン・クリアランスなど）の評価，血中や尿中のCa，Pをはじめとする電解質，血液ガス検査，腎尿細管P再吸収閾値（TmP/GFR）の測定などを行う（表2,3）．

Pは生体内ではリン酸（HPO_4^{2-}と$H_2PO_4^-$が4：1の比率で存在/平均の荷電は1.7）として存在するが，血中濃度はPの量で表される．Pの原子量は31であり，血中P 3.1 mg/dL ＝ 1 mmol/L（1.7mEq）となる．

> **正常値：2.5～4.5 mg/dL （年齢により異なる）**

表1 ● ホルモンなどによるリン濃度の調節

副甲状腺ホルモン（PTH）
● 骨において破骨細胞による骨吸収を促進 　→骨から血中へCa，P，水酸イオンを動員 　　しかし，腎尿細管でのP再吸収抑制作用がより強く発現 　→**血清Ca濃度上昇，P濃度低下**

活性化ビタミンD₃〔1,25（OH）₂D₃〕
● 腸管でのCa，Pの吸収促進 ● 高濃度では，PTH同様に骨吸収促進 ● 腎尿細管でのCa再吸収を促進してPTHの産生を抑制 　→**血清Ca，P濃度は共に上昇**

インスリン
● Pを細胞内に移行させ**血清P濃度低下**

表2 ● 低P血症の原因

腸管からの吸収低下	● アルコール中毒　● アルミニウム含有制酸薬 ● 吸収不良症候群　● 飢餓　● ビタミンD欠乏
腎臓からの排泄増加	● 副甲状腺機能亢進症（原発性/続発性）　● 利尿薬 ● 尿細管性アシドーシス　● Fanconi症候群 ● 糖尿病（コントロール不良）　● 悪性腫瘍に伴う骨軟化症
細胞内，骨への移行	● インスリン治療　● 糖尿病性ケトアシドーシス（治療期） ● 重症熱傷（回復期）　● 呼吸性アルカローシス ● ブドウ糖投与（中心静脈栄養など）～refeeding syndrome* ● Hungry bone syndrome**　● 骨形成性骨転移 ● 血液の腫瘍性疾患（白血病など）

*　長期間の栄養不良の状態に急速な栄養投与を行った場合に，低P血症をきたすことがある
**　副甲状腺機能亢進症術後に骨形成が増加，P需要が増して低Ca，低P血症になる

表3 ● 高P血症の原因

腸管からの吸収増加	● P製剤　● ビタミンD製剤　● Pを多く含む食事
腎臓からの排泄低下	● 腎不全（急性/慢性）　● 副甲状腺機能低下症 ● 成長ホルモン過剰　● 甲状腺機能亢進症　● 小児
細胞内からの移行	● アシドーシス（治療期） ● 細胞崩壊（挫滅症候群，横紋筋融解，腫瘍壊死など） ● 溶血（みかけ上の高P血症）

1 低P血症

特徴的な症状なし．
重度 → 筋肉の異常，神経系の異常，血球の異常などが生じる（図）．

2 高P血症

低Ca血症によるテタニー，異所性石灰化（図）．

高度の低P血症（1 mg/dL以下）

- 血球の形態機能異常
  → 溶血，血小板機能障害など
- 神経系の異常
  → しびれなどの知覚異常，痙攣，構音障害，錯乱，昏睡など
- 筋肉の異常（組織でのATP産生障害）
  → 筋肉痛，筋力低下，横紋筋融解，心収縮能低下，横隔膜機能低下など

軽度でも長期に及ぶ低P血症

- 骨軟化症，くる病
  → 骨格変形，成長障害

急性高P血症

- 二次的な低Ca血症
  → テタニー

慢性高P血症

- 二次性副甲状腺機能亢進症
  → 腎性骨異栄養症
    軟部組織石灰化
  → 四肢の疼痛，臓器障害　など

図● 血清P濃度異常の症状

● 輸液治療の実際

1 低P血症

基礎疾患のコントロール，原因薬物の除去，他の電解質異常の補正，P（リン酸）補給で構成される．

重度の低P血症（1 mg/dL以下） の場合，Pの補給を行う．重度でなければ急激な臓器障害を呈することはなく，基礎疾患の是正のみで充分なことが多い．

---

① P製剤の経口投与
各施設で調剤してリン元素として0.5〜1.0 gを1日2〜3回内服．低Ca血症があれば，リン酸水素カルシウム3 g 分3．

② P製剤の点滴静注
リン酸ニカリウム注20 mEqキット®，コンクライト®液-PK
〔規格：1本20 mL中に，K$^+$20 mEq・HPO$_4^{2-}$20 mEq含有．K$_2$HPO$_4$として1.74 g（0.5 mol/L）含有〕

＊内服不可や重篤な症状を伴い，緊急で補正を要する場合に点滴静注でPを投与する．Kが含まれているため，メインとなる点滴内に混注するなどして20 mEq/時間以下でゆっくり点滴静注．
そのほか，リン酸ニカリウム注20 mEqキット® 10 mL（8〜16 mLの範囲で）＋生理食塩水500 mL/6時間かけて　など．

2 高P血症

治療の原則はP貯留予防でタンパク質などP含有量の多い食品を制限する．基礎疾患の治療も重要．

① 経口P吸着薬 → P吸収抑制
　炭酸Ca　1日3g（分3）
　最近はP結合性ポリマーであるセベラマー塩酸塩が使用可能となった．
　→レナジェル®，フォスブロック®（1錠 250 mg）1日3〜6g 分3 食直前（最大1日9g）
② 生理食塩水による利尿
　→尿量は0.5 mL/kg/時間を目標に．腎不全のない例では急性の高P血症を軽減するとされる．
③ 血液透析 → 高度腎不全例など

● 注意点

- Pの代謝は，Ca代謝と関連付けて理解する必要がある．
- 血清P濃度には日内変動があり（朝に低値），食事の影響も受けるため，空腹時に測定することが好ましい．
- Caに比べてPはタンパクに結合している部分が少ない → 低タンパク血症があっても特に補正は不要．
- **低P血症に対するPの点滴静注**
　低Ca血症やリン酸カルシウムの沈着による腎機能低下などの副作用が問題になるため，Pの経口投与が不可能な場合のみに行うなど注意が必要．
- 点滴用のP製剤にはKが含まれているので，補充する際にはPのみならずK濃度にも留意する．
- **refeeding syndrome**：長期間の栄養不良の状態に急速な栄養投与を行った場合に低P血症をきたし，中枢神経障害，呼吸不全，心不全など多彩な病態を呈することがあり，refeeding syndromeと言われている．投与カロリーの減量，Pの補充が必要となる．**中心静脈栄養などの栄養療法開始時**や内容変更時には注意を要する．

● 禁忌

最近は**セベラマー塩酸塩**が使用できるようになったため，高リン血症の治療に用いられたキレート剤としての**アルミニウム製剤**は，アルミニウム自体の骨障害，アルミニウム脳症などの副作用を考慮して，禁忌と考えるべき．

文 献

- 「ワシントンマニュアル　第11版」（The Washington Manual of Medical Therapeutics-32th edition），メディカル・サイエンス・インターナショナル，2008
- 「ICUブック　第3版」（Marino, P. L., 稲田英一 監訳），メディカル・サイエンス・

インターナショナル，2008
- 「問題解決型　救急初期検査」（田中和豊 著），医学書院，2008
- 深津敦司，家原典之，田中芳徳：日常診療に役立つ水・電解質の考え方　5．低リン血症・高リン血症．日本内科学会雑誌，95：840-845，2006
- 「ハリソン内科学　第2版」（(Dennis, L. Kasper，他，福井次矢，黒川　清 日本語版監修)，メディカル・サイエンス・インターナショナル，2006
- 「FCCSプロバイダーマニュアル」〔米国集中治療医学会（SCCM），FCCS運営委員会，JSEPTIC（日本集中治療教育研究会）監〕，メディカル・サイエンス・インターナショナル，2009

【野村智久】

12 血清Mgの異常と診断・治療

> **ポイント**
> - マグネシウム（Mg）は，多くの酵素反応のアクチベーターとして機能し，種々のイオンの能動輸送にも関与しており，生理的に重要な役割を果たしている
> - 体内のMgの約１％のみが血清と細胞外液中にあるため，血清Mg濃度は体内のMgの全量を反映していない．調節系も複雑である
> - 血清Mgの正常値は1.7～2.4 mg/dL（1.4～2.0mEq/L）である
> - 血清Mg異常の症状は多彩であり，特に難治性の電解質異常や不整脈を認める際にはMgの異常を考慮する

● 病態生理

1 マグネシウム（Mg）
ヒトの細胞内陽イオンとしては，Kについで２番目に多い．

2 分布
体内のMgの約60％は骨中に，27％が筋肉中に存在し，血清と細胞外液に存在するのは約１％ほどである．
→ 血清Mg濃度は体内のMgの全量を反映せず，欠乏・過剰状態を厳密に評価するのは困難

3 機能
Mgは主に細胞内に多く存在し，ATPが関与する非常に多くの**酵素反応の補因子**として機能し，また**核酸・タンパク合成や種々のイオンの能動輸送**にも関与している．神経・筋の機能，特に**心収縮力と末梢血管トーヌスの維持**など，生理的に重要な役割を果たしている．

4 吸収
小腸全般と大腸の一部で吸収．吸収率は約30～50％．腎臓のヘンレの係蹄でも一部が再吸収．

5 排泄
腎臓から排泄→ 血清Mg濃度の調節は，Mg摂取量，腎機能，種々のホルモン，電解質などの因子が関与して複雑である．腎臓による調節が重要．
通常，尿から排泄されるMgは非常に微量であり，Mg摂取が十分でないと腎臓からのMg排泄はほとんどゼロまで抑制される．このため，尿中Mg

memo

濃度は血清Mg濃度に比べて体内Mg欠乏の検出に適している．

● 鑑別診断

血清Mg濃度の異常の原因は，①腸管からの吸収，②尿中への排泄の2点から考えるとよい．吸収，排泄に関わる因子は様々であり（表1），それに伴い原因疾患も多い（表2, 3）．これらを理解したうえで，他の**電解質異常**

表1 ● Mgの吸収・排泄に影響する因子

吸　収	
亢進	ビタミンD，副甲状腺ホルモン（PTH）
低下	高脂肪食
排　泄	
亢進	細胞外液量の増加，成長ホルモン，糸球体濾過量（GFR）の上昇，甲状腺ホルモン，利尿薬（特にループ利尿薬），糖質コルチコイド，鉱質コルチコイド，ジギタリス，インスリン，カルシトニン，高Ca血症
低下	細胞外液量の減少，副甲状腺ホルモン，糸球体濾過量の低下，ビタミンD

表2 ● 低Mg血症の原因疾患

1. 消化器疾患	吸収不良症候群（脂肪下痢などを含む），腸管切除後吸収不全 消化液の喪失（長期の胃管吸引，小腸瘻，慢性下痢など） アルコール性肝硬変，膵炎
2. 内分泌疾患	原発性副甲状腺機能亢進症*，副甲状腺機能低下症 甲状腺機能亢進症，原発性アルドステロン症 糖尿病性ケトアシドーシス（インスリン治療期）
3. 腎疾患	腎炎，腎盂腎炎，水腎症，腎硬化症，尿細管性アシドーシス　など
4. その他	特発性のもの 薬剤性のもの（利尿薬：フロセミド，サイアザイド， 　　　　　　抗生物質：アミノグリコシド系，アムホテリシンB， 　　　　　　　　　　　ペンタミジン，シスプラチン，シクロスポリン　など） Mg摂取不足（栄養不良，アルコール依存，非経口的栄養法） refeeding syndrome

* Mg代謝とPTHとの関係は複雑
慢性的PTH過剰状態で，低Mg血症となることがある（腎でCaとMgの再吸収の競合 → Mg排泄が促進ということらしい）

表3 ● 高Mg血症の原因疾患

1. 腎機能障害，腎不全*，尿崩症
2. Addison病（慢性副腎不全）
3. 甲状腺機能低下症
4. Mg過剰投与・負荷　　〜制酸薬，下剤　など
5. 糖尿病性ケトアシドーシス（インスリン治療前）　など

* 腎障害：GFR 15mL/分以下，血清クレアチニン 6mg/dL以上の例で高Mg血症となることが多い

表4 ● 低Mg血症の症状

神経・精神系	性格変化，抑うつ，昏迷，痴呆・幻覚，錯乱，見当識障害，倦怠感，めまい，しびれ感，痙攣，振戦，テタニー，構音障害，嚥下困難，運動失調，筋力低下，筋肉痛，筋硬直，筋線維束攣縮，腱反射亢進，眼振，発汗
循環器系症状	頻脈，難治性不整脈（torsade de pointesを含む），ジギタリス中毒，PR間隔延長，QT間隔延長，T波異常
電解質異常	低Ca血症，低K血症，低P血症
その他	悪心・嘔吐，食欲不振，腹痛，下痢，便秘

表5 ● 高Mg血症の症状

神経・精神系	倦怠感，無関心・無気力，しびれ感，頭痛，振戦，傾眠，排尿障害，構音障害，運動失調，筋力低下，麻痺，腱反射減弱，不随意運動，呼吸不全
循環器系症状	血圧低下，徐脈，PR間隔・QRS幅・QT間隔延長，心ブロック，心停止
電解質異常	低Ca血症
その他	悪心・嘔吐，体温上昇，食欲不振，便秘，皮膚潮紅，口渇

や後述する血清Mg濃度異常の臨床症状を認めた場合，積極的に血清Mg濃度を測定することが重要．

> **正常値：1.7〜2.4 mg/dL　（1.4〜2.0 mEq/L）**
> ※測定法により若干の違いあり．
> ※臨床的に問題となるのは，1 mEq/L以下，4 mEq/L以上の場合が多い．
> ※Mgは生体中では，イオン化，あるいはタンパク・リン酸・硫酸と結合した状態で存在するので，低Mg血症が存在しても血清Mg濃度が正常である場合があり，注意を要する．

低Mg血症，高Mg血症ともに，**神経・精神系の異常，循環器系の異常，電解質異常**などの多彩な症状をきたす（表4,5）．

● 輸液治療の実際

1 低Mg血症

Mgの生理機能を考慮すると，**積極的に補正**することが望ましい．同時に基礎疾患の治療，原因として疑わしい薬物の中止，併存する電解質異常の補正を行う．

輸液例

❶軽症・無症候/血清Mg濃度　1 mEq/L 以上

経口ないし経管栄養チューブからのMg製剤の投与（酸化Mg他）でもよいが，腸内での吸収が不確実であり，静注による補充が好ましい．
→ コンクライト®Mg，硫酸マグネシウム注20 mEqシリンジ®
（規格：1アンプル20 mL中に，0.5 mol/L＝2.47 g硫酸Mg含有．Mg^{2+}，SO_4^{2-}として1アンプル中に各20 mEq含有．硫酸Mg 1g ≒ Mg^{2+} 8 mEq）
コンクライト®Mg 1アンプル＋生食100 mL　30〜60分かけて静注

❷有症状/血清Mg値が 1 mEq/L 以下

① コンクライト®Mg　2〜3アンプル
（硫酸Mg 約6 g ≒ Mg^{2+} 48 mEqが目安）＋生食500 mL　3時間かけて静注
　　※重症不整脈，全身痙攣などの場合
　　　コンクライト®Mg　1/2〜1アンプル（硫酸Mg約1〜2 g）を2〜5分かけて緩徐に静注
② ①に続いて，コンクライト®Mg　2アンプル（硫酸Mg約5 g ≒ Mg^{2+} 40 mEqが目安）＋生食500 mL　6時間以上かけて点滴静注
③ 静脈内投与は，血清Mg濃度を確認しながら継続する．Mgの投与量も適宜増減させる．

2 高Mg血症

　Mg含有製剤を使用しない，または中止．有症状の著明な高Mg血症には一時的手段として**グルコン酸カルシウム**を静注しMgの心・血管系への作用に拮抗させ，血液透析を行う．あとは呼吸不全に対して人工呼吸器管理，徐脈性不整脈に対して一時的ペーシングなど，支持的治療を迅速に行う．

輸液例

カルチコール®（グルコン酸カルシウム）
　規格：1アンプル5 mL, 10 mL（8.5%，85 mg/mL）（Caとして0.39 mEq/mL）
　　→1〜2 g（約12〜24 mL）を2〜3分かけてゆっくり静注（10分かけるという記載もある）
輸液が可能で腎機能が残存しているならば，輸液と利尿薬（フロセミド：ラシックス®）を併用し，Mgの排泄を促進．

● 注意

- 血清Mg濃度の測定により確定診断に至る疾患はない．しかし，Mgと**循環器疾患**（虚血性心疾患，不整脈など）や神経疾患との関連性が注目されてきている．
- 低Mg血症は他の電解質異常を伴うことが多く，Torsade de pointesやQT延長，当初は診断に難渋するような不整脈の原因になっていることがある．

- ■ 体液喪失，利尿薬の長期投与，**Mgを含む下剤の投与**の際には，特に腎機能障害例では，定期的に血清Mg濃度を測定することが重要．
- ■ **子癇前症**の痙攣予防や，**子癇**発作の治療にもMg製剤は使用される．この場合，マグネゾール®（1アンプル/20 mL中に硫酸Mg 2 g≒16 mEq，ブドウ糖2 gを含有），マグセント®（1瓶/100 mL中に硫酸Mg10 g≒81 mEq，ブドウ糖10 gを含有）が使用される．マグセント®は初回40 mL（硫酸Mgとして4 g）を20分以上かけて静注後，10 mL/時（硫酸Mgとして1 g/時）で持続静注とする．血清Mg濃度を4〜7 mEq/Lの範囲を管理目標とする．
- ■ Mgには神経筋接合部の抑制からくる筋弛緩作用があるため，**破傷風**の治療でもMg製剤の投与が行われることがある．しかし，投与速度，目標とする血清Mg濃度は文献によって多様であり，一定の見解は得られていない．臨床症状から判断して血清Mg濃度を頻回に測定し，調節する必要がある．

● 禁忌

硫酸Mgの投与時の希釈剤には**生食**がよい．リンゲル液などCaを含む輸液では，Mgの作用を中和するので使用できない．

文 献

- 「ワシントンマニュアル　第11版」（The Washington Manual of Medical Therapeutics-32th edition），メディカル・サイエンス・インターナショナル，2008
- 「ICUブック　第3版」（Marino, P. L., 稲田英一 監），メディカル・サイエンス・インターナショナル，2008
- 「問題解決型　救急初期検査」（田中和豊 著），医学書院，2008
- 磯﨑泰介，菱田 明：日常診療に役立つ水・電解質の考え方　6．マグネシウム・微量元素の代謝異常．日本内科学会雑誌，95：846-852，2006
- 「ハリソン内科学　第2版」（Dennis, L. Kasper, 他，福井次矢，黒川 清 日本語版監修），メディカル・サイエンス・インターナショナル，2006
- 「救急・集中治療ガイドライン－最新の診療指針－2008－'09」（岡本和文 編著），総合医学社，2008
- 「FCCSプロバイダーマニュアル」〔米国集中治療医学会（SCCM），FCCS運営委員会，JSEPTIC（日本集中治療教育研究会）監〕，メディカル・サイエンス・インターナショナル，2009

【野村智久】

13 微量元素とビタミンの異常と診断，治療

ポイント

- 輸液や経腸栄養の方法，内容が選択の幅を広げるなかで，忘れがちになりやすい栄養素がビタミン，微量元素である
- ビタミンや微量元素は，取り入れた栄養の代謝において重要な役割を演じるほか，抗酸化作用，免疫増加などの効果ももっている（ビタミンA，C，E）
- 水溶性ビタミン（ビタミンB群，C）は体内に貯蓄されづらいため，比較的早期（数日〜数週）に欠乏を起こす
- 高カロリー輸液の際に，ビタミン製剤は必須である

● 病態生理

　ビタミンは水溶性（B群，Cなど）と脂溶性（A，D，E，K）ビタミンに分類される．脂溶性ビタミンは脂肪組織や肝臓に貯蓄され，過剰摂取で中毒を起こしうる．水溶性ビタミンは体内に貯蓄されづらいため，比較的早期に欠乏を起こす．

　微量元素とは，体内貯蓄量100 mg以下，もしくは1 mg/kg以下の元素であり，Cr（クロム），Cu（銅），Mn（マンガン），Mo（モリブデン），Se（セレン），Zn（亜鉛），Fe（鉄），I（ヨウ素），F（フッ素），Co（コバルト），のことを指す．前6つに関しては欠乏症の報告がある．

● 鑑別診断

1 ビタミン欠乏症状（表1）

　ビタミン欠乏のなかでも，特に気を付けたいのが**ビタミンB_1欠乏のWernicke's encephalopathy（ウェルニッケ脳症）**である．意識障害，眼球運動障害，失調性歩行を3主徴とし，記憶障害は前向き健忘（新たな記憶が短時間しか頭に残らない）が特徴的である．**特に慢性アルコール中毒や高カロリー輸液を行っている際にみられることが多く，ビタミン製剤の投与は必須といえる．**

2 微量元素欠乏症状（表2）

　微量元素の欠乏は見逃されやすい．偏食や経静脈的栄養が長期間に渡っている場合には，鑑別診断として考えるべきである．

表1 ● ビタミンの主な生理作用，欠乏症状，所要量

	主な生理作用	主な欠乏症状	1日所要量（mg）
ビタミンB_1	糖，脂質代謝	心不全・動悸・末梢神経障害・Wernicke脳症	1.0〜2.0
ビタミンB_2	糖，アミノ酸，脂質代謝	結膜炎・角膜炎・紅斑・落屑・口内炎・口角炎・下痢	1.0
ビタミンB_6	アミノ酸代謝	皮膚炎・末梢神経炎・口内炎	1.0
ビタミンB_{12}	アミノ酸，糖，脂質代謝	悪性貧血・末梢神経炎	0.002〜0.003
ナイアシン	糖，脂質代謝・酸化還元反応	ペラグラ	15〜25
パントテン酸	糖，アミノ酸，脂質代謝・副腎皮質ステロイド生成	皮膚炎・知覚異常・筋萎縮	5〜10
葉酸	アミノ酸代謝・核酸代謝	高色素性貧血（大球性）	0.5〜1.0
ビオチン	糖，アミノ酸代謝・脂肪酸合成	皮膚炎・腱反射亢進・脱毛・口角炎	0.15〜0.3
ビタミンC	アミノ酸代謝・酸化還元反応	壊血病・貧血・倦怠感	50〜75
ビタミンA	ロドプシン産生	夜盲症・角膜乾燥・角膜炎・皮膚炎・成長停止	1,000〜4,000
ビタミンD	Ca吸収（腸管）	くる病・骨軟化症・低Ca血症	400
ビタミンE	タンパク質代謝・抗酸化作用	貧血・過酸化脂質生成	30
ビタミンK	プロトロンビン生成・血液凝固機能維持	出血傾向	1〜2

表2 ● 微量元素の欠乏症状

クロム	耐糖能異常，体重減少，末梢神経障害，代謝性意識障害，窒素平衡の異常
銅	貧血，白血球・好中球減少，骨髄白血球系の成熟障害，骨の変化（小児）
マンガン	発育障害，代謝障害，血液凝固能低下，毛髪の赤色化
モリブデン	頻脈，多呼吸，頭痛，嘔吐，夜盲症，中心暗点
セレン	筋肉痛，歩行困難，心筋症，爪床部白色変化
亜鉛	主症状：顔面，会陰部から始まり，漸次増悪する皮疹 随伴症状：口内炎，舌炎，脱毛，爪変化，腹部症状（下痢，嘔吐），発熱

● 輸液治療の実際

- 静脈栄養を行う場合には，ビタミン製剤（ビタミンB_1を含む）や微量元素の投与を考慮する．特にビタミン類は微量元素よりも欠乏症が出やすいため，初期より使用する．
- 維持輸液などにより末梢から経静脈的栄養を行う際にもビタミンB群（ビタメジン®やビタノイリン®など）の投与は行う．また，中心静脈からの高カロリー輸液を行う際には総合ビタミン剤（M.V.I.-12®キットやビタジェクト®など）の投与が必要となる．

表3 ● 微量元素の1日必要量[1]

	経腸栄養	静脈栄養
クロム	30 μg	10～15 μg
銅	0.9 mg	0.3～0.5 mg
フッ素	4 mg	
ヨウ素	150 μg	
鉄	18 mg	
マンガン	2.3 mg	60～100 μg
モリブデン	45 μg	
セレン	55 μg	20～60 μg
亜鉛	11 mg	2.5～5 mg

表4 ● ビタミン過剰症

ビタミンA	脳圧亢進症，四肢の疼痛性の腫脹，肝性の皮膚落屑，悪心・嘔吐，食欲不振，催奇形性
ビタミンD	腎臓や血管壁などへ異常な石灰沈着，多尿，尿中Ca排泄↑ 高Ca血症（食欲不振，下痢，吐き気，頭痛，いらいら） ただし，高P血症は起こさない
ビタミンK	溶血（高間接ビリルビン血症），核黄疸

- 微量元素製剤（ミネラリン®注，エレメンミック®注など）はおおよそ1日の必要量（表3）に合わせてつくられているが，連日の投与が必要かどうかは，いまだはっきりしていない．

● 注意点

- ビタミンB_1は糖質の代謝にかかわっているので，慢性アルコール中毒患者でビタミンB_1欠乏が疑われる場合には，糖質の点滴を行う前にビタミンB_1の投与を行う．
- ビタミンKは血液凝固にかかわり，ワーファリン®の作用を弱める．また，抗生物質の使用により，腸内細菌（大腸菌やその他のグラム陰性桿菌）によるビタミンK合成が減少し，ビタミンK欠乏から出血傾向をきたしうる．
- 臨床的に頻度は低いが，脂溶性ビタミン（ビタミンA，D，E，K）は脂肪とともに吸収され，肝臓に蓄積し，過剰摂取で中毒を起こしうる（表4）．
- ビタミンA，B_2，B_6，Kは光によって失活するので，投与時には遮光の必要がある．
- 微量元素製剤のなかにはFe，Mn，Zn，Cu，Iの5種類しか含まれていないので，その他の微量元素の欠乏（セレン欠乏など）は起こりうる．
- 重症患者では，ビタミン，微量元素ともに消費されている可能性が強いため，欠乏には充分注意すべきである（特に微量元素が忘れられて

いることが多いので注意）．

● 禁忌

血友病患者に対してパントテン酸を含む総合ビタミン製剤は血液凝固時間の延長が報告されており，禁忌である．

文　献

1） A.S.P.E.N：Guidelines for the use of parenteral and enteral nutrition in adult and pediatric patients. J. Parenter. Enter. Nutr., 26：22-24SA, 2002
・Critical Careとビタミン・微量元素．救急・集中治療，14（9）：893-946, 2002
・静脈・経腸栄養．日本臨床，59（増刊号5）：171-190, 2001

【関井　肇】

第3章
疾患に応じた輸液の使い方

14 ショックの鑑別と輸液

ポイント

- 低血圧，急激な血圧低下があればショック状態である
- 血圧は心臓のポンプ機能（心拍出量），前負荷（循環血液量），全身血管抵抗の3つの要素により規定される
- ショック患者では血圧を上げるための一般的な処置を施行しつつ，その流れの中で病態の把握につとめる
- 一般に橈骨動脈が触知できれば収縮期血圧は80 mmHg，大腿動脈で70 mmHg，総頸動脈で60 mmHgである

● 病態生理

- 収縮期血圧で90 mmHg以下，平均血圧60 mmHg以下の時，あるいは40 mmHg以上の急激な血圧の低下があった時にはショック状態と定義する．実際には代償機転が働いているため血圧の低下がないショックも存在するので，後述する患者の症状と併せて診断を行う．
- 血圧は図1に示すように心臓のポンプ機能（心拍出量），前負荷（循環血液量），全身血管抵抗の3つの要素により規定されている．ショック状態はこの3つの要素が異常を示す時に起こるため，病態に応じた治療が必要となる．
- 蒼白（pallor），拍動の減弱（pulselessness），発汗（perspiration），虚脱（prostration），頻呼吸（pulmonary insufficiency）をショックの5Pと称し，典型的なショック症状である．指爪床を圧迫した後に色調が復する速度（capillary refill）も末梢循環障害の判断に有用な所見である．

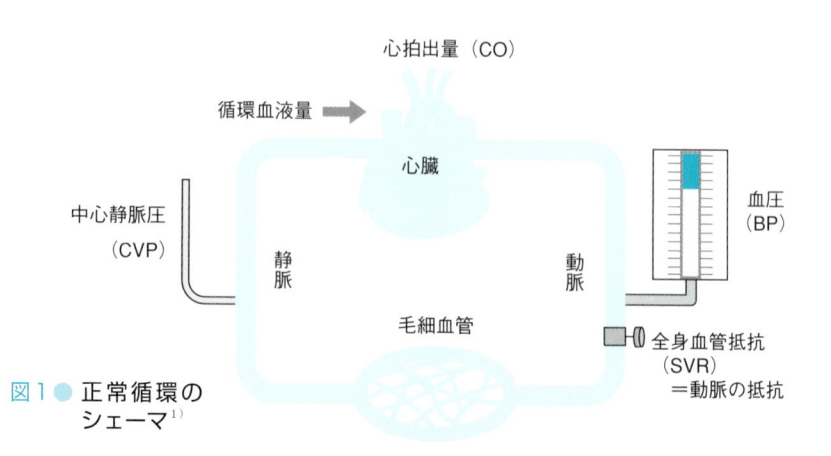

図1 ● 正常循環のシェーマ[1]

- 動脈血液ガス分析では，低酸素血症，高炭酸血症をチェックするのみならず，代謝性アシドーシスの存在にも注意する．ショックの進展に伴い，**臓器血流の低下から嫌気性代謝が亢進し乳酸が蓄積した結果，乳酸アシドーシスを呈するようになる．**
- 尿量は腎血流量を反映し，ショックにより腎血流量が不足していれば乏尿となり，尿浸透圧が上昇する．

● 鑑別診断

　ショックの分類は，その病態から分類する方法が一般的である（表1）．循環血液量減少が原因となる循環血液量減少性ショック（hypovolemic shock），心臓のポンプ機能低下が原因となる心原性ショック（cardiogenic shock），循環回路の閉塞機転が原因となる閉塞性ショック（obstructive shock），血液や体液の分布異常による血液分布異常性ショック（distribu-

表1 ● 病態からみたショックの分類[2]

循環血液量減少性ショック（hypovolemic shock）
1. 血液の喪失
   - a）外出血（外傷，消化管出血ほか）
   - b）内出血（組織内血腫，腹腔内出血，血胸ほか）
2. 血漿成分の喪失
   - 熱傷
3. 水分・電解質の喪失
   - a）体外への喪失
     - 嘔吐，下痢，発汗，高浸透圧状態（糖尿病性ケトアシドーシス，糖尿病性高浸透圧性昏睡）
   - b）体内への（特に"third space"への）喪失
     - 膵炎，腹水，胸水，イレウス

心原性ショック（cardiogenic shock）
1. 不整脈（頻脈性不整脈，徐脈性不整脈）
2. ポンプ機能不全（急性心筋梗塞，心筋症）
3. 急性弁機能不全（特に逆流性）
4. 心室中隔・心室壁の破裂

閉塞性ショック（obstructive shock）
- 緊張性気胸
- 心タンポナーデ
- 肺塞栓症，肺高血圧症
- 心房粘液腫
- 閉塞性弁膜症（大動脈弁狭窄，僧帽弁狭窄）

血液分布異常性ショック（distributive shock）
- 敗血症性ショック
- 神経原性ショック
- アナフィラキシーショック
- 血管拡張薬
- 急性副腎不全

表2 ● 病態によるショックの血行動態[2]

	CO	SVR	PCWP	CVP
循環血液量減少性ショック (hypovolemic shock)	↓	↑	↓	↓
心原性ショック (cardiogenic shock) 　左心不全 　右心不全	 ↓ ↓	 ↑ ↑	 ↑ N〜↑	 N〜↑ ↑
閉塞性ショック (obstructive shock) 　心タンポナーデ 　高度の肺塞栓症	 ↓ ↓	 ↑ ↑	 ↑ N〜↑	 ↑ ↑
血液分布異常性ショック (distributive shock) 　早期 　輸液負荷後 　晩期	 ↓〜N〜↑ ↑ ↓	 ↑〜N〜↓ ↓ ↑	 N N〜↑ N	 N〜↑ N〜↑ N

CO：心拍出量　SVR：全身血管抵抗　PCWP：肺動脈楔入圧　CVP：中心静脈圧　N：正常

tive shock) の4つのカテゴリーに分類される．前述した血圧を規定する3つの要素からショックの原因を鑑別し，病態に応じた治療を行う．3つの要素を把握するためには，肺動脈カテーテル（Swan-Ganzカテーテル）が挿入され，**中心静脈圧（central venous pressure：CVP），肺動脈楔入圧（pulmonary capillary wedge pressure：PCWP），心拍出量（cardiac output：CO），全身血管抵抗（systemic vascular resistance：SVR）が測定されれば容易**である（表2）．それらの情報がなければCVPや超音波検査，身体所見などから類推することになる．

● 輸液治療の実際

- ショック状態の患者では，その原因により治療が変わる可能性があるので，病態の把握が重要である．病態を把握した上でその病態に応じた処置，治療を行うことになるが，病態を把握するのに時間をかけるがあまり低血圧状態が遷延してしまうことは避けなければならない．重要なことは**血圧を上げるための一般的な処置を施行しつつ，その流れの中で病態の把握につとめる**ことである．
- 具体的な輸液の方法としては，図2のような流れとなる．まず**末梢静脈より18G以上の太い留置針を2本確保し，乳酸リンゲル液か生理食塩液の急速輸液を開始する**．収縮期血圧が60mmHgを下回る（あるいはそれに準ずる）ような重篤な状態では，ドパミン塩酸塩（イノバン®など）の点滴静注を5γ（ガンマ＝μg/kg/分）で開始し，状態を見ながら20μg/kg/分まで増量する．さらに低血圧が遷延する場合はノルアドレナリンやフェニレフリン塩酸塩（ネオシネジン®など）などの10〜20倍の希釈液を静注し昇圧をはかる．ここまでの処置は病態に基づくものではなく，**低血圧自体がもたらす不利な状況をとりあえず回避**

するためである．

- とりあえず直面する低血圧状態を回避したら，病態の鑑別に移るが，**鑑別の間も急速輸液は継続**しておく．引き続き病態に応じた輸液治療に移る．

1 循環血液量減少性ショック（hypovolemic shock）

- 輸液治療の基本は**循環血液量の補充**である．乳酸リンゲル液（ラクテック®），や生理食塩液の急速輸液を引き続き行う．低タンパク血症が疑われる場合にはタンパク製剤などの使用を，貧血が存在する場合には輸血を考える．
- 低血圧が著しい場合には，一時的にα作用を期待してドパミンなどの使用を考慮するが，循環血液量の補充とともに血行動態が安定すればただちに減量，中止する．

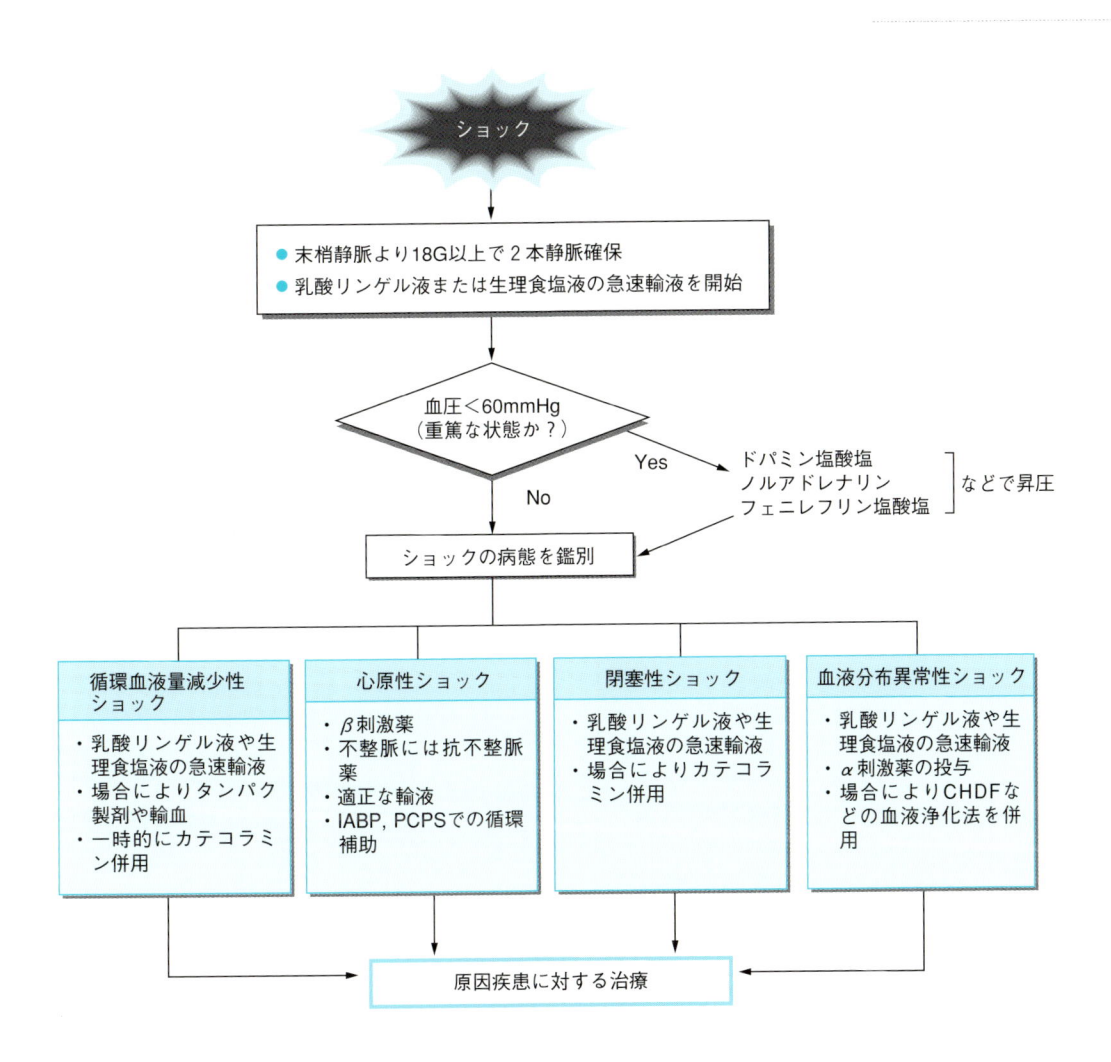

```
                    ショック
                       │
       ┌───────────────▼───────────────┐
       │ ● 末梢静脈より18G以上で2本静脈確保       │
       │ ● 乳酸リンゲル液または生理食塩液の急速輸液を開始 │
       └───────────────┬───────────────┘
                       │
                    ◇─────────◇
                   血圧＜60mmHg         Yes    ドパミン塩酸塩
                  （重篤な状態か？）  ──────→   ノルアドレナリン     ┐ などで昇圧
                    ◇─────────◇              フェニレフリン塩酸塩  ┘
                       │ No
                       ▼
                 ショックの病態を鑑別
       ┌───────────┬──────────┬──────────┬───────────┐
   循環血液量減少性   心原性ショック    閉塞性ショック    血液分布異常性ショック
      ショック
   ・乳酸リンゲル液や  ・β刺激薬       ・乳酸リンゲル液や  ・乳酸リンゲル液や
     生理食塩液の急速  ・不整脈には抗不整   生理食塩液の急速    生理食塩液の急速
     輸液            脈薬             輸液            輸液
   ・場合によりタンパク ・適正な輸液      ・場合によりカテコラ ・α刺激薬の投与
     製剤や輸血       ・IABP，PCPSでの循環  ミン併用        ・場合によりCHDFな
   ・一時的にカテコラミ  補助                            どの血液浄化法を併
     ン併用                                             用
       └───────────┴──────┬───┴──────────┴───────────┘
                              ▼
                      原因疾患に対する治療
```

図2 ● ショックの輸液
IABP：intraaortic balloon pumping，大動脈バルーンパンピング　PCPS：percutaneous cardio-pulmonary support，経皮的心肺補助　CHDF：continuous hemodiafiltration，持続血液濾過透析

2 心原性ショック（cardiogenic shock）

- 心臓の**ポンプ機能が，何らかの理由で障害**されていることがショックの原因である．可能な限りSwan-Ganzカテーテルなどで心拍出量をモニタリングしながら，β刺激薬［ドブタミン（ドブトレックス®）］を5γから投与開始する．
- 急性心筋梗塞などではPTA（経皮的動脈形成術）など，不整脈では抗不整脈薬などの治療により心拍出量の上昇が期待できる．
- 心原性ショックの輸液をする場合に，最も注意しなければならないのは前負荷の評価である．左心不全のみの場合には肺水腫を起こしていても前負荷は減少していることが多く，輸液負荷が必要となる．「心疾患には点滴を絞る」などと定型的に考えず，CVPや経静脈の怒張を観察し，的確な輸液速度を選択する．原病により心拍出量が得られないようならIABP，PCPSの使用を考慮する（第3章21参照）．

3 閉塞性ショック（obstructive shock）

- 閉塞性ショックは緊張性気胸や心タンポナーデに代表されるショックである．胸腔内圧上昇による静脈還流低下や心臓の拡張障害がショックの原因なので，**根本的な治療は胸腔や心嚢のドレナージ**であるが，ドレナージまでに時間がかかる場合（人を呼んだり，転院したりするまでの）時間稼ぎのために輸液負荷を行う．
- α刺激薬（ドパミン，フェニレフリン，ノルアドレナリン）を一時的に使う場合もある．
- 肺塞栓症では血栓溶解療法の適応を考え，循環不全に対しPCPSを行うことがある．

4 血液分布異常性ショック（distributive shock）

- 全身の血管が拡張することにより**相対的な循環血液量減少状態**になっている．治療は循環血液量減少性ショックと同じく輸液を行うことが基本となる．しかし輸液により充分な前負荷が補充されても，低血圧が遷延することも多く，そのような場合にはα刺激薬（ドパミン，フェニレフリン，ノルアドレナリン）を使用する．具体的にはドパミンでは昇圧できないことが多く，ノルアドレナリンを0.02γから開始する．
- 分布異常性ショックの原因は敗血症，急性膵炎，外傷，中毒など多岐にわたり，原因に応じた治療が必要となってくる．
（第3章24参照）

● 注意点

- 病態の鑑別に気をとられるあまり，ショック状態を遷延させてはならない．特に血圧低下時は自動血圧計などで測定ができなくなることが多く，その際には体表から触知できる動脈を触れおおよその血圧を推

定する．橈骨動脈が触知できれば収縮期血圧は80 mmHg，大腿動脈で触知できれば70 mmHg，総頸動脈で触知できれば60 mmHgである．カテコラミンの投与をする際にはγ（ガンマ：µg/kg/分）を用いることが多い．投与しやすい溶解法で**滴下量を間違わないようにする**．
- ■ ショック患者に静脈確保を行う際は**末梢静脈からが第一選択**である．中心静脈の確保は穿刺に時間がかかるだけでなく，カニューレ自体が同径の末梢留置針より長いことから大量輸液の効率は悪い．

● 禁忌

初診時に血圧が低い場合には，必ず何らかの緊急を要する疾患が潜んでいる．「けろっとしている」患者であっても，常に注意を怠らない．

文 献

1）横田順一朗：ショック．レジデントノート，1（1）：72-76, 1999
2）杉田　学，前川和彦：ショック．臨床医, 24（増刊号）：502-507, 1998

【杉田　学】

15 嘔吐，下痢による脱水の鑑別と輸液

> **ポイント**
>
> - 体液の喪失による著しい脱水があり，水分の補給が重要である
> - 嘔吐では脱水，低Cl性代謝性アルカローシス，低K血症をきたす
> - 下痢では脱水，高Cl性代謝性アシドーシス，低K血症をきたす
> - 意識状態，血圧，脈拍，体重，尿量，尿比重，尿中Na, K, Cl排泄量をモニターする
> - 原疾患に対する診断治療を同時に行う

● 病態生理

嘔吐，下痢では体液の喪失により著しい脱水，電解質異常，酸塩基平衡異常をきたす．経腸的な体液補正は困難であること，日常的によく遭遇する病態であることから，適切な輸液療法が必要となる．

正常成人における消化液分泌量（表1）と，消化液それぞれの電解質組成（表2）を示す．成人1日の消化液分泌量は文献により様々であるがおおむね**約8〜10 L**で，これに経口摂取する水分約2,000 mLが加わる．一方糞便として排泄される水分量は約100 mLで，それ以外の大部分は主に小腸，そして大腸が吸収していることになる．嘔吐や下痢ではこれらの消化液が充分に吸収されることなく，**電解質とともに大量に排泄**されることになるわけである．

唾液	1,500mL
胃液	2,500mL
胆汁	500mL
膵液	700mL
腸粘膜分泌液	3,000mL
計	8,200mL

表1 ● 正常成人における消化液分泌量（24時間）

表2 ● 消化液の電解質（mEq/L）

	Na^+	K^+	Cl^-	HCO_3^-
胃液	60（10〜115）	10（1.0〜35）	85（8〜150）	
胆汁	148（130〜160）	5.0（2.8〜12）	101（90〜118）	40
膵液	141（115〜150）	4.6（2.5〜7.6）	76（55〜95）	121
回腸液	129（106〜143）	11.0（6〜29）	116（90〜139）	
下痢便	10〜90	10〜80		

（　）内は正常値範囲

1 嘔吐

嘔吐では
① 胃液喪失による**脱水**
② **胃酸の喪失**およびClの喪失に伴うHCO_3^-上昇による**低Cl性代謝性アルカローシス**
③ **低K血症**（胃液からの喪失，アルカローシスによる細胞内への移動，脱水を起因として活性化されたレニン–アンジオテンシン–アルドステロン系による腎臓からの喪失）

などの病態が認められる．しかし重篤な症例では胆汁や膵液を伴う嘔吐による$NaHCO_3$の喪失，**脱水による急性腎不全**から**代謝性アシドーシス**をきたすこともある[1]．

2 下痢

下痢では体液とほぼ等張の消化液とNa，Cl，HCO_3^-，Kを大量に喪失する．特にコレラでは大量に消化液が分泌され，1日に10 L以上の下痢を生じることもある．そのため
① 消化液喪失による**脱水**
② HCO_3^-喪失による**代謝性アシドーシス**（高Cl性であることが多い）
③ K喪失による**低K血症**

をきたす．代謝性アシドーシスでは，代償機構として腎臓での酸排泄とHCO_3^-再吸収が亢進するが，下痢では著しい脱水により腎機能が低下することもあり，アルカリ化剤の投与が必要となる場合がある．

● 鑑別診断

1 嘔吐

嘔吐には主に**中枢性の嘔吐**と**反射性の嘔吐**がある．鑑別診断は多岐に渡るが（表3），現病歴（発症時期，持続期間，海外渡航など），既往歴（手術歴，消化器疾患，精神神経科疾患など），薬剤歴（消炎鎮痛薬，抗生物質など），妊娠の有無などの詳細な問診と，神経症状（頭痛，めまい）や腹部症状（腹痛，下痢），感染兆候（発熱，発汗）などの随伴症状の有無を視診

表3 ● 嘔吐の鑑別診断

① 中枢性嘔吐：脳圧亢進による（脳血管障害，脳脊髄炎，脳腫瘍など）
② 反射性嘔吐： A．消化管疾患（急性胃腸炎，消化性潰瘍，消化管腫瘍など）
B．肝胆膵疾患（急性肝炎，急性膵炎，胆石胆嚢炎など）
C．薬剤性（アルコール，消炎鎮痛薬，テオフィリン，モルヒネなど）
D．その他
③ 内耳，前庭器官疾患：メニエール病，聴神経腫瘍，乗り物酔いなど
④ 化学受容体（第4脳室）への刺激：抗癌剤，低酸素血症，妊娠中毒症など
⑤ 通過障害：癒着性イレウス，幽門狭窄，消化管腫瘍など
⑥ 心因性：神経症，躁うつ病，ヒステリーなど

表4 ● 下痢の鑑別診断

（A-1）急性下痢（感染性）
 a：細菌性
 b：ウイルス性
 c：その他〔真菌，原虫，寄生虫，抗生物質起因性腸炎（偽膜性腸炎など）〕
（A-2）急性下痢（非感染性）
 a：食物アレルギー，乳糖不耐症など
 b：薬物性（下剤，抗癌剤など）
 c：血流障害（腸管膜動脈/静脈血栓症，虚血性腸炎など）
 d：過敏性腸症候群
 e：その他（寒冷刺激，炎症性腸疾患など）
（B）慢性下痢
 a：炎症性腸疾患（潰瘍性大腸炎，クローン病，ベーチェット病など）
 b：感染性（アメーバ性大腸炎，腸結核など）
 c：浸透圧性（吸収不良症候群，タンパク漏出性胃腸症，酸化マグネシウムなど）
 d：過敏性腸症候群
 e：その他（慢性膵炎，大腸癌，カルチノイド，好酸球性腸炎，放射線性腸炎など）

や触診で確認するだけで鑑別可能な場合が多い．

2 下痢

　人の排便回数には個人差があるが，週に3回から1日に3回までは正常とされることが多く，1日3回以上に排便回数が増えた状態を下痢とする．下痢はその性状から

① **水様性下痢**：浸透圧性（下剤など），分泌性（感染性腸炎など），滲出性（粘血便），機能性（過敏性腸症候群）

② **脂肪性下痢**：膵炎，吸収不良症候群など

　とに分類される．またその持続期間からは

A　**急性下痢**（2週間以内）

B　**慢性下痢**（3週間以上）

とに分けられる（表4）．

　急性下痢では感染性下痢が多く輸液や抗生物質投与を必要とする場合が多い．慢性下痢では緊急的な治療を必要とすることは少ないが，炎症性腸疾患（潰瘍性大腸炎，クローン病）や大腸癌などの重篤な疾患と過敏性腸症候群などの機能性下痢とを鑑別することが重要である．排便回数と便の性状（水様，泥状，粘液や血液の有無）を具体的に聴取し，視診，聴診，触診，直腸診を行うが，嘔吐と同様に現病歴（食事内容，海外渡航，服用薬剤など）や随伴症状（腹痛，発熱）により鑑別可能な場合も多い[2]．

● 輸液治療の実際（図）

1 嘔吐

　嘔吐では脱水に対する水分補給が重要となる．水分の欠乏量を推定し（軽症で1～2L，中等症で2～4Lを目安とする），まずその1/2～1/3量を

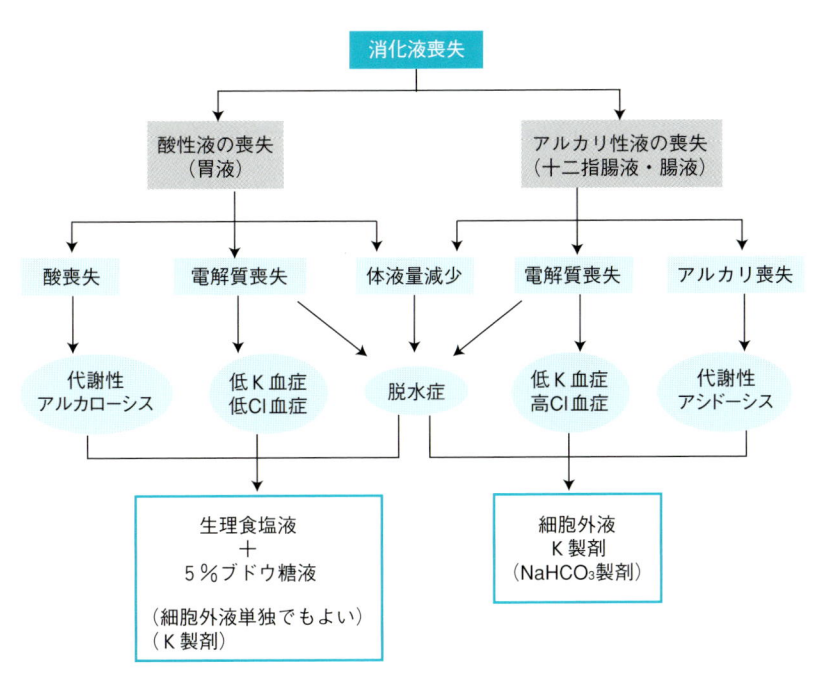

15. 嘔吐，下痢による脱水の鑑別と輸液

```
                        消化液喪失
                    ┌──────┴──────┐
              酸性液の喪失         アルカリ性液の喪失
               （胃液）          （十二指腸液・腸液）
          ┌─────┼─────┐     ┌─────┼─────┐
        酸喪失  電解質喪失  体液量減少  電解質喪失  アルカリ喪失
          │      │       │       │         │
         代謝性  低K血症  脱水症   低K血症    代謝性
       アルカローシス 低Cl血症      高Cl血症   アシドーシス
                └──┬──┘              └──┬──┘
           生理食塩液                  細胞外液
              ＋                      K製剤
           5％ブドウ糖液             （NaHCO₃製剤）
         （細胞外液単独でもよい）
            （K製剤）
```

図● 初期輸液治療の選択

最初の数時間で急速輸液し（500〜1,000 mL/時間），血圧や脈拍，尿量（0.5〜1 mL/kg/時間を目標とする）をみながら残りを24時間かけて投与する．消化管出血がない場合には**BUN/Cre比**も参考になる（BUN/Cre＞20で血管内脱水あり）．乳酸などのアルカリ化剤が含まれた細胞外液よりも生理食塩液で補正する方が安全である．

> 生理食塩液 500 mL ＋ 5％ブドウ糖液 500 mL ＝ 胃液1L分

代謝性アルカローシスに関してはCl投与，有効循環血漿量の補正により充分改善してくるため**酸性化剤の投与は不要**であるが，重篤な場合はアミノ酸液を用いると，生理食塩液に比べClが多く含まれているためアルカローシスの是正に有効である．低K血症に対して必要であればK製剤を用いて緩徐に補正を行うが，急性腎不全の可能性もあるため治療早期に積極的に補正を行う必要はない．嘔吐が頻回の場合はイレウスや腸管穿孔の可能性もあり，また嘔吐によるMalloy-Weiss症候群を合併する恐れもあるため，減圧のための胃管やイレウス管の挿入を検討する．

輸液例

❶ 初期輸液

- 生理食塩液500 mL
  ＋ 5％ブドウ糖液500 mL　　　500 mL/時間
  ※ 尿量が充分に得られるまで継続
  ※ 持続的な嘔吐では1日の排液量と同量の生理食塩液＋5％ブドウ糖液を投与する

- 必要に応じてリン酸二カリウム液 20 mL混注
  ※ K^+：10 mEq/時間以下の速度で緩徐に投与

❷ 維持輸液

- ビーフリード® 500 mL　　　　　80 mL/時間

❸ 嘔気時

- プリンペラン® 10 mL
  ＋生理食塩液 50 mL　　　静注　1日3〜4回まで
  ※パーキンソン症状に注意する

- カイトリル® 3 mg
  ＋生理食塩液 50 mL　　　静注　1日2回まで，7日以内
  ※抗癌剤による嘔気に対して

- ノバミン® 5 mg
  ＋生理食塩液 50 mL　　　静注　1日3回まで
  ※抗癌剤，モルヒネによる嘔気に対して
  ※パーキンソン症状に注意する

- グリセオール® 200 mL　　　　静注　1日2〜6回
  ※脳圧亢進による嘔気に対して

❷ 下痢

　下痢では特に脱水が著しいため，大量輸液が必要となる場合が多い．乳酸などのアルカリ化剤が含まれた細胞外液を中心に推定欠乏量の1/2を最初の数時間で急速輸液し（500〜1,000 mL/時間），血圧や脈拍，尿量をみながら補正を続けていく．アシドーシスが高度の場合はアルカリ化剤を添加し，低K血症の補正は利尿が確認されてからK製剤で補給を図る．
　一般臨床では感染性腸炎が多く，細菌感染が疑われた場合は便培養，血液培養を採取した後でエンピリカルに**セフェム系**もしくは**ニューキノロン系**抗生物質を投与する[3]．経口可能であれば乳酸菌製剤を併用するが感染性腸炎が疑われる場合には止痢剤はむしろ病状を長引かせる可能性があり使用を避けたほうがよい．

輸液例

❶ 初期治療

- ラクテック® 500 mL　　　　　　500 mL/時間
  ※尿量，腎機能をみながら輸液量を調節する

- 必要に応じてリン酸二カリウム液　　20 mL 混注
  ※ K^+：10mEq/時間以下の速度で緩徐に投与

- 必要に応じて8.4%メイロン®　　　60 mL 混注
  ※アルカリ化を図ることで逆に低K血症は増悪しうる

❷ 維持輸液

- ビーフリード® 500 mL　　　　100 mL/時間

❸ 抗生物質：感染性腸炎が疑われる場合

下記のいずれかを投与する．可能なら経口投与を試みる．

- セフメタゾン® 1g
  ＋生理食塩液 50 mL　　　静注　1日2回
- シプロキサン® 300 mg　　　静注　1日2回
  ※生理食塩液100 mLで希釈しながら投与
- クラビット®（100 mg）　　　経口　3錠　分3
- バンコマイシン®　　　　　　経口　2g　分4
  ※抗生物質起因性腸炎（偽膜性腸炎）に対して

❹ 腹痛時

- ブスコパン® 20 mg　　　　静注　1日3回まで
  ※腸閉塞の場合は禁忌
- ペンタジン® 15 mg　　　　筋注　1日3回まで
  ※治療初期は症状を確認するため使用を避ける

● 注意点

- 意識レベルが低下している患者が頻回に嘔吐している場合は，誤嚥に注意し，体位変換，気道の確保を試みる．胃管挿入も有効である．
- 高齢者，乳幼児，腎機能障害合併例では輸液速度，内容に関してより注意を払う．
- 脱水が著しい場合は，治療の初期に血漿製剤を使用してもよい．
- 乳幼児は腎機能が未熟なため，過剰なNa負荷にならないよう注意する（1号液を使用する）．
- 小児の嘔吐・下痢では，軽度の脱水であれば経口補液（oral rehydration solution：ORS）により輸液を回避することができるとの考え方がある．その場合WHOが提唱しているWHO-ORSよりも浸透圧やNa負荷を減らし下痢症状の早期改善や吸収効率の改善を図ったreduced-ORSが推奨されている[4]．

● 禁忌

- 心機能低下例での血漿製剤の急速な輸液は禁忌である．
- 高Na血症，低Na血症を合併した症例では，Naの急速な補正はそれぞれ**脳浮腫，中心性橋融解症**をきたすため禁忌である．

文 献

1) 「チャートで学ぶ輸液療法の知識」(北岡建樹 著), 南山堂, 1995
2) 本間寿美子:"輸液実践ガイド". Medical Practice, 17:293-296, 2000
3) 朝倉 均:消化管感染症2002. 胃と腸, 37:305-310, 2002
4) CHOICE Study Group. Pediatrics, 107:613-618, 2001

【佐々木徹】

16 消化管出血に対する輸液

> **ポイント**
> - 消化管出血に対する治療は止血と輸液（輸血）である
> - 輸液の目標は循環動態を安定させ，止血治療を安全に行えるように図ることである
> - 細胞外液を推定出血量の3倍投与する

● 病態生理

　消化管出血とは新鮮な，あるいは変質した血液を消化管から吐下血し，失血から有効循環血漿量が低下し循環動態がきわめて不安定に陥った状態である（表1）．一般にTreiz靱帯より口側の出血巣からの出血を**上部消化管出血**，肛門側の出血巣からの出血を**下部消化管出血**と呼ぶ．

　吐血は上部消化管出血で見られ，大量出血の場合新鮮血であるが，時間とともに暗赤色，**コーヒー残渣様**（胃液により変色）となる．**下血**は上部・下部消化管出血ともに認められるが，腸内通過時間が長ければ下部からの出血でも新鮮血から暗赤色，**タール便**となり，腸内通過時間が短ければ上部からの出血でも暗赤色となるので注意が必要である（表2）．

　上部消化管出血よりも下部消化管出血の方が大量の失血と判断されやすいが（トイレを真っ赤に染めるため），下部消化管出血で循環動態の危機を招くことは一般に少ない．しかしどちらも容易に**ショック**に陥る病態であり，以下の3点を同時にかつ迅速に行う必要がある（図）．

1. 初期評価：出血部位の同定，出血量の推定，出血原因と増悪因子の同定
2. 初期治療：輸液，ACLS（advanced cardiovascular life support）など
3. 止血治療：内視鏡，血管造影（interventional radiology：IVR）など

表1 ● 消化管出血の重症度分類

軽症	吐下血の量にかかわらず血圧正常で全身状態のよいもの
中等症	来院時ショック状態を呈していたが，急速輸血400〜1,000 mLにて血圧が回復する状態
重症	来院時ショック状態を呈し，急速輸血400〜1,000 mLにてもショックから離脱できないもので，大量出血が持続しているもの

表2 ● 吐下血の性状による出血部位の推定

A：吐血	新鮮血	胃食道静脈瘤，胃十二指腸潰瘍，Mallory-Weiss症候群 など
	暗赤色	胃十二指腸潰瘍，胃癌，AGML など
	コーヒー残渣様	胃癌，AGML，食道炎，胃炎
	※鼻出血，喀血との鑑別が必要	
B：下血	新鮮血	S状結腸～直腸，肛門が多い 大腸憩室，大腸ポリープ，大腸癌，痔核 など
	暗赤色	小腸下部～大腸が多い 大腸憩室，大腸ポリープ，大腸癌，感染性腸炎，出血性腸炎，虚血性腸炎，炎症性腸疾患（潰瘍性大腸炎，クローン病），放射線性腸炎，小腸腫瘍，Meckel憩室，血管奇形 など
	タール便	上部消化管～小腸，右半結腸が多い 上部消化管出血，小腸腫瘍，Meckel憩室，血管奇形，クローン病 など

AGML：acute gastric mucosal lesion（急性胃粘膜病変）

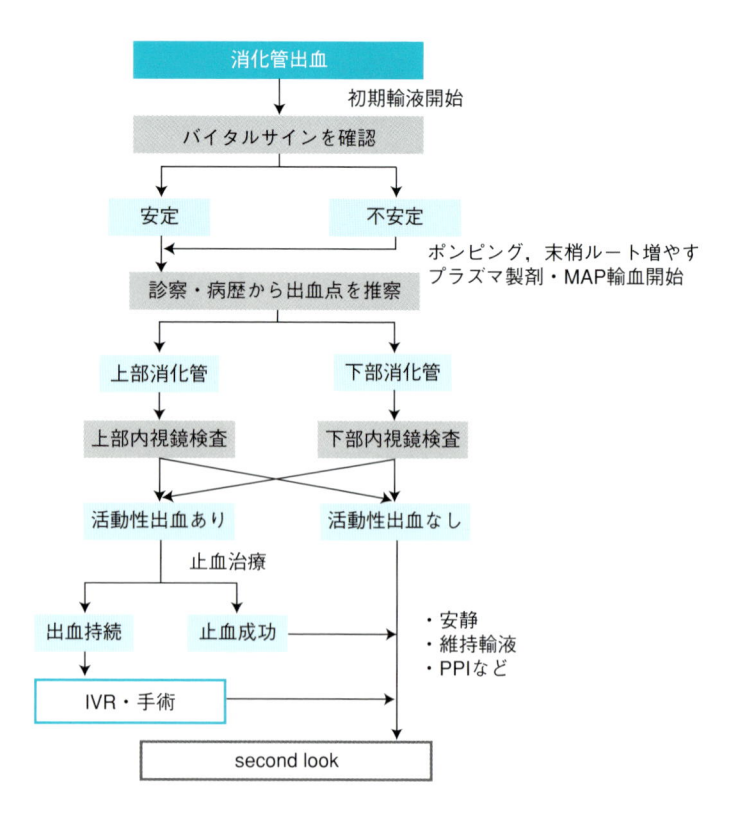

```
         消化管出血
            ↓          初期輸液開始
      バイタルサインを確認
          ↙     ↘
        安定    不安定
                         ポンピング，末梢ルート増やす
                         プラズマ製剤・MAP輸血開始
     診察・病歴から出血点を推察
          ↙     ↘
     上部消化管   下部消化管
         ↓          ↓
     上部内視鏡検査  下部内視鏡検査
          ⤫
     活動性出血あり  活動性出血なし
          ↓ 止血治療
       ↙   ↘              ・安静
    出血持続  止血成功  →    ・維持輸液
       ↓                    ・PPI など
    IVR・手術   →
              second look
```

図 ● 消化管出血に対する治療方針

● 鑑別診断

■ まず初期評価のため下記の確認・検査を手早く行い，出血部位を同定し出血量を推定する．
① バイタルサイン（血圧，脈拍，冷汗，顔面蒼白）（表3）
② 臨床所見（吐下血の性状，出血量）（表2）
③ 病歴（表4）
④ 血液検査〔血液ガス，血算，凝固能（プロトロンビン時間，活性化部分プロトロンビン時間，トロンボテスト），生化学，血液型，クロスマッチ〕

■ 起立性低血圧（仰臥位から座位・立位とした時に収縮期血圧で10mmHg以上低下，もしくは脈拍が毎分15回以上増加する）の確認は循環動態の推定に有用であるが，実際の臨床の場で行うことは難しい場合がある．

■ 吐血の場合，**経鼻胃管の挿入**は，①出血部位の推定（上部/下部の鑑別，喀血との鑑別），②上部消化管内視鏡を確実に行うための胃洗浄，③持続する出血の有無の確認，④冷水を用いた胃洗浄による止血処置，⑤薬剤の経腸投与，などのために有用である．ただし十二指腸からの出血（特に十二指腸球部以後）では血液が吸引できない場合がある．下血の場合は**直腸診**，**直腸鏡**が診断に有用である．

表3 ● バイタルサインによる出血量の推定

出血量	収縮期血圧	脈拍	症状
1,000 mL以下	90mmHg 以上	100 / 分以下	四肢冷汗，蒼白
1,000〜2,000 mL	60〜90mmHg	100〜120 / 分	不穏，口唇退色
2,000 mL以上	60mmHg 以下	120 / 分以上	意識混濁，チアノーゼ

表4 ● 聴取すべき病歴

A ： 消化管潰瘍（胃十二指腸潰瘍），消化管疾患（悪性腫瘍，炎症性腸疾患）
B ： 肝疾患（胃食道静脈瘤，門脈圧亢進症性胃症，GAVE）
C ： 薬剤歴
　　① 消炎鎮痛薬（胃十二指腸潰瘍，AGML）
　　② アスピリン，ヘパリン，ワーファリン®，パナルジン®など
　　③ ステロイド薬（胃十二指腸潰瘍）
　　④ 抗生物質（出血性腸炎）
D ： 出血に先行する嘔吐（Mallory-Weiss症候群）
E ： 大腸ポリープ，大腸癌の内視鏡的治療，大腸憩室
F ： 痔核
G ： 便秘（宿便潰瘍）
H ： 凝固異常，出血傾向
I ： 腎疾患（凝固異常，消化管血管異形成）
J ： 血液疾患（血小板減少）
K ： 腹痛，黄疸（胆道出血，閉塞性黄疸による凝固能低下）

GAVE：gastric antral vascular ectasia（胃前庭部毛細血管拡張症）

● 輸液治療の実際

- 初期治療として輸液，ACLSを行う．まず輸液用に**16〜18G**（輸液速度が速く輸血も可能なため）の穿刺針を用いて2カ所輸液ルートを確保する．血管の虚脱により末梢静脈の確保が困難であれば中心静脈カテーテルも考慮する（ただし決して容易ではない）．
- 輸液は細胞外液もしくは血漿製剤，代用血漿製剤を使用し，血圧，脈拍，尿量（0.5 mL/kg/時間以上），中心静脈圧などをみながら，**推定出血量の3倍**を目標に急速に点滴する．点滴速度が追いつかない場合は用手的に静注することを繰り返す（**ポンピング**）．
- 輸液のみで循環動態が安定しない場合は血液製剤（**濃厚赤血球**）4〜8単位を急速輸血し（必要ならポンピング），**ヘマトクリットで25％，ヘモグロビンで8〜10 g/dL**を目標とする．上部消化管出血では胃内のpHが高い方が止血効果が高いため，制酸薬（**プロトンポンプインヒビター**）を併用する．
- **酸素投与**は積極的に行い（酸素飽和度100％を目標とする），意識障害を伴っている場合や出血が大量の場合は誤嚥を避けるため気管挿管を行う．
- 抗凝固薬を使用している場合は可能な限り中止し，新鮮凍結血漿2〜4単位を補充する．また抗凝固薬に拮抗薬があればそれを使用する．
- 血小板数が50,000/mm^{3}以下の血小板減少症があれば血小板輸血10〜20単位を考慮する．

輸液例

1 初期輸液

- ラクテック® 500 mL　　　　　　急速点滴静注（500 mL/時間以上）
- ブミネート®静注液5％ 250 mL　　急速点滴静注
- ヘスパンダー® 500 mL　　　　　急速点滴静注（1,000 mLまで）
- 濃厚赤血球 4〜8単位　　　　　　急速点滴静注
  - ※ 中等症以上の出血，細胞外液で循環動態を安定化できない場合は併用する．
  - ※ 1単位につき，おおよそヘモグロビン0.5 g/dL，ヘマトクリット1.5％上昇する．
- 新鮮凍結血漿 2〜4単位　　　　　点滴静注
  - ※ 大量輸血時，抗凝固薬使用例，肝疾患症例で使用する．

2 抗凝固薬使用例

- ケーツー® 10 mg　　　　　　　　静注
  - ※ ワーファリン®，肝胆道疾患で有用だが効果発現に数時間を要する．
- プロタミン®　　　　　　　　　　静注
  - ※ ヘパリン100単位に対し1 mg使用する．
- 血小板製剤 10〜20単位　　　　　点滴静注
  - ※ アレルギー反応が起きやすく，抗血小板抗体をつくりやすい．

3 胃十二指腸潰瘍，AGML，Mallory-Weiss症候群

- オメプラール® 20 mg
  ＋生理食塩液 50 mL　　　1日2回　点滴静注[1]
  ※5日間限定で使用し，可能なら内服薬に切り替える．

4 胃食道静脈瘤，門脈圧亢進症

- バソプレッシン 10A（200単位）
  ＋生理食塩液 10 mL　　　12 mL/時間（0.2単位/分）2日間
  ※腹痛，下痢，低Na血症などの合併症があれば適宜漸減する．
  ※内視鏡治療後は2日ごとに3 mL/時間ずつ漸減する．
  ※β遮断薬，ニトログリセリンも有用であるが収縮期血圧が100 mmHg以下の低血圧では使用しないほうがよい．

5 止血薬

- アドナ® 100 mg
  ＋トランサミン®S 1 g
  ＋ラクテック® 500 mL　　　24時間かけて持続点滴
  ※あらゆる消化管出血で止血薬として多用されているが，確固たるエビデンスは存在しない．

〔 止血の診断と治療 〕

　止血治療の詳細については他誌に譲るが，代表的な診断・治療について簡単に述べる．

- 上部消化管出血であれば**上部消化管内視鏡**が診断・治療にもっとも優れている[2]．比較的安全で，大部分の上部消化管出血の診断・治療が可能である．胃内の凝血塊で視野が不充分な場合は体位変換，胃管による胃洗浄を試みるが，エリスロマイシン 250 mgの術前投与も有効とされる[3]．また上部消化管出血の内視鏡治療時にオメプラール® 80 mgを急速静注した後に8 mg/時間にて72時間持続点滴をすると，再出血のリスクを下げられることが報告されているが，日本では保険適応外である[4]．
- 下部消化管出血では**大腸内視鏡**が診断・治療に有用である．
- 上部および下部消化管内視鏡で出血源が同定できない場合，小腸からの出血が予想される．小腸の検査としては最近**カプセル内視鏡**が開発され，その診断能（血管異形成，小腸潰瘍など）が比較的高いことが報告されている[5]．
- 出血源不明の場合は**出血シンチグラフィー**も検討される．この検査は0.1 mL/分程度の微量な出血でも検出できるが，検査の陽性率は高くなく，出血部位の同定も必ずしも正確ではなく，治療は別の方法に委ねることになるため，全く出血源が不明な場合に利用されることが多い．ある程度出血部位が予想される場合は**IVR**（interventional radiology）

が有効である．この検査は比較的侵襲も小さく，0.5 mL/分の出血を造影剤の滲出として確認でき（extravasation），同時に治療（責任血管の塞栓）も可能である．最近は孤立性胃静脈瘤にも適応が広がっている（B-RTO：balloon-occluded retrograde transvenous obliteration）
- 出血部位が確認されても内視鏡，IVRで容易に止血できない場合，下部消化管出血で出血部位が確認できない場合は救命的措置として**手術**を検討する．

● 注意

- 胃食道静脈瘤が疑われる症例での経鼻胃管挿入は出血を助長する危険がある．
- 大量輸血時には，①凝固因子の不足，②体温低下，③クエン酸による低Ca血症が問題になるため，①濃厚赤血球8単位以上では新鮮凍結血漿を4単位以上併用する，②輸液ルートを加温する，③Ca製剤を緩徐に静注することによって対処する．
- 心疾患合併例ではヘマトクリットは30％を目標とするが，血漿製剤・血液製剤を使用する際は心不全に気を付ける．
- 循環動態の不安定は有効循環血漿量の低下が原因であるため，治療初期は大量補液を優先させ昇圧薬は使用しない．ただし大量輸液，輸血を行った後でも循環動態が不安定な場合は併用を検討する（第3章14参照）．
- アルブミン製剤は「血液製剤の使用にあたって第3版（厚生労働省）」に従って適正使用を心掛ける．

● 禁忌

- 抗凝固薬，消炎鎮痛薬は可能な限り中止する．
- 治療初期はショックから腎不全をきたしうるためK製剤は併用しない．

文献

1) Daneshmend, T. K. et al.：Omeprazole versus placebo for acute upper gastrointestinal bleeding：randomised double blind controlled trial. BMJ, 304：143-147, 1992
2) Morrissey, J. F. et al.：Gastrointestinal endoscopy. NEJM, 325：1142, 1991
3) Frossard, J. L. et al.：Erythromycin intravenous bolus infusion in acute upper gastrointestinal bleeding：a randomized, controlled, double-blind trial. Gastroenterology, 123：17-23, 2002
4) Lau, J. Y. W. et al.：Effect of intravenous omeprazole on recurrent bleeding after endoscopic treatment of bleeding peptic ulcers. N. Engl. J. Med., 343：310-316, 2000
5) Scapa, E. et al.：Initial experience of wireless-capsule endoscopy for evaluating occult gastrointestinal bleeding and suspected small bowel pathology. Am. J. Gastroenterol., 97：2776-2779, 2002

【佐々木徹】

17 腸閉塞に対する輸液

> **ポイント**
> - 腸閉塞とは，消化管の閉塞や狭窄，運動異常が原因となって腸管内容の通過障害が起きている病態である
> - 初期治療の原則は絶飲食，消化管の減圧（胃管，イレウス管），輸液である
> - 容易にショックに陥る病態であるため，バイタルサイン，腹部所見，血液検査，腹部X線・超音波検査（US）・CTなどの画像所見を頻回にチェックし，保存的治療にこだわらず緊急手術も躊躇せず行う

● 病態生理

　腸閉塞（イレウス）は何らかの原因で腸管内容の通過障害が起きている状態である．これにより消化液の停留，分泌，**血管透過性亢進**による水分・タンパク質の漏出，吸収不良，腸内細菌の繁殖・体内への移動（bacterial translocation）[1]，腸管循環障害が起こり下記の合併症を引き起こす．

① 著しい脱水
② 電解質異常（Na^+，K^+，Cl^-の喪失）
③ 酸塩基平衡異常（代謝性アシドーシス）
④ 腸管虚血，消化管穿孔，腹膜炎，敗血症
⑤ 低栄養

　腸閉塞の診断は必ずしも容易ではない．腸閉塞では腹痛，嘔吐，腹部膨満感を認めるが，**腹部X線**（図1）・**超音波検査・CT**などの画像所見が決め手になる[2]．
　複雑性（絞扼性）イレウスが疑われる場合は**緊急手術**を積極的に検討する（表1）．

図1 ● 小腸狭窄症例の腹部単純X線写真
腸閉塞に特徴的なniveau形成と小腸の拡張，小腸ヒダが認められる．

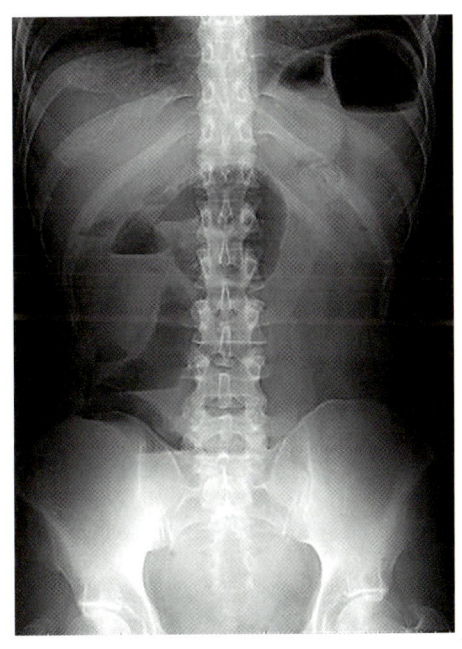

表1 ● 緊急手術を検討すべき所見

① 持続する強い嘔吐
② 腹膜刺激症状
③ 腸雑音の消失
④ アシドーシス，LDH・CPKの異常高値
⑤ 超音波検査による腸管壁の肥厚，key board signの消失など
⑥ CTによる腸管壁の肥厚・浮腫，内腔の層状構造など
⑦ 造影CTによる腸管壁の造影効果低下，腸管膜血管の消失など

● 鑑別診断

　腸閉塞はその閉塞の原因により分類される（表2）．器質的障害により消化管内腔が閉塞したものを**機械性イレウス**と呼び，腸閉塞の約90%を占める．原因としては開腹手術後の腹腔内癒着が最も多いが，消化管腫瘍や腸重積なども稀ではない．機械性イレウスは消化管の血行障害の有無により**単純性**（血行障害なし）と**複雑性**（血行障害あり，絞扼性とも呼ばれる）とに分けられ，特に複雑性は重篤な病態を呈し，**緊急手術**の適応である．

　一方器質的閉塞を伴わない腸閉塞を**機能性イレウス**と呼び，**麻痺性イレウス**（消化管運動の低下）と**痙攣性イレウス**（消化管平滑筋の痙攣）とに分けられる．

表2 ● 腸閉塞の鑑別診断

機械性イレウス
① 腹腔内癒着：開腹手術後など，癒着性イレウス（単純性＞複雑性）
② 腸管壁疾患：消化管原発悪性腫瘍（単純性），
　　　　　　　瘢痕性狭窄（炎症性腸疾患，潰瘍など，主に単純性）
③ 腸管外からの圧迫：悪性腫瘍の転移，癌性腹膜炎（主に単純性）
④ 腸管重積症：小児回盲部重積症，憩室や腫瘍による腸重積（複雑性）
⑤ 腸管軸捻転症：S状結腸軸捻転症（複雑性）
⑥ 腸管内異物：胆石，宿便など（主に単純性）

機能性イレウス
① 麻痺性イレウス（消化管運動の低下，消失による）
　　腹膜炎，血行障害（腸管膜動脈/静脈閉塞症），向精神薬，脳神経疾患など
② 痙攣性イレウス（消化管壁の平滑筋痙攣による）
　　感染性腸炎，鉛中毒など

● 輸液治療の実際

　閉塞部位によって消化液の成分は異なるが，小腸液が中心となるため，細胞外液に似た組成の電解質と膵臓からのHCO$_3^-$の喪失を招き，著しい**脱水**，**低Cl性代謝性アシドーシス**，**低K血症**をきたす．そのため臨床所見で腸閉塞が疑われた場合はまず初期輸液として**アルカリ化剤**が含まれた細胞外液をつなぐ．低K血症の補正は充分な尿量が確認されてからでも遅くは

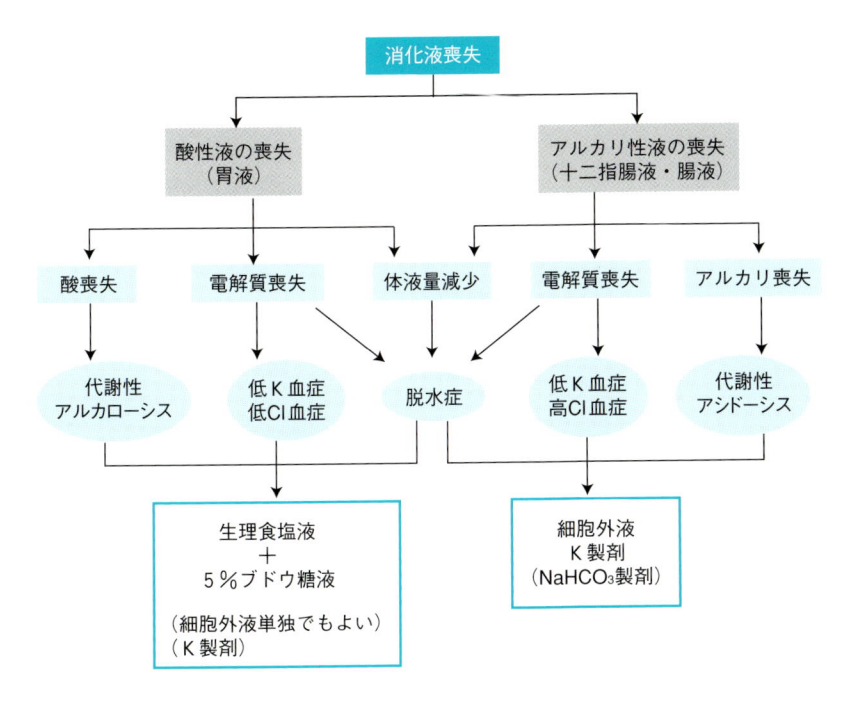

```
                        消化液喪失
                           │
              ┌────────────┴────────────┐
         酸性液の喪失                 アルカリ性液の喪失
          （胃液）                （十二指腸液・腸液）
     ┌────┬─────┬─────┐      ┌─────┬─────┬─────┐
   酸喪失  電解質喪失  体液量減少  電解質喪失  アルカリ喪失
     │       │        │        │        │
   代謝性   低K血症    脱水症   低K血症    代謝性
  アルカローシス 低Cl血症          高Cl血症  アシドーシス
     │       │        │        │        │
     └───────┴────────┘        └────────┴────────┘
         生理食塩液                  細胞外液
           ＋                      K製剤
         5％ブドウ糖液              （NaHCO₃製剤）
        （細胞外液単独でもよい）
        （K製剤）
```

図2 ● 腸閉塞における輸液の考え方

ない．この輸液は充分な尿量（0.5 mL/kg/時間以上）が得られるまで継続する（図2）．

輸液例

❶ 初期輸液

| ラクテック® 500 mL | 500 mL/時間 |

〈アシドーシスを認めた場合〉
　8.4％メイロン®　　　　　　　　　30分〜1時間で
　　※投与量は0.4 × BE × 体重 とし，まずその半量で補正する

腹部X線などで腸閉塞が強く疑われた場合は，嘔吐・誤嚥の予防，消化管内腔の減圧を目的に**胃管，イレウス管**を挿入する（多くは十二指腸以下に閉塞機転があるためイレウス管がより望ましい）．

この時点で腹膜刺激症状やアシドーシスが確認されるか，輸液のみでは血圧の維持が困難な場合は**緊急手術**に踏み切る（図3）．

初期輸液，イレウス管の挿入により一時的にバイタルが落ち着いた場合は維持輸液に移行する．この場合は脱水の補正，低K血症の補正に加え，タンパクの漏出および消耗による低タンパク，低栄養の改善を図るため中心静脈カテーテルを留置し，**TPN**（total parental nutrition）を開始する（この時中心静脈圧を測定できるようにすると輸液管理に有用である）．

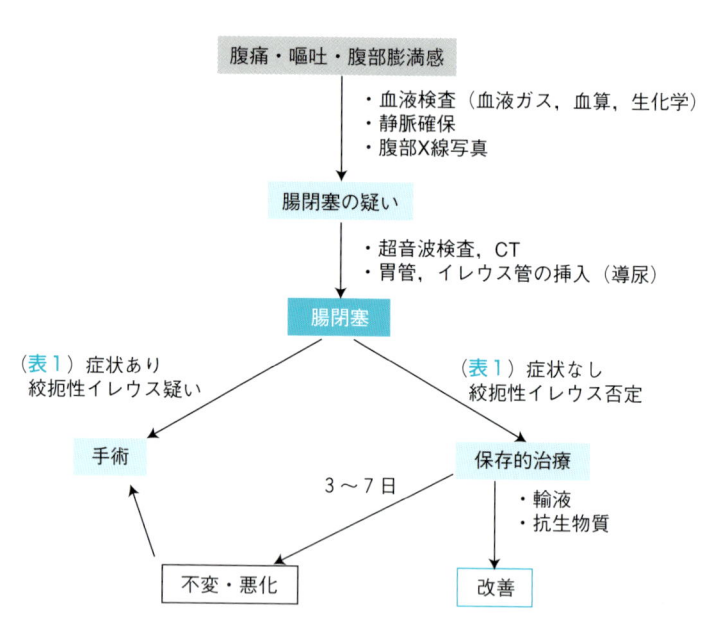

```
          腹痛・嘔吐・腹部膨満感
                  │
                  │ ・血液検査（血液ガス，血算，生化学）
                  │ ・静脈確保
                  │ ・腹部X線写真
                  ▼
             腸閉塞の疑い
                  │
                  │ ・超音波検査，CT
                  │ ・胃管，イレウス管の挿入（導尿）
                  ▼
              [腸閉塞]
              ╱     ╲
  （表1）症状あり      （表1）症状なし
  絞扼性イレウス疑い   絞扼性イレウス否定
        ↓                    ↓
       手術 ←── 3〜7日 ──  保存的治療
        ↑                    ・輸液
        │                    ・抗生物質
        │                     ↓
     不変・悪化              改善
```

図3 ● 腸閉塞に対する治療方針

　輸液量は

> 基本輸液（2,000 mL）＋イレウス管からの排液量
> ＋α（third spaceへの漏出）

を目安とし[3]，尿量（0.5 mL/kg/時間），尿比重，体重，ヘマトクリット，中心静脈圧などを参考にする．また細菌感染は必発と考え**腸内細菌（嫌気性菌，グラム陰性桿菌）**に対して有効な抗生物質を投与する．

❷ 維持輸液（中心静脈栄養）

> アミノトリパ®1号　　1,700 mL
> ＋ガスター®40 mg　　40 mg
> ＋ミネラリン®注シリンジ　1V　　24時間で持続投与
> 　※不足分（イレウス管からの排液分）は細胞外液を中心に補う
> 　※アミノ酸製剤をさらに追加してもよい
> 　　（アミノ酸として計1.0〜1.2 g/kg/日を目標とする）

❸ 抗生物質

> モダシン®　1 g
> ＋生理食塩液　50 mL　　　　　1日2回投与

　これらの保存的治療で3日間経過観察し，症状の改善が得られない場合には手術を検討する．

● 注意点

- 腸閉塞では血管透過性が亢進していることが多く，容易に**肺水腫**をきたす．しかし血圧維持のために大量輸液が避けられない場合が多いため，尿量や尿比重，ヘマトクリット，BUN/Cre比，中心静脈圧などを参考に適切な輸液を心掛けるとともに，経皮的酸素飽和度測定や血液ガス測定，胸部X線写真撮影を頻回に行って肺水腫の発症に常に注意を払うことが重要である．
- 麻痺性イレウスでは腸管運動促進薬として下記の処方を追加してもよいが，消化管内を減圧する処置が施されていることが原則である．

輸液例

（腸管運動促進）

- パントール® 1,000～1,500 mg　　持続投与 もしくは1日3回に分けて静注
- プロスタルモン®F 2,000 µg
  ＋生理食塩液100 mL　　　　　1日2回
  ※著しく消化管運動を亢進させるため必ず減圧下で行う
- エリスロシン® 500 mg
  ＋ソリタ®T3 200 mL　　　　　1日3回

- 癌の腹膜播種に伴う悪性腸閉塞では，サンドスタチン®により患者の嘔気・嘔吐が軽減しQOLを改善することが報告され，緩和医療の一環として行われている[4]．

● 禁忌

- 腸閉塞に伴う腹痛に対して，**鎮痛薬（鎮痙薬）は原則的に禁忌**である．臨床症状が隠されてしまうことや，鎮痛薬（鎮痙薬）によりむしろ症状が進行してしまう危険があるためである．
- 痙攣性，単純性イレウスが確信できればブスコパン® 20 mgを筋・静注してもよい．その他の腸閉塞で疼痛が著しいようであれば，ペンタジン® 15 mg筋注など麻薬性製剤を少量使用してもよいが，できる限り使用を避けるようにする．
- 著しい脱水から腎不全が進行している場合は過剰な輸液は禁忌である．

文　献

1) 「バクテリアルトランスロケーション」（小玉正智，他 編），メジカルセンス，1998
2) 森山紀之，他：急性腹症・腹部炎症性疾患の画像診断．臨床画像, 17：18-76, 2001
3) 坂本照夫：イレウスの初期治療．救急医学, 24：845-847, 2000
4) Shima, Y. et al.：Clinical efficacy and safety of octreotide（SMS201-995）in terminally III Japanese cancer patients with malignant bowel obstruction. Jpn. J. Clin. Oncol., 38：354-359, 2008

【佐々木徹】

18 肝不全に対する輸液

> **ポイント**
> - 肝不全では肝臓におけるタンパク合成能，代謝処理能の低下が起こる
> - 肝性脳症，門脈圧亢進症，出血傾向，肝腎症候群など，全身に多岐に渡る合併症が引き起こされる．
> - 輸液療法に加え，栄養療法，肝補助療法など全身的な管理が必要となる

● 病態生理

肝不全は急性型と慢性型に分類される．前者には**劇症肝炎**，**肝切除術後**などがあり，後者は**肝硬変**（特に非代償期）が代表的な疾患である．輸液療法においては両者で共通する部分も多いが，前者では血漿交換，肝移植など積極的な治療が行われるのに対し，後者では肝細胞癌の合併も多いことから，一般的には保存的な治療が選択される．ここでは主に慢性型肝不全に対する輸液療法を解説する．

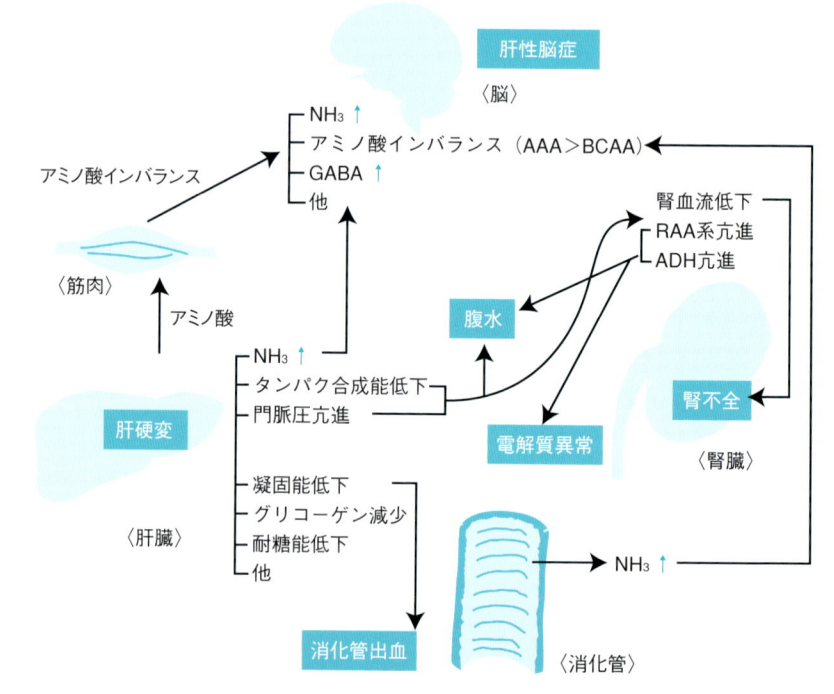

図● 肝不全における病態生理
肝不全では多臓器に障害を及ぼし，肝性脳症，腎不全，消化管出血などをきたす
AAA：aromatic amino acid（芳香族アミノ酸）　　BCAA：branched chain amino acid（分枝鎖アミノ酸）　　RAA：renin-angiotensin-aldosteron（レニン-アンジオテンシン-アルドステロン）
ADH：anti-diuretic hormone（抗利尿ホルモン）　　GABA：gamma-aminobutyric acid（γアミノ酪酸）

肝不全ではさまざまな体液・電解質・酸塩基平衡異常を認めるが，エネルギー代謝異常，出血傾向，門脈圧亢進症（図）など通常の輸液療法のみでは充分な管理が困難なことも多く，血液製剤，栄養療法，観血的治療なども併用して対処していく必要がある．

● 輸液療法の実際

治療は安静，水分制限（1,000～1,500 mL/日），塩分制限（3～5 g/日）が基本となる（表1）．肝不全で合併する病態について，それぞれ解説を加えて輸液例を呈示する．

1 体液貯留傾向

非代償性肝硬変では浮腫や腹水が特徴的に認められる．これは体液量の過剰を意味し，**体内への水分およびNaの貯留**がその背景にある．肝不全では（表2）に示す原因により体内に過剰なNaと大量の水分が貯留することになる．

体液量が過剰になるとQOLが低下するだけでなく呼吸機能低下，食事摂取障害，**特発性細菌性腹膜炎**（spontaneous bacterial peritonitis：SBP）などの合併をきたしうる．

❶ 利尿薬

薬物療法として第1選択となるのは抗アルドステロン作用をもつ利尿薬

表1 ● 肝不全に対する主な治療

軽症	●塩分制限 5 g/日　　　　●水分制限 1,500 mL/日 ●ソルダクトン® 100mg（生理食塩液20mLに溶解）静注（1日1回）
中等症	●塩分制限 5 g/日　　　　●水分制限 1,500 mL/日 ●ソルダクトン® 100mg（生理食塩液20mLに溶解）静注（1日1回） ●ラシックス® 20 mg　静注（1日1～2回）
重症	●塩分制限 3 g/日　　　　●水分制限 1,000 mL/日 ●ソルダクトン® 200mg（生理食塩液20mLに溶解）静注（1日1回） ●ラシックス® 20～40mg　静注（1日2回） ●ヒト血清アルブミン（25％）100mL 点滴静注（3日間限定） ●カコージン®（600mg/200mL）1～3 mL/時間　持続点滴静注 ●腹水穿刺　　　　●TIPS　　　●P-Vシャント

表2 ● 体液貯留の原因となる病態

(1) タンパク合成能の低下による血漿膠質浸透圧の低下
(2) 門脈圧の亢進，肝リンパ液の漏出
(3) 有効循環血漿量低下による
　　A：腎機能低下
　　B：レニン-アンジオテンシン系の賦活化による
　　　　二次性高アルドステロン血症
　　C：ADH（抗利尿ホルモン）分泌亢進

で，二次性高アルドステロン血症と低K血症とに有効であるが，利尿効果は緩徐（2～4日）で比較的弱いため，速効性で強い利尿効果をもつループ利尿薬の併用が必要となる．

ただし急速な利尿は血管内脱水，腎機能障害，肝性脳症を誘発するため，腹腔からの水分再吸収量が1日300～900 mLであることをふまえて，1日0.5 kgずつ体重が減少することを目安に利尿薬を調節する．

低用量ドーパミン（1～3γ）により肝血流および腎血流を改善し利尿を図る方法も試みられているが確固たるエビデンスは存在しない．

※両者を併用する
- ソルダクトン® 100 mg
  ＋生理食塩液 20 mL　　　静注　1日1回
- ラシックス® 20 mg　　　静注　1日1回

❷ 低アルブミン血症

低アルブミン血症をきたしている症例では利尿薬の効果に乏しいため，血清アルブミンが2.5 g/dL以下であれば3.0 g/dLを目標にヒト血清アルブミン（25％）50～100 mLを3日間投与する．また出血傾向がある場合は新鮮凍結血漿を3～5単位投与してもよい．

この時急激な循環血漿量の増大による**心不全**，**静脈瘤破裂**や新鮮凍結血漿による**Na負荷**に注意する必要がある．内服可能であればリーバクト®3包/日を服用させる．

ヒト血清アルブミン（25％）100 mL静注　1日1回　3日以内

❸ 特発性細菌性腹膜炎（SBP）

難治性腹水では腹水穿刺（1回1,000～2,000 mL）を週数回行い，重症例では観血的治療（TIPS：transjuglar intrahepatic portosystemic shunt，P-Vシャントなど）も考慮される．

特発性細菌性腹膜炎をきたした場合は第三世代セフェム系抗生物質（もしくはニューキノロン製剤）とアルブミン製剤の投与が有効とされている．ただし肝不全では腎機能が低下していることが多く，投与量に注意する．

クラフォラン® 1 g
＋生理食塩液 50 mL　　　静注　1日2回

また予防的経口抗菌薬の投与が有用であることがメタアナリシスで示されている[1]．

❷ 電解質異常（低Na血症，低K血症）

肝不全で特徴的にみられる電解質異常に**低Na血症**と**低K血症**とがある．前者はほとんどがNaの排泄異常と，それを上回る水分貯留の結果生じる希釈性の低Na血症である．130 mEq/Lまでは臨床上問題とならないことが多いが，水分，塩分制限と利尿薬の投与が必要である（表1）．

低K血症は肝硬変に伴う**二次性高アルドステロン血症**と，治療に用いる利尿薬（ループ，サイアザイド）によるK排泄増加が原因となるが，低K血症は肝性昏睡の誘因となりうるため治療が必要である．K保持性の利尿薬（ソルダクトン®など）を併用するようにし，尿中のK排泄量をみながら内服および点滴によるK補正を行う．ただし重度の肝不全では肝腎症候群を合併し高K血症をきたすことがあるため注意が必要である．

3 肝性脳症

　肝不全に伴う意識障害，神経筋活動の変化を総称して肝性脳症と呼ぶ．原因物質としては（表3）に示す物質が考えられており，発症の誘因として（表4）に示す病態が挙げられる．

　意識障害だけでなく脳浮腫，出血傾向，腎不全など重篤な合併症を招くことがあるため，速やかな対応が必要である．治療は誘因の除去と予防が中心となる．また経口摂取可能な症例では**タンパク制限**を行う（軽症：40〜50 g/日，重症：30〜40 g/日）．内服可能であればアミノレバン®ENを3包分3で投与する．

アミノレバン® 500〜1,000 mL　　静注　1日1回
※ 500 mLを3〜5時間で投与する
※ 副作用として低血糖に注意する
※ 著しい腎機能障害を伴っている症例では200 mLから始める

　また肝性脳症発症予防のために，**排便コントロール**を目的に非吸収性合成二糖類の経口投与を併用するが，急性期，消化管出血時には浣腸も行う．

- ラクツロース®シロップ　　経口　30〜60 mL/日　分3〜4
  ※ 1日3〜5行の軟便があるように調節する
- ラクツロース®　100 mL（15%）浣腸　1日1〜2回

　ラクツロースで充分に治療効果が得られない場合，難吸収性抗生物質のいずれかを併用する．

下記のいずれか1つを用いる
● カナマイシン®　　　経口　2〜4 g/日　分3〜4
● ポリミキシンB®　　経口　300万〜600万単位/日　分3〜4
● バンコマイシン®　　経口　2〜4 g/日　分3〜4

表3 ● 肝性脳症の原因となる物質

A：血清アンモニア
B：偽性神経伝達物質
C：アミノ酸異常
　（アミノ酸インバランス，芳香族アミノ酸の増加）
D：GABA
E：その他（遊離脂肪酸，メルカプタン）

表4 ● 肝性脳症の誘因となる病態

A：消化管出血，消化管内の凝血塊
B：便秘
C：感染，発熱
D：高タンパク食
E：低K血症
F：利尿薬（血管内脱水）

これら治療に反応が悪い場合は侵襲的な治療として血漿交換，B-RTO（balloon-occluded retrograde transvenous obliteration）が検討される[2]．

4 エネルギー代謝異常

肝硬変ではエネルギー代謝が亢進している一方で，食欲の低下，肝臓・筋肉の萎縮による**グリコーゲン貯蓄の減少**などが原因となってタンパク・エネルギー低栄養状態をきたしており，特に早朝空腹時はその傾向が著しい．一方で，肝硬変では耐糖能が低下しており，経静脈的に糖類を投与する場合には容易に高血糖をきたしやすく，血糖コントロールが困難な場合が多い．またビタミン類（ビタミンB群，ビタミンK）も不足がちであり，これらを充分に投与する．

水分：	1,000〜1,500 mL/日
塩分：	3〜5 g/日
熱量：	25〜30 kcal/kg/日（糖類を中心とする）
タンパク質：	1.0 g/kg/日（アミノレバン®として投与する）
総合ビタミン剤：	ソービタ®　1V　1日1回
	ケイツー®　10 mg　静注　1日1回

〔late evening snack〕

早朝空腹時の低栄養状態を補正することで長期予後の改善が得られることが示唆されている[3]．

```
アミノレバン®EN　　1包内服　眠前
　　※200〜250 kcalであれば，おにぎりなどでもよい
```

● 注意点

- 肝不全に対する肝庇護療法としてステロイドやグルカゴン-インスリン療法などが挙げられているが確固たるエビデンスに乏しく，現時点で肝庇護療法として積極的に勧められる治療法はない．プロスタグランジン製剤が肝移植の際などに応用されているが保険適応外である．
- 肝不全症例の多くは腎機能が低下しているため，輸液量，速度は健常者に比べ減量した方がよい場合が多い．
- アルブミン製剤は「血液製剤の使用にあたって第3版（厚生労働省）」に従って適正使用を心掛ける．

● 禁忌

劇症肝炎などで急速に著しい肝不全をきたした場合には，アミノ酸代謝そのものが低下しているためアミノ酸製剤の投与は禁忌である．

文　献

1) Saab, S. et al.：Oral antibiotic prophylaxis reduces spontaneous bacterial peritonitis occurrence and improves short-term survival in cirrhosis：a meta-analysis. Am. J. Gastroenterol, 104：993-1001, 2009
2) 小池和彦："肝疾患診療のチェックポイント2002". 臨床消化器内科, 17：269-275, 2002
3) Yamauchi, M. et al.：Effect of oral branched chain amino acid supplementation in the late evening on the nutritional state of patients with liver cirrhosis. Hepatology Research, 21：199-204, 2001

【佐々木徹】

19 急性膵炎に対する輸液療法

> **ポイント**
> - 重症度分類で重症度を早期に認識する
> - 充分な輸液．特に初期輸液が重要
> - 適切なモニタリング

● 病態生理

　急性膵炎は，アルコール，脂質異常症，胆石，ERCP（endoscopic retrograde cholangio pancreatography，内視鏡的逆行性胆道膵管造影）後，自己免疫，薬剤など種々の原因で生じる膵臓の急性炎症である．腹痛のみで軽快する軽症から，集中治療を行っても救命できない最重症まで様々な臨床像を呈する．軽症例では，膵酵素が膵臓や周辺組織を自己消化してしまう局所の炎症にとどまる．一方，重症例は，膵臓や周辺組織の炎症で産生された炎症性サイトカインにより全身性炎症反応症候群（systemic inflammatory response syndrome：SIRS）が惹起される病態である．SIRSすなわち高サイトカイン血症（hypercytokinemia）が制御できなければ，全身性もしくは遠隔臓器障害を併発し病態の悪化を招く．全身遠隔臓器障害として，SAC（SIRS associated coagulopathy）に続発するDIC（disseminated intravascular coagulation），急性呼吸促迫症候群（acute respiratory distress syndrome：ARDS），急性尿細管壊死（acute tubular necrosis：ATN）などが挙げられる．また腸管からのbacterial translocationは，敗血症や感染性膵壊死を起こしうる．したがって，重症急性膵炎の治療は，**膵炎の原因解除**と，**hypercytokinemia制御**が重要である．

● 重症度分類

　急性膵炎は，良性疾患であるが重症化すると死亡率が高いため，早期に重症例を選別し，輸液療法を含めた適切な治療を早期に開始しなければならない．厚生労働省難治性膵疾患に関する調査研究班による，急性膵炎における初期診療コンセンサスがまとめられ，その重症度分類が広く普及している（図1）．この中でも，初期に充分な輸液を行うことが強調されている（図2）．

〈急性膵炎重症度判定基準-A 予後因子〉

- 原則として発症後48時間以内に判定することとし，以下の項目を各1点として，合計したものを予後因子の点数とする．
- 予後因子が3点以上を重症，2点以下を軽症とする．

1. BE≦−3mEqまたはショック
2. PaO_2≦60mmHg（room air）または呼吸不全
3. BUN≧40mg/dL（またはCr≧2.0mg/dL）または乏尿
4. LDH≧基準値上限の2倍
5. 血小板数≦10万/mm^3
6. 総Ca値≦7.5mg/dL
7. CRP≧15mg/dL
8. SIRS診断基準における陽性項目数≧3
9. 年齢≧70歳

臨床徴候は以下を基準とする．
- ショック：収縮期血圧が80mmHg以下
- 呼吸不全：人工呼吸管理を必要とするもの
- 乏尿：輸液後も1日尿量が400mL以下であるもの

SIRS診断基準項目：
(1) 体温＞38℃あるいは＜36℃
(2) 脈拍＞90回/分
(3) 呼吸数＞20回/分あるいは$PaCO_2$＜32torr
(4) 白血球数＞12,000/mm^{3}か＜4,000/mm^{3}または10％幼若球出現

（厚生労働省難治性膵疾患調査研究班 2008年）

〈急性膵炎重症度判定基準-B 造影CT Grade〉

- 原則として発症後48時間以内に判定する．
- 炎症の膵外進展度と，膵の造影不良域のスコアが，合計1点以下をGrade 1，2点をGrade 2，3点をGrade 3とする．
- 造影CT Grade 2以上を重症，Grade 1以下を軽症とする．

1. 炎症の膵外進展度
   (1) 前腎傍腔　　　：0点
   (2) 結腸間膜根部　：1点
   (3) 腎下極以遠　　：2点
2. 膵の造影不良域：膵を便宜的に膵頭部，膵体部，膵尾部の3つの区域に分け，
   (1) 各区域に限局している場合，あるいは膵の周辺のみの場合：0点
   (2) 2つの区域にかかる場合：1点
   (3) 2つの区域全体をしめる，あるいはそれ以上の場合：2点

（厚生労働省難治性膵疾患調査研究班 2008年）

〈造影CTによるCT Grade分類〉

	炎症の膵外進展度		
膵造影不良域	前腎傍腔	結腸間膜根部	腎下極以遠
＜1/3	CT Grade 1	CT Grade 1	CT Grade 2
1/3〜1/2	CT Grade 1	CT Grade 2	CT Grade 2
1/2＜	CT Grade 2	CT Grade 3	CT Grade 3

- CT Grade 1
- CT Grade 2
- CT Grade 3

浮腫性膵炎は造影不良域＜1/3とする．
原則として発症後48時間以内に判定する．
造影CT Grade≧2であれば，スコアにかかわらず重症とする．

（厚生労働省難治性膵疾患調査研究班 2008年）

〈急性膵炎重症度判定〉

重症急性膵炎	予後因子3点以上または造影CT Grade 2以上
軽症急性膵炎	予後因子2点以下および造影CT Grade 1以下

（厚生労働省難治性膵疾患調査研究班 2008年）

- 来院時軽症でも急激に重症化する場合がある（特に発症後48時間以内）．来院後24時間以内は軽症でも24〜48時間以内に重症化した症例の致命率は約11％との報告がある．
- 膵炎の炎症性変化の拡がりは重症度および予後と関連し，その評価のためには腹部造影CT検査が必要である．
- 十分なモニタリングや治療が行えない場合には，高次医療機関へ転送する．

図1 ● 急性膵炎重症度判定基準

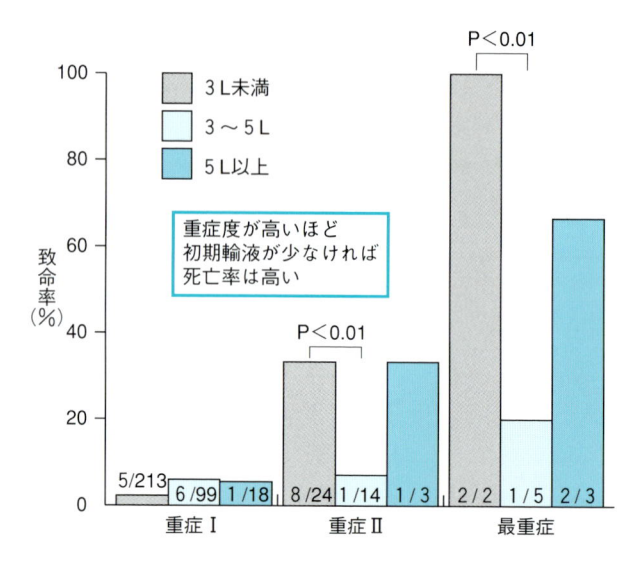

図2 ● 第1病日の重症度，輸液量別死亡率
分子：死亡者数，分母：総患者数
厚生労働省難治性疾患克服研究事業難治性膵疾患に関する調査研究
平成17年度研究報告書より

表1 ● 一般病棟で使用可能な循環管理パラメーター

尿量	0.5～1.0 mL/kg/時
心拍数	120/分以下
下大静脈径	12～20 mm
収縮期血圧	90 mmHg以上
乳酸値	2.0 mmol/L以下

● 輸液療法の実際

　急性膵炎では，炎症性サイトカインや活性化好中球などのため，血管透過性が亢進し，後腹膜をはじめ全身のthird spaceに体液が移動する．初診時は，血管内脱水，分布異常性ショック（distributive shock）をきたしている場合が多く，**60～160 mL/kg/日の輸液が必要**となり，最初の6時間にその1/2～1/3を投与する．時に1,000 mL/時の急速輸液を行う．輸液路は，末梢ラインで構わないが，重症例ではCVP測定や蛋白分解酵素阻害薬投与のために，待機的に中心静脈ラインを確保することが望ましい．腎不全合併例やサイトカイン制御目的にCHDF（continuous hemodiafiltration，持続血液濾過透析）を併用する場合には，ブラッドアクセスを輸液路として用いても構わない．輸液は**乳酸リンゲル液や酢酸リンゲル液などの細胞外液**が中心となる．アルブミン製剤は，refillingの妨げになるという意見もあり必須ではない．

　一般病棟での循環管理は，0.5～1.0 mL/kg/時の尿量確保が目安となる（表1）．ICUでは，肺動脈カテーテルや連続心拍出量測定器（当院ではドイツPULSION社 PiCCO plusを使用）などを用いて詳細な循環管理を行う（表2）．ショック回避すなわち組織好気性代謝の指標として血中乳酸値を用いる．前負荷が充分でもショックが改善しない場合は，ノルアドレナリ

表2 ● ICUレベルでの循環管理パラメーター

連続心拍出量測定装置（PiCCO plus）によるモニタリング			
心拍出量（熱希釈法）	Cardiac Output（Index）	CO（CI）	3.0～5.0 L/分/m²
心臓拡張末期容量	Global Enddiastolic Volume（Index）	GEDV（GEDI）	680～800 mL/m²
胸腔内血液容量	Intrathoracic Blood Volume（Index）	ITBV（ITBI）	850～1,000 mL/m²
肺血管外水分量	Extravascular Lung Water（Index）	EVLW（ELWI）	3.0～7.0 mL/kg
肺血管透過性係数	Pulmonary Vascular Permeability Index	PVPI	1.0～3.0
心機能係数	Cardiac Function Index	CFI	4.5～6.5 L/分
全駆出率	Global Ejection Fraction	GEF	25～35％
動脈圧	Arterial Blood Pressure	AP	
心拍数	Heart Rate	HR	
一回拍出量	Stroke Volume（Index）	SV（SVI）	40～60 mL/m²
連続心拍出量	Pulse Continuous Cardiac Output（Index）	PCCO（PCCI）	3.0～5.0 L/分/m²
一回拍出量変動率	Stroke Volume Variation	SVV	≦10％
圧波形変動率	Pulse Pressure Variation	PPV	≦10％
体血管抵抗	Systemic Vascular Resistance（Index）	SVR（SVRI）	1,700～2,400 dyn*s*cm-5*m
左室収縮力指標	Index of Left Ventricular Contractility	dPmx	1,200～2,000 mmHg/秒

肺動脈カテーテルでもほぼ同様のパラメーター測定が可能

ンやバソプレッシンを用いて末梢血管抵抗を上昇させる．充分な血圧が維持されても，利尿が得られない場合は積極的にCHDFを導入し水分管理を行う．**安易に利尿薬を使うことは，腎間質の虚血を助長し病態の悪化につながる．浮腫や肺水腫を懸念して初期大量輸液を躊躇することがあってはならない．肺水腫が懸念される場合，早期に気管挿管，人工呼吸管理とする．**

　重症急性膵炎における初期大量輸液の意味は大きく2つあり，1つは他のdistributive shockと同様であるが，循環血漿量を維持し主要臓器灌流を保つことにより臓器障害を回避することである．2つめは，急性膵炎に比較的特異的である．急性膵炎では，局所動脈の血管攣縮（vasospasm）や微小血栓により膵虚血をきたし，一部は壊死し壊死性膵炎に至る．壊死組織は感染を容易に起こすため，bacterial translocationから感染性膵壊死を続発する．感染性膵壊死はnecrosectomyを必要とする最重症型である．初期大量輸液により膵虚血から膵壊死への移行を少しでも回避する．急性膵炎のvasospasmは，くも膜下出血のvasospasmと類似した機序で起こると考えられており，血管内volumeを保つ重要性はこの点からも理解できよう．

● その他注射剤

■ 抗生物質は，軽症例では必要ない．重症例では，感染性膵合併症の発生率を低下させ，生命予後も改善する．膵移行性と感受性を考慮し，イミペネム，メロペネム，シプロフロキサシンなどを選択し経静脈投与する．腎機能を考慮し量，投与間隔の調整が必要である．抗生物質投与前に血液培養2セット採取する．

- 蛋白分解酵素阻害薬は，活性化膵酵素の阻害作用に加え，抗凝固作用により微小血栓による膵壊死を予防する可能性がある．DIC合併例では，準じた量に増量する．感染性膵壊死の予防のために，本邦では蛋白分解酵素阻害薬と抗生物質の膵局所持続動注療法が積極的に行われているが，臨床効果についてはエビデンスの蓄積が待たれる．
- 急性膵炎では，充分な鎮痛により，精神的不安定，呼吸循環への悪循環を回避する必要がある．軽度の疼痛にはNSAIDsを用いて構わないが，**重症例ではショックを助長する可能性があり禁忌**である．高度疼痛には，オピオイドを投与するが，Oddi括約筋の収縮作用のため，膵液の十二指腸への排出を障害する可能性がある．少量のアトロピン併用やアトロピン合剤が推奨される．
- H_2blockerは，急性膵炎に対する直接的有効性は認められず，むしろ合併症発生や疼痛持続時間延長など好ましくない報告がなされている．ただし，急性胃粘膜病変などの消化管出血合併例では使用が考慮されるべきである．最近はプロトンポンプ阻害薬（PPI）が好まれる．

● 経腸栄養

　膵分泌を刺激しないために，栄養チューブ先端はTreitz靱帯を超えた空腸への留置が望まれる．重症例では，早期から経腸栄養を行うことで感染性合併症を減少させ，完全静脈栄養に比べ在院日数，医療費を減少させるとの報告がある．腸管粘膜の維持によりbacterial translocationの予防から感染性膵壊死のリスクが減少する．麻痺性イレウスの合併がしばしばみられるが，腸管蠕動刺激薬を投与しつつ，免疫強化栄養剤だけでも投与するべきである．ポイントは"早期"に"少量でも"である．重症急性膵炎は高ストレス下にあるため，基礎代謝の約1.5倍のカロリーを必要とするので，**経静脈栄養を併用しエネルギー不足を避けるべきである**．膵分泌能の低下，インスリン抵抗性上昇から高血糖となりやすいので，インスリンの持続静注で血糖管理を行う．

　bacterial translocation予防のために，腸内細菌のうち病原性のあるグラム陰性桿菌や真菌を選択的に除菌する選択的消化管除菌（selective digestive decontamination：SDD）が行われているが，菌交代現象や耐性菌の問題もあり現時点で十分なエビデンスはない．

輸液例

① 抗生物質

- イミペネム 2g 4×
- メロペネム 2g 4×〜3g 3×
- シプロフロキサシン 1g 2×

❷ 蛋白分解酵素阻害薬

- ガベキサートメシル酸塩（エフオーワイ®）　100～600 mg/日，DICでは20～39 mg/kg/時間　持続静注
- ナファモスタットメシル酸塩（フサン®）　20 mg　2×，DICでは0.06～0.2 mg/kg/時間　持続静注
- ウリナスタチン（ミラクリッド®）　1回2.5～5.0万単位　1日1～3回静注

❸ 鎮痛薬

- ペンタゾシン（ソセゴン®，ペンタジン®）　7.5～15 mg　筋注もしくは静注
- ブプレノルフィン（レペタン®）　0.1～0.2 mg　筋注もしくは静注，0.3 mg/時間　持続静注
- アヘンアルカロイド塩酸塩（オピアト®）　0.5 mL　皮下注

❹ 腸管運動刺激薬

- メトクロプラミド（プリンペラン®）　10～20 mg/日　静注
- パンテノール（パントール®）　100～500 mg/日　静注
- ジノプロスト（プロスタルモン®F）　1回1,000～2,000 μg，1日1～2回（投与速度10～20 μg/分）　静注

文　献

- 「急性膵炎における初期治療のコンセンサス　改訂第2版」（厚生労働省難治性膵疾患克服研究事業　難治性膵疾患に関する調査研究班 編），アークメディア，2008
- 「エビデンスに基づいた急性膵炎の診療ガイドライン第2版」〔急性膵炎の診療ガイドライン第2版作成委員会，厚生労働省（医療安全・医療技術評価総合研究事業）急性胆管炎，急性胆嚢炎，急性膵炎診療ガイドラインの効果的な普及に向けた使用後調査ならびに臨床研究班，日本腹部救急医学会，日本膵臓学会，日本医学放射線学会 編〕，金原出版，2007
- 「急性膵炎の診療update」（松野正紀 監，武田和憲 編），鳥居薬品株式会社，2008

【山口尚敬】

20 うっ血性心不全に対する輸液

> **ポイント**
> - 心不全をもたらした基礎疾患は何か
> - 心不全を誘発させた環境因子は何か
> - 肺うっ血はあるのか，ないのか
> - 末梢の循環不全はあるのか，ないのか

● 病態生理

心不全とは，「心臓に器質的あるいは機能的異常が生じることで，心ポンプ機能の代償機転が破綻し，左心室拡張末期圧（left ventricular end-diastlic pressure：LVEDP）の上昇や主要臓器への灌流不全をきたし，それに基づく症状や徴候が出現した状態」と定義される[1]．急性心不全はそれらの病態が急速に出現または悪化した状態，慢性心不全は，いわばその終末像と捉えることができる．また，慢性心不全の急性増悪例では，急性左心不全に類似した症状を呈する場合と，両心不全や右心不全優位の症状を呈する場合もある．急性の右心不全徴候を認める例では急性左心不全とは治療法が異なるため，特別な注意が必要である．したがって，心不全といっても，個々の症例によりさまざまな徴候（表1）が混在していることがほとんどであり，case-by-caseの病態把握が大切である．また，近年では心不全の成因となっている交感神経系とともにレニン-アンジオテンシン-アルドステロン（RAA）系の亢進を抑制することが重要な治療目標とされている．

心不全の重症度分類として最も汎用されていた**Forresterの分類**は，もともと急性心筋梗塞の心不全を対象として考案されたものであり，慢性心不全にあてはめた場合の矛盾や，観血的データが必要な点など，臨床的実用性に欠ける面もあった．最近では臨床所見から，病態を，「うっ血あり：Wet」と「うっ血なし：Dry」に分け，さらに「末梢循環不全あり：Cold」と「末梢循環不全なし：Warm」を分ける**Nohriaの分類**が実践的な心不全分類法として活用されている（図1）．

● 鑑別診断

〔急性心不全のさまざまな病態[2]〕

1）急性非代償性心不全：心不全の徴候や症状が軽度で，心原性ショック，肺水腫や高血圧症の診断基準を満たさない新規発症の急性心不

表1 ● うっ血性心不全の診断基準

大症状2つか，大症状1つおよび小症状2つ以上を心不全と診断する	
大症状	・発作性夜間呼吸困難または起座呼吸 ・頸静脈怒張 ・ラ音の聴取 ・心拡大 ・急性肺水腫 ・Ⅲ音の聴取 ・静脈圧上昇（16 mmHg以上） ・循環時間延長（25秒以上） ・肝頸静脈逆流徴候
小症状	・下腿浮腫 ・夜間咳嗽 ・労作性呼吸困難 ・肝腫大 ・胸水貯留 ・肺活量減少（1/3以下） ・頻脈（120/分以上）

文献1より改変

図1 ● 急性心不全の臨床病型（Nohriaの分類）

うっ血所見
・起座呼吸
・頸静脈圧上昇
・下腿浮腫
・腹水
・肝頸静脈逆流徴候

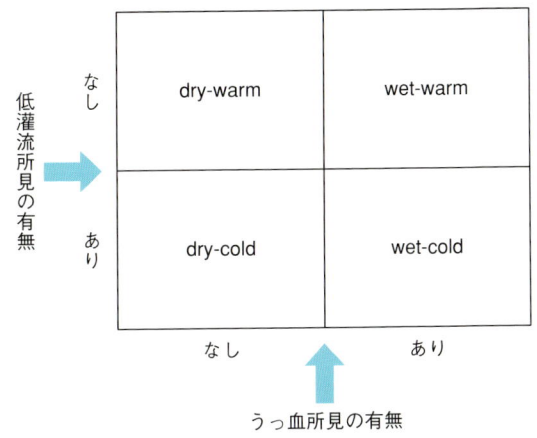

低灌流所見
・脈圧減少
・四肢冷感
・傾眠傾向
・低Na血症
・腎機能悪化

（低灌流所見の有無／うっ血所見の有無：dry-warm, wet-warm, dry-cold, wet-cold）

文献1より改変

全，または慢性心不全で病態が急変した場合．
2）高血圧性急性心不全：高血圧を原因として心不全徴候や症状を伴う場合で，多くは胸部X線写真で急性肺うっ血や肺水腫を認める．
3）急性心原性肺水腫：呼吸困難や起座呼吸を認め，湿性ラ音を聴取する．胸部X線写真で肺水腫を認め，治療前の酸素飽和度は90％未満であることが多い．
4）心原性ショック：ポンプ失調により末梢および全身の主要臓器の微小循環が著しく障害され，組織低灌流に続発する重篤な病態である．
5）高拍出性心不全：通常，甲状腺中毒症，貧血，シャント疾患，脚気心，Paget病，医原性などを基礎疾患とし，末梢は温かく，肺うっ血を認める．しばしば，敗血症性ショックでも認められる．

6）急性右心不全：頸静脈圧の上昇，肝腫大を伴った低血圧，低心拍出量症候群を呈している場合．

急性心不全の診断手順とそのチェックポイントを図2，図3に示す．

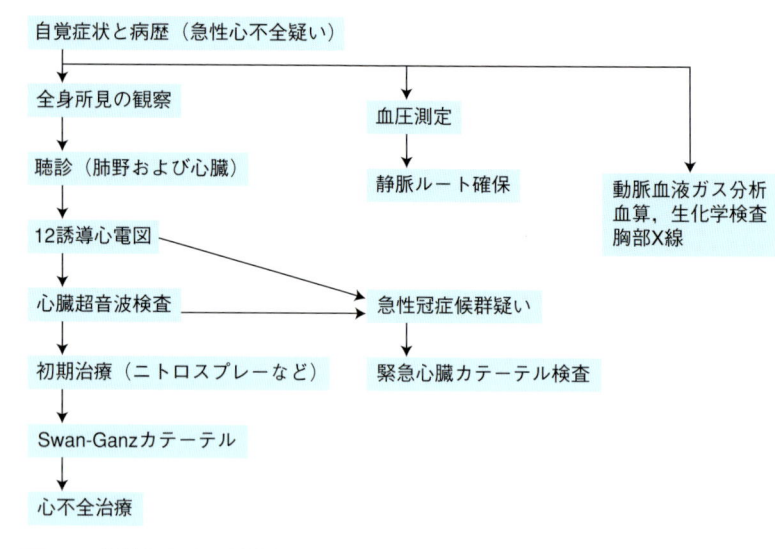

```
自覚症状と病歴（急性心不全疑い）
    ↓
全身所見の観察 → 血圧測定 → 動脈血液ガス分析
    ↓              ↓           血算，生化学検査
聴診（肺野および心臓）  静脈ルート確保  胸部X線
    ↓
12誘導心電図 ──────┐
    ↓              ↓
心臓超音波検査   急性冠症候群疑い
    ↓              ↓
初期治療（ニトロスプレーなど）  緊急心臓カテーテル検査
    ↓
Swan-Ganzカテーテル
    ↓
心不全治療
```

図2 ● 急性心不全の診断への手順
文献1より改変

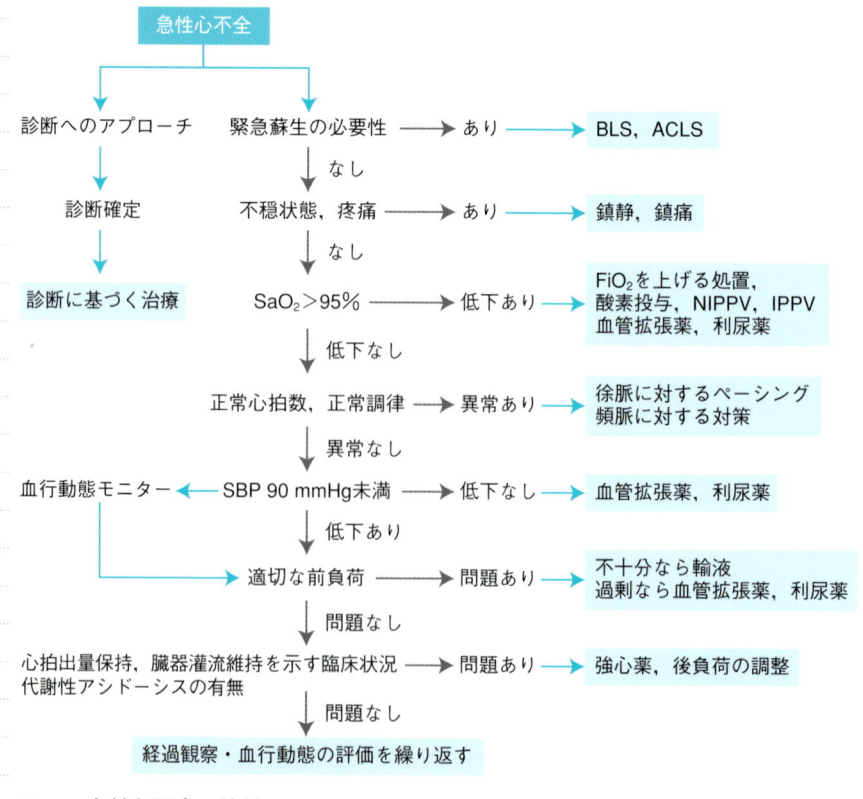

```
急性心不全
├─診断へのアプローチ     緊急蘇生の必要性 → あり → BLS，ACLS
│       ↓                     ↓なし
│  診断確定            不穏状態，疼痛 → あり → 鎮静，鎮痛
│       ↓                     ↓なし
│  診断に基づく治療    SaO₂＞95% → 低下あり → FiO₂を上げる処置，
│                              ↓低下なし          酸素投与，NIPPV，IPPV
│                                                 血管拡張薬，利尿薬
│                      正常心拍数，正常調律 → 異常あり → 徐脈に対するペーシング
│                              ↓異常なし              頻脈に対する対策
│  血行動態モニター ← SBP 90 mmHg未満 → 低下なし → 血管拡張薬，利尿薬
│                              ↓低下あり
│                      → 適切な前負荷 → 問題あり → 不十分なら輸液
│                              ↓問題なし            過剰なら血管拡張薬，利尿薬
│                      心拍出量保持，臓器灌流維持を示す臨床状況 → 問題あり → 強心薬，後負荷の調整
│                      代謝性アシドーシスの有無
│                              ↓問題なし
│                      経過観察・血行動態の評価を繰り返す
```

図3 ● 急性心不全の診断におけるチェックポイント
文献1より改変

● 輸液療法の実際

うっ血性心不全の状態（表1）では，急速な輸液による容量負荷を行えば，ますます肺うっ血が増し，呼吸状態が悪化するとともに，**アシドーシスが進み低酸素血症のため，さらに尿量が低下する**．一方で，強力な利尿を一気に行ってしまうと，血管内は脱水に陥り，腎血流量低下から，やがては尿量の確保ができなくなってしまう．したがって，うっ血性心不全に対する輸液の基本は，心臓に負担がかからず，腎血流量が低下しないレベルで輸液しながら，血管内脱水が生じないレベルで尿量を確保し，全体としてマイナスバランスにすることである．

輸液例

❶ 輸液量

脱水所見がない限り，開始時は40〜60 mL/時（1,000〜1,500 mL/日）にとどめ，おおまかな水分バランス（輸液量−尿量）が，−500〜1,000 mL/日程度になることを目標とする．尿量は体重mL/時を確保することが目標である．

> ソリタ® T4（500 mL）：50 mL/時・・・血清K値が5 mEq/L以上の場合
> ソリタ® T3（500 mL）：40 mL/時・・・血清K値が4 mEq/L未満の場合

❷ 血管拡張薬

静脈系を拡張させ心臓の前負荷を減少させることにより，速やかにLVEDPを低下させ，肺うっ血を改善する．ニトロプルシドは動脈系抵抗血管拡張作用に優れており，後負荷軽減にも有効である．

> ミリスロール®　0.05〜0.1 μg/kg/分・・・血圧が高い場合（160 mmHg以上）
> ニトロール®　3〜5 mg/時・・・血圧が比較的低い場合（120 mmHg以上）

❸ カルペリチド

カルペリチドは強力な血管拡張作用により，上昇したLVEDPを下げることでうっ血を改善させ，しかも**RAA系の亢進を抑制**する効果がある[3]．亜硝酸薬のような反応性の交感神経系や，フロセミドのようなRAA系の賦活作用がないため，急性心不全の病態改善に適した薬剤といえる．初期投与量は0.025 μg/kg/分であり，血圧が100 mmHg未満であれば0.0125 μg/kg/分に減量する．

> ハンプ®　0.025 μg/kg/分・・・利尿が不十分ならラシックス®や強心薬を
> 　　　　　　　　　　　　　　　併用する．
> ハンプ®　0.0125 μg/kg/分・・・収縮期血圧100 mmHg未満

❹ 利尿薬

フロセミドは利尿によりうっ血を改善させる効果がある．フロセミドに対する反応には個人差があるため，特に高齢者では5 mg程度から開始するのが安全である．また，フロセミドはKの尿中排泄を促進するため，アシ

ドーシスに伴う高K血症を是正する効果もある．

> ラシックス® 5 mg静注・・・尿量＜体重mL/時の場合適宜追加し，反応が悪ければ増量する．

❺ 強心薬

　カテコラミン製剤やホスホジエステラーゼ（PDE）阻害薬があり，血圧低下や末梢循環不全の状況において使用される．しかし，心筋酸素需要を増大させ，心筋へのCa過負荷から不整脈や心筋虚血の誘因にもなる．心原性ショックにおける緊急対応時など，その有益性が上回ると判断した場合に，ドブタミンでは1～3μg/kg/分程度から開始される．ドパミンは用量により腎血管拡張作用，$β_1$刺激作用，$α$刺激作用など違いがあり，**目的に応じた用量設定**が必要である．

> ドブトレックス® 3μg/kg/分・・・$β_1$刺激による心収縮力増強と$β_2$刺激による血管拡張
> イノバン® 2μg/kg/分・・・腎血管拡張による利尿効果
> イノバン® 5μg/kg/分・・・$β_1$刺激による心収縮力増強

● 注意点

1) 心不全の治療では可能な限り体重測定を行うことが望ましい（理想的には朝夕1日2度）．水分バランスと実際の体重の変化を比較することにより，不感蒸泄などによる喪失分の予測が推測できることにより，治療計画が立てやすくなる．
2) 間質のうっ血が解消し利尿が進むと，低K血症をきたしやすくなる．低Kは心電図上のQT時間を延長させ，Torsades de pointesほか，さまざまな不整脈の誘因となるため，**少なくとも4.0 mEq/LのK値**が維持できるように注意深くモニタリングを行う．
3) 心不全による体液希釈のため低Na血症がみられることがある．この病態において安易にNaを補充することは，さらに体液貯留を増し心不全を悪化させる可能性がある．Naの投与は必要最小限にとどめる．

● 禁忌

1) 肺血栓塞栓症に代表される右心不全では，左室前負荷が減少することによる低心拍出量性の心不全となる．この病態では肺うっ血はなく，末梢の循環不全が存在する．したがって，左心不全による輸液とは異なり，左室前負荷を増やす目的でむしろ輸液量を増やさなければならない．このような病態での利尿薬や血管拡張薬の使用は左室前負荷をさらに減少させる可能性が高く注意しなければならない．
2) 大動脈弁狭窄症や閉塞性肥大型心筋症による心不全では，左室から大動脈への血液流出経路に物理的な障害があるため，過度の利尿薬

や血管拡張薬の使用は，さらなる心拍出量の低下や流出路閉塞の悪化につながる恐れが高く，十分な注意が必要である．

文 献

1) 丸山幸夫, 他：循環器病の診断と治療に関するガイドライン（2004-2005年度合同研究班報告） 急性心不全治療ガイドライン（2006年改訂版）．
 (http://www.j-circ.or.jp/guideline/pdf/JCS2006_maruyama_d.pdf)
2) Nieminen, M. S. et al. : Executive summary of the guidelines on the diagnosis and treatment of acute heart failure : the Task Force on Acute Heart Failure of the European Society of Cardiology. Eur. Heart J., 26 : 384-416, 2005
3) Münzel, T. et al. : Mechanisms involved in the response to prolonged infusion of atrial natriuretic factor in patients with chronic heart failure. Circulation, 83 : 191-201, 1991

【関田　学】

21 虚血性心疾患に対する輸液

ポイント

- 心筋梗塞の急性期ではForrester分類に基づく治療が有効である
- 急性心筋梗塞では速やかな再灌流療法を行う
- 右冠動脈閉塞では大量輸液が必要になることがある
- ヘパリン使用中には血小板数に注意する

● 病態生理

　正常な心臓は臓器や組織の需要に見合う血液を全身に送り出し，同量の血液を受け入れるポンプとしての役割を果たしている．冠循環は大量の酸素を必要とする心臓に対して血液を供給しており，冠状動脈の閉塞は，効率的な酸素供給のために必要な血流自動調節機能を破綻させ，心筋組織は酸欠状態になり，その灌流域はやがて壊死する．虚血性心疾患の代表的病態として，安定狭心症，不安定狭心症，急性心筋梗塞があるが，近年では**不安定狭心症と急性心筋梗塞を包括**し，冠動脈の粥腫破綻，血栓形成を基盤とした急性心筋虚血を呈する臨床症候群として，広く**急性冠症候群**と定義している[1]．本項では虚血性心疾患の中でも特に急性冠症候群に対する輸液療法を中心に概説する．慢性期の病態である虚血性心筋症に関しては，第3章20を参照されたい．

● 鑑別診断

　胸痛は虚血性心疾患の主要な臨床症状であるが，それ以外に，肺疾患や大動脈疾患，心膜疾患などさまざまな疾患の臨床症状でもある．救急の現場では医療面接や身体所見，時には心エコーや胸部CTなどを行っても，診断に迷うことが少なくない．急性大動脈解離や出血性胃潰瘍などでは抗凝固薬や抗血小板薬の使用が致命的となる可能性もあり，その鑑別は非常に重要である．以下に急性冠症候群との鑑別を要する主な疾患を示す．

　　1）冠動脈疾患：労作性狭心症
　　2）心筋疾患：急性心筋炎，肥大型心筋症，拡張型心筋症
　　3）心膜疾患：急性心膜炎
　　4）大動脈疾患：急性大動脈解離
　　5）弁膜疾患：大動脈弁狭窄症
　　6）肺疾患：肺塞栓症，胸膜炎，気胸，肺炎

7) 消化器疾患：急性腹症
8) 脳血管障害：くも膜下出血

● 輸液療法の実際

急性冠症候群に対する輸液において重要なのは，輸液そのものが心臓の仕事量を増やし，病状を悪化させる可能性があるということをよく認識することである．Forrester分類（図）は急性心筋梗塞による急性左心不全の病態を把握しやすく，治療方針を決定する上で非常に有用である．すなわち，肺うっ血があれば（SubsetⅡまたはⅣ），輸液量は極力少量にとどめねばならず，肺うっ血がなければ（SubsetⅠまたはⅢ），輸液が重要な治療手段になることもある．

輸液例

❶ 輸液量

開始時は40～50 mL/時程度にとどめ，病態の把握に努める．急性期には，ニトログリセリン，ヘパリン，モルヒネなどの初期治療薬を投与するためのルートを確保するという意味合いの方が強い．なお，右室梗塞の輸液については別項に記載する．

> ソリタ® T4（500 mL）：40 mL/時・・・血清K値が5 mEq/L以上の場合
> ソリタ® T3（500 mL）：40 mL/時・・・血清K値が4 mEq/L未満の場合

❷ 血管拡張薬

ニトログリセリンは，直接冠動脈を拡張し冠血流量を増加させ心筋虚血を改善するほか，側副血行路を拡張して，虚血に陥りやすい心筋内膜の血

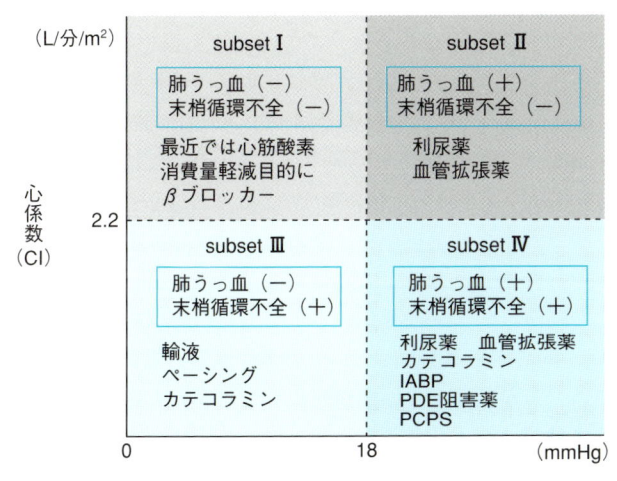

	subset Ⅰ	subset Ⅱ
	肺うっ血（－） 末梢循環不全（－）	肺うっ血（＋） 末梢循環不全（－）
	最近では心筋酸素消費量軽減目的にβブロッカー	利尿薬 血管拡張薬
	subset Ⅲ	**subset Ⅳ**
	肺うっ血（－） 末梢循環不全（＋）	肺うっ血（＋） 末梢循環不全（＋）
	輸液 ペーシング カテコラミン	利尿薬　血管拡張薬 カテコラミン IABP PDE阻害薬 PCPS

縦軸：心係数（CI）（L/分/m²），2.2　横軸：肺動脈楔入圧（PAWP）（mmHg），0 – 18

図● Forrester分類
IABP：intraaortic balloon pumping，大動脈内バルーンパンピング
PCPS：percutaneous cardiopulmonary support，経皮的心肺補助装置

流を改善する．また，冠血管のスパスムを予防する効果もある．しかし，過度な血圧低下をきたす可能性もあり，血圧の低い病態では使用できない．

> ニトロール® 3～5 mg/時・・・血圧が比較的低い場合（120 mmHg以上）
> シグマート® 2～3 mg/時・・・冠血管拡張作用に優れる

❸ 利尿薬

初期尿量は**少なくとも体重×0.5 mL/時を確保**することを目標とする．腎血流量が保たれている場合には，冠動脈造影や冠形成術に伴う造影剤の使用により，浸透圧利尿をきたすことがあるが，心拍出量低下や低血圧に伴う腎血流量の低下により乏尿となることも多く，そのような場合には利尿薬の使用を考慮する．

> ラシックス® 5 mg静注・・・尿量＜体重mL/時の場合適宜追加し，反応が悪ければ増量する．

❹ ヘパリン

急性冠症候群では，心筋梗塞の発生や再発，冠形成後の血栓予防，急激な利尿や低血圧に伴う脳梗塞の発生予防，**臥床に伴う静脈血栓予防**などの目的で，ヘパリンの持続点滴を行うことがある．

> ヘパリン® 5,000単位静注ののち，10単位/kg/時・・・APTT（活性化部分トロンボプラスチン時間）が正常対照の2倍前後，またはACT（活性凝固時間）が250秒前後になるように調節する．

● 注意点

右冠動脈近位部の閉塞により，右室梗塞をきたした場合には，右室から肺動脈への血流量が減ることから左心系への灌流が減じ，低心拍出性心不全となる．したがって，治療は左心系への静脈灌流を増やすことであり，輸液によって中心静脈圧や右房圧を上げて，肺動脈への血流を維持しなければならない．輸液の目標は**平均肺動脈圧15～20 mmHgの維持**であり，輸液量は200～300 mL/時でアルブミン製剤やデキストラン製剤の使用も検討する．重症の右室梗塞では1日の総輸液量が8Lに及ぶこともある[2]．

また，右室梗塞での血管拡張薬や利尿薬の使用は，静脈灌流をますます減少させ，左室前負荷を低下させることにより，病態をさらに悪化させる可能性がある．したがって，下壁梗塞の心電図を見た時は右室梗塞の合併を考慮し，"胸痛があるからニトロ"という安易な血管拡張薬の使用は控えなくてはならない．しかし，右室梗塞が回復した後も，大量輸液を継続していると，今度は急速に左心前負荷が増加してくる．したがって，除水を図るタイミングを逸しないためにも，圧モニターや胸部X線などを利用した注意深い病態観察が必要である．

表 ● HITの分類

	Ⅰ型	Ⅱ型
発生頻度	10〜20%	1〜3%
発生時期	ヘパリン投与後1〜4日	ヘパリン投与後5〜10日
自己抗体の関与	なし	あり
血小板数	10〜20%の減少	2〜10万/μL、50%以上の減少
血栓塞栓症	なし	30〜80%
出血性イベント	なし	稀
対応方法	経過観察	ヘパリン中止，アルガトロバン

文献3より改変

● 禁忌

ヘパリン使用中に血小板がおおよそ投与前の50%以下，あるいは10万/μL以下に減少した場合には，**ヘパリン起因性血小板減少症**（heparin-induced thrombocytopenia：HIT）を疑わねばならない[3]．ヘパリンの自己抗体による免疫機序で発症するⅡ型HITでは，血小板数が急速に減少し，全身の動静脈の血栓塞栓症を発症する可能性がある（表）．Ⅱ型HITが疑われたら，直ちにヘパリンを中止し，ヘパリン惹起血小板凝集能ならびにHIT抗体をチェックするとともに，ヘパリンの代替として**アルガトロバン**の使用を考慮する．低分子ヘパリンへの変更や急性期のワーファリン®使用は原則禁忌である．また，HITでは血小板が減少しても出血傾向は示しにくいとされているため，血小板輸血も原則禁忌とされている．

文 献

1) 山口　徹，他：循環器病の診断と治療に関するガイドライン（2006年度合同研究班報告）急性冠症候群の診療に関するガイドライン（2007年改訂版）
（http://www.j-circ.or.jp/guideline/pdf/JCS2007_yamaguchi_h.pdf）
2) 後藤葉一，他：右室梗塞－臨床診断と病態生理－．臨床科学，20：22-32, 1984
3) Brieger, D. B. et al. : Heparin-induced thrombocytopenia. J. Am. Coll. Cardiol., 31 : 1449-1459, 1998

【関田　学】

22 呼吸器疾患における輸液

> **ポイント**
> - 呼吸器疾患における輸液も一般的原則に従えばよい
> - ARDSでは過剰輸液は避けるべきだが，脱水にすべきであるとは言えない
> - 呼吸不全患者の栄養療法の第一選択は経腸栄養であり，高カロリー輸液はできれば避けるべきである

呼吸器疾患における輸液管理も一般的原則に従えばよい．

例えば，喘息で経口摂取が不充分なため脱水になっている患者には輸液，電解質補正をすればよいし，肺癌や肺炎にSIADH（抗利尿ホルモン不適合分泌症候群）を合併すれば水制限や必要に応じて，生理食塩水，高張食塩水，フロセミドなどを適宜用いればよい．また肺癌に高Ca血症を合併すれば，生理食塩水，フロセミド，カルシトニン製剤，ビスホスホネートなどを適宜用いればよい．ただし，いくつか特に注意すべき点もあるので以下で議論してみたい．

● 重症喘息患者に対する輸液療法

〔重症喘息患者には積極的に大量輸液すべきか？〕

以前は重症喘息患者は高度の脱水になっているので，積極的に大量輸液すべし，ということになっていたが，現在では，これは幼児には当てはまるが，年長児や成人ではこの限りではない．成人においては，食事，飲水量などのヒストリーや，粘膜の乾燥，皮膚のツルゴール，体重減少，起立性低血圧などのフィジカル所見，尿の比重，浸透圧，尿中電解質などの検査所見を参考にしつつ一般的原則に従って，輸液，電解質の補正を行えばよい．

β刺激薬，ステロイド薬などの影響でKは低値を示し，補正が必要なことが多いが，これもK補正の一般的原則に従えばよい．

痰の喀出のためには脱水を補正することはおそらく有用であろうと考えられている．なお，喘息では去痰薬や理学療法はむしろ咳や気流制限を増悪させる可能性があるので避けるべきである[1]が，急性期のスクイージングは有効かもしれない．

● ARDSに対する輸液療法

1 急性呼吸促迫症候群（ARDS）では利尿薬，筋弛緩薬を用いるべきか？

ARDSは非心原性の肺水腫であり，血管の透過性亢進のため肺水腫が生じ

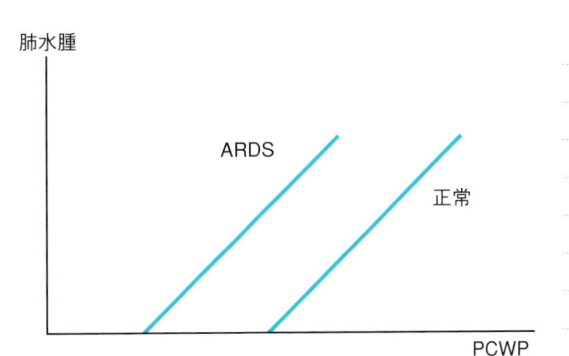

図1● ARDSにおける肺水腫
静水圧の上昇によって肺水腫が生じるが，ARDSでは当然のことながらその程度が高度になる

るため，主に静水圧の増加により肺水腫をきたす心原性肺水腫（いわゆる「心不全」）とは異なる．しかし，ある一定のPCWP（肺動脈楔入圧）における肺水腫の程度はARDSのほうが，血管透過性が亢進している分だけ高度である（図1）．そのため低酸素を改善するための手段としては利尿薬を試みる価値はあるかもしれない．もちろん心拍出量の減少をきたすほどの利尿が有害なことはいうまでもなく，CVP（中心静脈圧），PCWPなどによる侵襲的モニタリング下に行うべきである．ARDSにおけるもっとも最適なCVPやPCWPというのは決まっていないので，酸素化，心拍出量，尿量，血中乳酸値，胃粘膜pHなどを参考にしつつ，試行錯誤で考えるしかない．

　その他，1回換気量を6mL/kgに抑える，PEEP（呼気終末陽圧）を適切にかける，などの一般的な人工呼吸器設定も行うようにしたい．人工呼吸を円滑に行い，酸素消費量を下げるために鎮静（sedation）は必須で，しばしば深い鎮静，さらにフェンタネスト®などによる鎮痛も重要であるが，**筋弛緩薬（paralysis）はミオパチーをきたす可能性があるので，安易に用いるべきでなく，人工呼吸がうまくいかない場合に使用を限定すべきである**[2]．

2 ARDSにはステロイドを投与すべきか？

　ARDSに対するステロイド薬投与の有効性はほぼ否定されてきた．もちろん薬剤性肺障害，急性好酸球性肺炎やニューモシスティス肺炎などで，ARDS様になっている場合は有効であるが．

　有効性を否定するスタディはARDSの発症早期に比較的大量のステロイド薬を短期間のみ使用したものが多かった．一方，ARDSの発症後1週間ほどしてから，後期に始まる線維増殖期に中等量のステロイド薬を比較的長期にわたり用いると生命予後が改善した，というデータもあったため[3]（表），大規模試験が行われたが，結果はステロイド群もプラセボ群も死亡率に差がなかった[4]．呼吸不全，循環不全を改善したが死亡率に影響を与えなかったため現在のところ**ARDSにはステロイドの適応は基本的にはない**と言うべきであろう．日本では好中球エラスターゼ阻害薬（シベレスタット：エラスポール®）が急性肺障害に対して認可され，一般的に用いられているが，現時点では確立した治療とは言い難い．

表● late ARDSに対するステロイド（ランダム化比較試験）

投与量, タイミング, 期間	ステロイド群	プラセボ群
①n＝24 mPSL 2 mg/kg → 減量 （JAMA, 280：159, 1998）	死亡率 12％ （28日）	死亡率 62％ （28日）
②n＝180 mPSL 2 mg/kg → 減量 （NEJM, 354：1671, 2006）	死亡率 29.2％ （60日）	死亡率 28.6％ （60日）

● 呼吸不全患者に対する輸液療法

〔呼吸不全患者は低栄養に陥りやすいので積極的にTPN（total parenteral nutrition：IVH）を行うべきか？〕

呼吸不全患者は低栄養に陥りやすいのは確かであり，栄養状態を改善させることは非常に重要である．しかし，**安易にTPNを用いるべきではない**．腸が使える状態であれば，経腸もしくは経口栄養をまずは選択するべきである．TPNを用いれば，カテーテル挿入時の気胸，血胸などの合併症や，カテーテル関連感染の機会を増加させ，腸を使わないことで，腸粘膜バリアが障害され，バクテリアルトランスロケーションをきたす可能性がある．

● 重症慢性閉塞性肺疾患に対する輸液療法

〔重症の慢性閉塞性肺疾患（COPD）による呼吸不全患者はなぜ浮腫を起こすのか？〕

重症のCOPD患者では肺血管床減少による肺性心，右心不全の結果浮腫を生じていることがあるが，心拍出量，糸球体濾過量は正常にもかかわらず，浮腫を生じていることもある．前者の病態は明快であり，**塩分制限，利尿薬，低酸素性血管攣縮に対する酸素投与**などが適応となる．一方，後者の病態はどうだろうか？ 浮腫のある患者は高二酸化炭素血症があることが多い．この場合腎臓での代償により，近位尿細管での重炭酸イオンの再吸収が亢進し，pHを正常に保とうとする．ところが，これに伴い，受動的な水，NaClの再吸収も増加するため浮腫となる．また，高二酸化炭素血症に伴い，レニン-アンジオテンシン-アルドステロン系と抗利尿ホルモン分泌が亢進し，水，

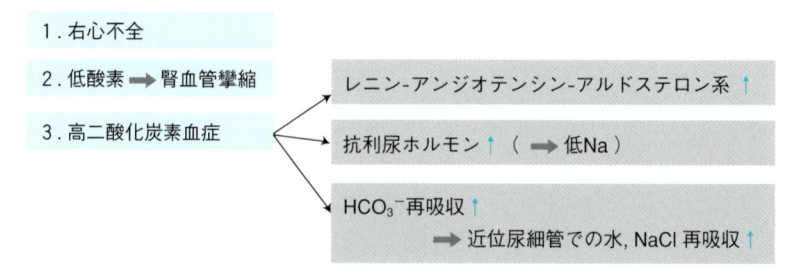

```
1. 右心不全
2. 低酸素 → 腎血管攣縮      → レニン-アンジオテンシン-アルドステロン系 ↑
3. 高二酸化炭素血症         → 抗利尿ホルモン ↑ （ → 低Na）
                            → HCO₃⁻再吸収 ↑
                               → 近位尿細管での水, NaCl 再吸収 ↑
```

図2 ● 重症COPD患者での浮腫の原因
重症COPDをはじめとする呼吸不全患者では上記のような種々の原因で水，Na貯留傾向となるため注意が必要である

Na貯留を増悪させているという報告もある[5]．さらに低酸素も腎血管攣縮から水，Na貯留を起こしうる（図2）．以上よりこの患者群においては呼吸不全の治療に加え，塩分制限，利尿薬の適切な使用が必要である．

● 輸液治療の実際

輸液例

（呼吸不全に対する具体的な処方例：維持輸液・栄養輸液）

1 経口摂取ができるなら漫然と輸液しないこと

2 短期間経口摂取ができない時

呼吸不全を治療し，経口摂取再開を目指す．

- ソリタ®T3　1,500〜2,000 mL/日　＋　ビタメジン®　1A/日
  もしくは
- ビーフリード®　1,500〜2,000 mL/日

3 長期間経口摂取ができない時

① 経腸栄養可能な時　（こちらが望ましい）

- 経管栄養（アイソカル®など）※1
  ＋ソリタ®T3　500〜1,500 mL/日※2　（ライン確保のため，など）
  ※1：量は徐々に増やすこと．持続投与は調節が容易
  　　　投与時ヘッドアップすることが重要
  ※2：経管栄養が確立すれば減量していく

② 経腸栄養不可能な時

- ピーエヌツイン®　＋　エレメンミック®　1V/日
  ＋マルチビタミン製剤（ソービタ®など）1V/日
  ＋脂肪製剤（イントラリポス®，イントラファット®）
  　±プロトンポンプインヒビター（オメプラール®20mg/1日2回）
  　（ベンチレーターなどストレスの強い時）

文献

1) NHLBI Expert panel reportⅢ：Guidelines for the diagnosis and management of asthma.
2) Ware, L.B. & Matthay, M.A.：Medical Progress：The acute respiratory distress syndrome. N. Engl. J. Med., 342：1334-1349, 2000
3) Meduri, G.U. et al.：Effect of prolonged methylprednisolone therapy in unresolving acute respiratory distress syndrome．JAMA, 280：159, 1998
4) Steinbuerg, K. P. et al.：Efficacy and safety of corticosteroids for persistent acute respiratory distress syndrome. NEJM, 354：1671-1684, 2006
5) Farber, M.O.：Abnormalities of sodium and H_2O handling in chronic obstructive lung disease. Arch. Intern. Medicine, 142：1326, 1982

【柳　秀高】

23 脳梗塞に対する輸液

> **ポイント**
> - 一分一秒でも早く脳梗塞の診断，病型分類を行うことが重要
> - 発症3時間以内であれば血栓溶解療法を検討する
> - 病型による抗血小板療法と抗凝固療法（ヘパリン，カタクロット®，スロンノン®）の使い分けが重要
> - 抗浮腫療法，脳保護剤は病型を問わず適応がある

● 分類と病態生理

脳梗塞は発症機序と病態により鑑別される[1]．

発症機序による分類	❶血栓性
	❷塞栓性
	❸血行力学性
臨床分類（図1）	❶アテローム血栓性
	❷心原性
	❸ラクナ

1 アテローム血栓性脳梗塞

発症機序は**血栓性，塞栓性，血行力学性**のいずれでも起こりうる．

血栓性とは動脈壁の粥状硬化を基盤として血管狭窄が起こり，そこに乱流が形成され血栓が付着し，血流を徐々に障害するために起こる．

塞栓性は上記の動脈壁粥状硬化（稀に大動脈の粥状硬化）部位の血栓が剥がれて末梢の脳血管を閉塞するために起こる．

血行力学的機序は慢性的な動脈狭窄，閉塞病変の存在を前提に，何らかの原因により血圧低下が生じた際に最も血液供給の不安定な末梢部分で血流不足が生じるために起こる．

2 心原性脳塞栓症

発症機序はすべて**塞栓性**．**心房細動**などの基礎疾患をもち，心腔内（左心耳が多い）に形成された血栓の一部が遊離して塞栓性に血管を閉塞する．病巣は閉塞血管灌流域に一致した広範なものとなる．塞栓子の融解による再開通を起こすことも多く，発症数時間以内の超急性期に**再開通**が起これば臨床症状の劇的な改善となるが，一定時間後の再開通はむしろ**梗塞巣内への出血（出血性梗塞）**や脳浮腫悪化の原因となる．

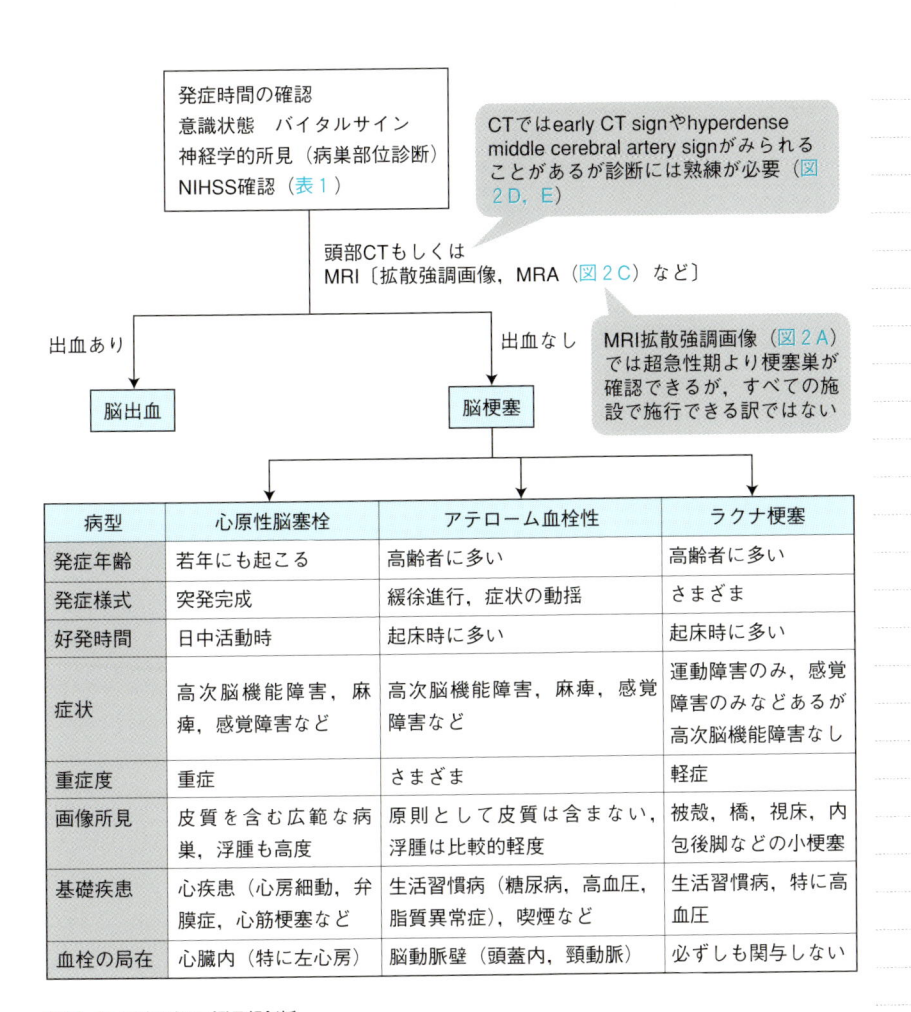

発症時間の確認
意識状態　バイタルサイン
神経学的所見（病巣部位診断）
NIHSS確認（表1）

CTではearly CT signやhyperdense middle cerebral artery signがみられることがあるが診断には熟練が必要（図2D, E）

頭部CTもしくは
MRI〔拡散強調画像，MRA（図2C）など〕

MRI拡散強調画像（図2A）では超急性期より梗塞巣が確認できるが，すべての施設で施行できる訳ではない

出血あり → 脳出血
出血なし → 脳梗塞

病型	心原性脳塞栓	アテローム血栓性	ラクナ梗塞
発症年齢	若年にも起こる	高齢者に多い	高齢者に多い
発症様式	突発完成	緩徐進行，症状の動揺	さまざま
好発時間	日中活動時	起床時に多い	起床時に多い
症状	高次脳機能障害，麻痺，感覚障害など	高次脳機能障害，麻痺，感覚障害など	運動障害のみ，感覚障害のみなどあるが高次脳機能障害なし
重症度	重症	さまざま	軽症
画像所見	皮質を含む広範な病巣，浮腫も高度	原則として皮質は含まない，浮腫は比較的軽度	被殻，橋，視床，内包後脚などの小梗塞
基礎疾患	心疾患（心房細動，弁膜症，心筋梗塞など）	生活習慣病（糖尿病，高血圧，脂質異常症），喫煙など	生活習慣病，特に高血圧
血栓の局在	心臓内（特に左心房）	脳動脈壁（頭蓋内，頸動脈）	必ずしも関与しない

図1● 脳梗塞の鑑別診断
NIHSS：NIH Stroke Scale（脳梗塞重症度のスケール：文献1より）

3 ラクナ梗塞

　穿通枝と呼ばれる直径200μm以下の脳動脈の閉塞による．発症機序は**血栓性，塞栓性**いずれの機序も起こりうるが，大半の症例は血管壁の硝子変性，血管壊死による閉塞に由来する．画像診断的にはラクナ梗塞と考えられる症例の中に，穿通枝の起始部の微小粥腫や主幹動脈のアテローム硬化による穿通動脈入口部での閉塞によるものがあり，臨床症状も進行増悪する．このタイプを特に『**分枝粥腫型**』脳梗塞（branch atheromatous disease：BAD）と呼ぶ．

● 鑑別診断

　図1を参照のこと．

表1 ● NIHSS[2)]

意識水準	0：完全覚醒　1：簡単な刺激で覚醒 2：繰り返し刺激，強い刺激で覚醒　3：完全に無反応
意識障害―質問 （今月の月名，年齢）	0：両方正解　1：片方正解　2：両方不正解
意識障害―従命 （開閉眼，離握手）	0：両方可　2：片方可　3：両方不可
最良の注視	0：正常　1：部分的注視麻痺　2：完全注視麻痺
視野	0：視野欠損なし　1：部分的半盲　2：完全半盲 3：両側性半盲
顔面麻痺	0：正常　1：軽度の麻痺　2：部分的麻痺　3：完全麻痺
上肢の運動 （仰臥位の時は45度） 左	0：90度を10秒間保持可能（下垂なし） 1：90度を保持できるが10秒以内に下垂 2：90度の挙上または保持ができない 3：重力に抗して動かない 4：全く動きが見られない N：切断，関節癒合
上肢の運動　右	同上
下肢の運動　左	0：30度を5秒間保持できる（下垂なし） 1：30度を保持できるが5秒以内に下垂 2：重力に抗して動きが見られる 3：重力に抗して動かない 4：全く動きが見られない N：切断，関節癒合
下肢の運動　右	同上
運動失調	0：なし　1：1肢　2：2肢　N：切断，癒合
感覚	0：障害なし　1：軽度～中等度　2：重度～完全
最良の言語	0：失語なし　1：軽度～中等度　2：重度の失語 3：無言，全失語
構音障害	0：障害なし　1：軽度～中等度　2：重度 N：挿管または身体的障壁
消去現象と注意障害	0：異常なし 1：視覚，触覚，聴覚，視空間または自己身体に対する不注意，あるいは1つの感覚様式で2点同時刺激に対する消去現象 2：重度の半側不注意あるいは2つ以上の感覚様式に対する半側不注意
総合点　42点	

文献2より

● 輸液治療の実際

輸液例

- 心不全，腎不全，脱水などの合併症がなければ，発症当日は基礎輸液として1,500 mL程度（年齢により適宜増減）の電解質輸液を行う．

68歳男性．心原性塞栓．すべて同一症例．発症1時間で来院するが，画像上t-PAの適応はなしと判断した．

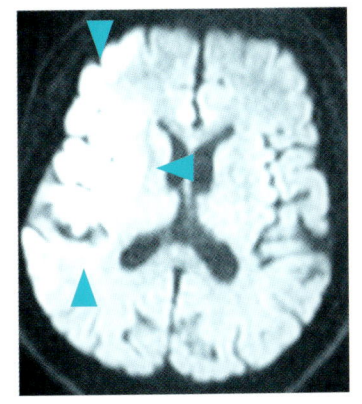

A）MRI拡散強調画像：
発症早期より高信号変化を認める

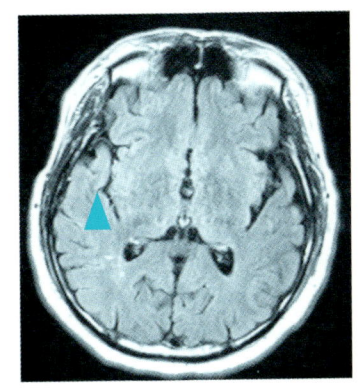

B）MRI FLAIR画像：
閉塞血管が高信号変化を呈する

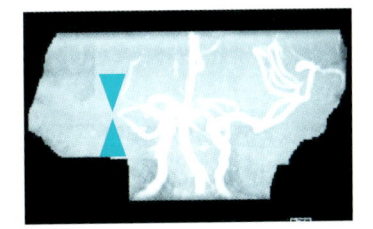

C）MRA：
右中大脳動脈閉塞

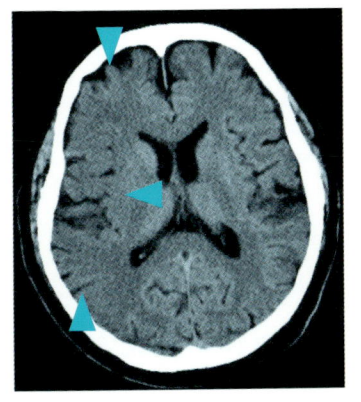

D）CT：early CT sign
皮髄境界消失，脳溝左右差を認める

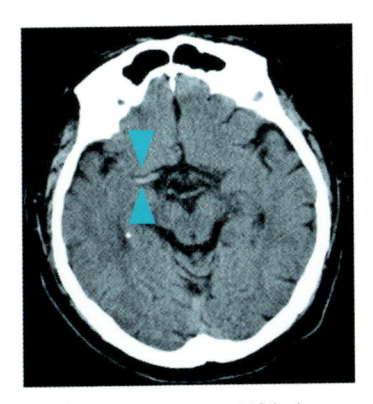

E）CT：hyperdense MCA sign
閉塞血管が高吸収域を呈する

図2 ● 脳梗塞急性期のMRI，MRA，CT画像

- 嚥下機能に問題がなければ翌日より食事を開始し，輸液を減量する．
- 抗浮腫療法としてグリセオール®を使用する．
- 発症24時間以内であれば脳保護剤としてエダラボン（ラジカット®）を併用する．

❶ 発症3時間以内の脳梗塞

2005年10月より脳梗塞に対して組織型プラスミノーゲンアクチベータ（tissue-type plasminogen activator：t-PA）が使用可能となった．対象は発症3時間以内のすべての脳梗塞であり超急性期の転機改善に有効であるが，一方で重篤な頭蓋内出血の頻度も増加する．脳梗塞の病型分類を行い全身状態を把握した上で，t-PA適応の有無を厳密に判断する（表2）．適応となれば集中治療室入室後に投与を開始する（発症→投与開始まで3時間を超えてはならない）．

表2 ● 血栓溶解療法の禁忌[3]

絶対禁忌
- 特発性頭蓋内出血
- 3カ月以内の脳梗塞，心筋梗塞，脳脊髄外傷，手術
- 21日以内の消化管出血，尿路出血
- 14日以内の大手術，重度の外傷
- 脳腫瘍，脳動脈瘤，脳静脈奇形，もやもや病
- けいれん，高血圧（185/110mmHg以上）
- 血糖値異常，血小板10万以下
- ワーファリン®内服でPT-INR＞1.7
- ヘパリン投与中でAPTTが延長（前値の1.5倍以上）
- 重篤な肝障害，急性膵炎
- CTで広汎な早期虚血性変化

慎重投与（1項目でもあれば専門医に相談）
- 75歳以上，NIHSS≧23　JCS≧100
- 消化管潰瘍，憩室炎，大腸炎，活動性結核
- 抗血小板薬内服中
- コントロール不良の糖尿病，重篤な腎障害
- 妊婦，産婦，授乳婦，月経期間中
- 感染性心内膜炎
- 糖尿病性出血性網膜症，出血性眼症
- 10日以内の臓器生検，動脈穿刺　　など

文献3より

> - 付属液に溶解後，グルトパ® 0.6 mg/kgの10%をボーラス静注し，残り90%を1時間で投与
> - グリセオール® 200 mL　1日2回1時間で点滴
> - ラジカット® 30 mg（生理食塩液50 mLに溶解）1日2回30分で点滴

- 投与後24時間以内は抗凝固，抗血小板療法の併用は不可．24時間以降に病態ごとに下記の治療へと移行する（病型によりそれぞれ参照のこと）．

❷ アテローム血栓性脳梗塞（発症48時間以内）

- 発症機序には血小板機能の亢進および凝固系の亢進が関与している．
- スロンノン®は抗トロンビン作用をもち，急性期の治療としてエビデンスがある．

> - スロンノン® 60 mg（維持輸液500 mLに溶解し）24時間持続点滴　2日間
>   その後
>   スロンノン® 10 mg（生理食塩液100 mLに溶解）/3時間　1日2回5日間
> - グリセオール® 200 mL　1日2回1時間で点滴
> - ラジカット® 30 mg（生理食塩液50 mLに溶解）　1日2回30分で点滴

❸ 心原性脳塞栓症

- 凝固系が関与しており，抗凝固療法を用いる．

> - ヘパリン® 10,000単位＋生理食塩液38 mL (total 48 mL) 24時間持続点滴
> - グリセオール® 200 mL　1日2回1～2時間で点滴
> - ラジカット® 30 mg（生理食塩液50 mLに溶解）　1日2回30分で点滴

＊出血性脳梗塞となった場合にはヘパリン®の開始を遅らせる．

❹ ラクナ梗塞

- 発症機序には血小板機能亢進が関与しており，抗血小板療法を行う．
- 進行性の経過をとる場合には凝固系も関与しており，抗凝固療法も併用する．

> ● グリセオール® 200 mL＋カタクロット® 80 mg　1日2回2時間で点滴
> ● ラジカット® 30 mg（生理食塩液50 mLに溶解）　1日2回30分で点滴
> ＊症状が進行性に悪化している場合はBADと判断し以下を併用
> ● ヘパリン® 10,000単位＋生理食塩液38 mL（total 48 mL）24時間持続点滴

● 注意点

- グリセオール® 200 mL中にはNaClが1.8 g含まれるため，特に高齢者では既往がなくても，**うっ血性心不全**，**腎不全**には注意する．
- 高血圧時は反応性に血圧上昇が起こっているため基本的には経過観察とする．収縮期220 mmHgまたは拡張期130 mmHg以上のときに降圧薬を使用する．アダラート®の舌下は急激な血圧低下が起こるため使用しない．
- ヘパリン®使用数日後よりヘパリン起因性血小板減少症（heparin-induced thrombocytopenia：HIT）が起こることがあるので，データフォローは必要．
- 血栓溶解療法の適応を決める際に発症時間を推定してはならない．特に失語や意識障害がある場合，「最後に正常だったのは何時何分か」を家族や関係者に聞き，最終無事確認時間を発症時間とする．

● 禁忌

- 脳梗塞基礎輸液として**低張液（5％ブドウ糖液など）は脳浮腫を助長するため禁忌**である．
- ラジカット®：腎不全の副作用があり慢性腎不全患者には禁忌，腎機能低下症例にはrisk/benefitを考慮して投与検討する．
- カタクロット®，スロンノン®：脳塞栓症には出血性脳梗塞になる危険があり禁忌．

文献

1) National Institute of Neurological Disorders and Stroke ad hoc Committee：Special report from the National Institute of Neurological Disorders and Stroke. Classification of cerebrovascular diseases Ⅲ：Stroke, 21：637-676, 1990
2) Lyden, P. et al.：Improved reliability of the NIH Stroke Scale using video training. NINDS TPA Stroke Study Group.：Stroke, 25：2220-2226, 1994
3) 「rt-PA（アルテプラーゼ）静注療法　適正治療指針」（日本脳卒中学会医療向上社会保険委員会，rt-PA静注療法指針部会 編），2005

【小林美紀】

24 敗血症に対する輸液

ポイント

■ 敗血症（sepsis）に対する輸液は，まず血管内ボリュームを保つための充分な輸液開始と末梢への酸素供給を保つための努力，そして早期の感染症治療開始である

● 病態生理

感染症によるSIRS（systemic inflammatory response syndrome，全身性炎症反応症候群）の状態を敗血症という（表1）．

● 鑑別診断

敗血症の位置づけを図1に示す．

表1 ● Sepsis（敗血症）の定義

- ●「感染症によるSIRS」のこと
  1992年 ACCP/SCCM合同カンファレンスで定義された
  - ACCP：American Collage of Chest Physicians
  - SCCM：Society of Critical Care Medicine
- ● SIRS（Systemic Inflammatory Response Syndrome）とは？
  - ①体温：＞38℃ または＜36℃
  - ②心拍数：＞90回/分
  - ③呼吸数：＞20回/分
  - ④白血球数：＞12,000/mm³または＜4,000mm³（または幼若化白血球＞10％）
  →①～④のうち2項目以上を満たすものをSIRSと定義する

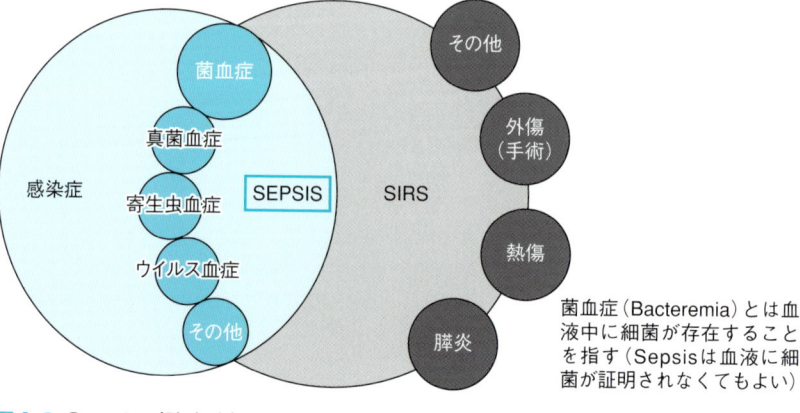

図1 ● Sepsis（敗血症）の定義

菌血症（Bacteremia）とは血液中に細菌が存在することを指す（Sepsisは血液に細菌が証明されなくてもよい）

● 輸液治療の実際

敗血症によるdistributive shock（血液分布異常性ショック）に対して，SSCG[1]（surviving sepsis campaign guideline）では以下のような初期輸液療法が推奨されている．なお，文章中の（　）内は推奨度表記（表2）．

1 early goal directed therapy：EGDT[2]

敗血症による低血圧もしくは血清乳酸値＞4 mmol/Lの状態のときは（入院を待たずに）直ちに治療を開始する（1C）．

- **最初の6時間以内に以下の条件を達成すべき（1C）**
  ① 中心静脈圧（CVP）：8〜12 mmHg（人工呼吸器管理下や心室コンプライアンス低下時は12〜15 mmHg）
  ② 平均動脈血圧（MAP）：≧65 mmHg
  ③ 尿量≧0.5 mL/kg/時
  ④ 中心静脈酸素飽和度（$ScvO_2$）≧70%もしくは混合静脈酸素飽和度（SvO_2）≧65%
- **④が達成できないときは以下の治療を考慮（2C）**
  ・さらなる輸液
  ・ヘマトクリット≧30%を目標に輸血
  ・ドブタミンの使用（最大20 μg/kg/分）

2 EGDTを達成するための輸液治療の実際

① 輸液
- 晶質液もしくは膠質液を用いて輸液治療を行う（1B）．晶質液と膠質液の治療効果に有意差なし[3]．
- 循環動態が改善するまで輸液チャレンジを行う．30分間で1,000 mLの晶質液もしくは300〜500 mLの膠質液を急速投与し循環の改善を図る（1D）．
- 心室充満圧が満たされても低血圧が続くときは輸液速度を下げる（1D）．

表2 ● 推奨度表記の変更

❶推奨の強さ
強く推奨（1）：
効果が不利益を明らかに上回る
70%以上の専門家が支持する治療
推奨（2）：
効果が不利益を上回ることが予想されるが充分な根拠が不足している
70%未満の専門家が支持する治療
❷エビデンスの質
A：（high）RCT
B：（moderate）質の低いRCTもしくは質の高い症例集積研究
C：（low）比較対象をもつ症例集積研究
D：（very low）case studyもしくは専門家の意見

RCT：randomized controlled trial，ランダム化比較試験

② 昇圧薬
- 動脈圧ラインを確保し（1D），平均動脈圧（MAP）≧65mmHgの維持を目標とした昇圧薬の投与（1C）．
- 第1選択はノルアドレナリンもしくはドパミンの中心静脈投与（1C）．第2選択としてバソプレシンの併用（0.03U/分）もしくはアドレナリン単独の持続点滴（2C）．
- 輸液負荷後も心係数が低い場合はドブタミンの投与（1C）．心係数は正常以上に上げてはならない（1B）．
- 腎保護のための低容量ドパミンは用いない[4]（1A）．

3 抗菌薬の投与

ショック発生から1時間以内に血液培養2セット試行後，広域の抗菌薬投与を行う（1B）．その後，培養結果を考慮してde-escalationする（1C）．

4 ステロイドの投与

- 充分な輸液や昇圧薬を使用しても低血圧が改善しない場合，ヒドロコルチゾン静注を考慮する（2C）．
  > 投与例：ハイドロコートン® 50mg×4　7日間
- ヒドロコルチゾンの容量は300mg/日以下とする（1A）．

5 その他の治療

- 深部静脈血栓予防（1A）：禁忌がなければヘパリン使用．
- 消化管出血予防：H_2 blocker（1A）もしくはPPI（1B）使用．
- 血糖値150mg/dL以下を目標に，インスリンを使用した血糖コントロール（2C）．
- 成人では臓器低灌流，冠動脈疾患，急性出血がない場合，Hb 7.0～9.0g/dLを目標に輸血を行う（1B）．
- 血小板輸血の適応（2D）．
  - ・出血の有無にかかわらず血小板数 5,000/mm^3未満．
  - ・出血傾向があり血小板数 30,000/mm^3未満．
  - ・手術前に50,000/mm^3未満．
- AT-Ⅲ製剤は使用しない（1B）．
- 重症例（APACHEⅡ≧25もしくは多臓器不全）に対しては，活性化プロテインCの使用を考慮する（2B）．
  注）本邦では敗血症に対する活性化プロテインCの適応は現時点で認められていない．

● 注意点

敗血症性ショックに対する抗菌薬投与は，1時間遅れるごとに7.6%の生存率が下がるため[5]（図2），少なくともショック発生から1時間以内の抗菌薬投与開始が望まれる．

- Retrospective cohort study
- 2,154例での検討
- shock発生から1時間以内に抗菌薬の投与を受けた症例の救命率は79.9％
- 1時間遅れるごとに7.6％の救命率の低下をきたす

→敗血症性ショックに対して1時間以内の抗菌薬投与が重要

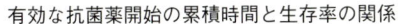

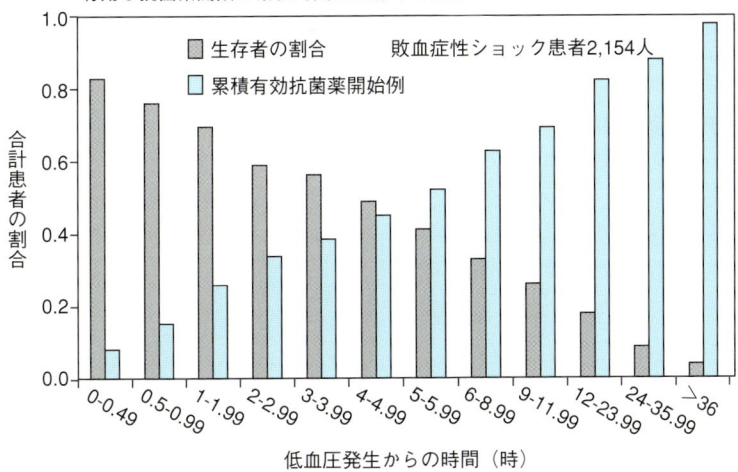

図2● 敗血症性ショック〜抗菌薬投与1時間遅れるごとに救命率は7.6％低下〜
文献5より

● 禁忌

- 死亡リスクの低い成人患者（APACHE Ⅱ＜20）に対して活性化プロテインCは使用してはならない（1A）．
- pH≧7.15であれば，乳酸アシドーシスに対して循環動態の改善または血管収縮薬の必要性を減少させるため重炭酸ナトリウムを投与してはならない（1B）．
- 敗血症に関連する貧血に対してエリスロポエチンは投与しない．

文献

1) Surviving Sepsis Campaign : international guidelines for management of severe sepsis and septic shock : 2008. Intensive Care Medicine, 34：17-60, 2008
2) Rivers, E. et al.：Early goal-directed therapy in the treatment of severe sepsis and septic shock. N. Engl. J. Med., 345：1368-1377, 2001
3) Cook, D. et al.：Is Albumin Safe? N. Engl. J. Med., 350：2294-2296, 2004
4) Bellomo, R. et al.：Low-dose dopamine in patients with early renal dysfunction : a placebo-controlled randomised trial. Australian and New Zealand Intensive Care Society (ANZICS) Clinical Trials Group. Lancet, 356：2139-2143, 2000
5) Kumar, A. et al.：Duration of hypotension before initiation of effective antimicrobial therapy is the critical determinant of survival in human septic shock. Critical Care Medicine, 34：1589-1596, 2006

【関井　肇】

25 高血糖・低血糖に対する輸液

> **ポイント**
> - 高血糖を呈する患者を診る時は，高血糖が病態の原因なのかストレスによってもたらされた二次的なものなのかを見極める必要がある
> - 高血糖も低血糖も治療の遅れから不可逆的な脳障害を起こす可能性があり，治療を開始するとともに並行して鑑別診断を行う
> - 高血糖の治療は充分な補液とインスリン投与である
> - 血糖降下に伴い，低K血症を合併することが多い
> - 急激な血糖降下は脳浮腫を起こすことがある

● 病態生理

- 血糖値すなわち血清中のglucose（ブドウ糖）の値は，様々なホルモンの働きにより常に一定に調節されている．**グルカゴン，成長ホルモン，カテコラミン，コルチゾールなどは血糖を上昇させ，インスリンは血糖を下げる作用をもつ**．高血糖状態はこのホルモンの調節作用が何らかの原因で破綻しているものである．
- 高血糖は高浸透圧とそれに伴う高度の脱水，意識障害などを引き起こし，しばしば致死的となりうる．またブドウ糖は脳が利用できる重要なエネルギーであり，**低血糖状態が遷延すると脳は不可逆的な障害を残すため，低血糖状態は早急に回避しなければならない病態である**．

● 鑑別診断

- 高血糖を呈する患者に遭遇した時にまず考えなければならないのは，高血糖状態が病態の原因なのか結果なのかである．意識障害を伴う高血糖は，糖尿病患者に起こった高浸透圧性昏睡や糖尿病性ケトアシドーシスの場合が多いが，脳内出血やうっ血性心不全に伴い**内因性のカテコラミン分泌が急激に起こった場合にも高血糖**となる．意識障害の背景に隠れている病態を見逃さないように鑑別を進めなければならない．また高血糖状態自体が脳代謝に悪影響を及ぼし，脱水から循環動態も不安定にさせることを考えると，いたずらに鑑別に時間をかけ，治療の開始が遅れることも避けなければならない．すなわち**高血糖状態の患者に対しては，治療を開始しつつ病態を解明していくことが必要になる**．
- 糖尿病患者では治療の中断，過食，アルコール飲酒，インスリン投与

量の誤りなどで高血糖となることがある．通常軽度の高血糖状態では明らかな症状が見られないことが多く，実際に受診するのは昏睡となってからである．糖尿病患者に起こった昏睡状態では，**非ケトン性高浸透圧性昏睡（nonketotic hyperosmolar coma：HNKC）と糖尿病性ケトアシドーシス（diabetic ketoacidosis：DKA）を鑑別**しなければならない．同じインスリン欠乏の状態ではあるが，DKAの場合インスリンは急激に完全消失するのに対し，HNKCでは脂肪分解を抑える少量のインスリンが残存している．両者の鑑別を表1に示すが，治療は大きく違わないため，鑑別に時間をかけることなく治療を開始する．

■ 低血糖の場合，そのほとんどが糖尿病患者に対する経口血糖降下薬やインスリンの効き過ぎにより起こる．糖尿病患者でないか，糖尿病患者でも血糖降下薬やインスリンの投与を受けていない患者に起こった場合は，低血糖が他の原因によってもたらされたと考える（表2）．アルコール多飲患者では絶食後に飲酒することで重篤な低血糖を起こすことがあり，胃切除術後の患者では後期ダンピング症候群として低血糖を合併することが知られている．

表1 ● DKAとHNKCの鑑別

	DKA	HNKC
頻度	多い	少ない
発症	速い	遅い
年齢	若い	比較的高齢
糖尿病の型	IDDMに多い	NIDDMに多い
脱水	中～高度	高度
腎前性腎不全	時々合併	必発
インスリン	必要	不要のこともあり
血糖値	＜800mg/dL	＞800mg/dL
血中ケトン体	2＋以上	2＋未満
血漿浸透圧	＜340mOsm/kg	＞340mOsm/kg

表2 ● 低血糖の鑑別疾患[1]

A. 空腹時低血糖	❶内分泌系 　①インスリノーマ　②非膵島細胞腫瘍　③汎下垂体機能低下症 　④ACTH単独欠損症　⑤GH単独欠損症　⑥Addison病 　⑦グルカゴン欠損症　⑧甲状腺機能低下症 ❷肝疾患　❸腎疾患　❹心疾患　❺敗血症 ❻新生児低血糖　❼先天性酵素欠損症 ❽インスリン自己免疫症候群　❾インスリン受容体抗体
B. 食後性低血糖	❶食事性低血糖　❷2型糖尿病早期　❸後期ダンピング症候群 ❹特発性反応性低血糖
C. 誘発性低血糖	❶インスリン　❷経口血糖降下薬　❸アルコール ❹人為的低血糖　❺その他（薬剤など）

● 輸液治療の実際

- 高血糖性昏睡の基本的治療は輸液であり，治療の目標は高血糖，脱水，アシドーシスの是正である．**DKAであってもHNKCでも治療の基本は変わらず，大量補液とインスリン投与を行う**（図）．静脈路は少なくとも18G以上の留置針で確保し，1〜2L/時間の速度で生理食塩液の投与を開始する．基本的には血管内脱水を補正するためなので，脱水による高Na血症が存在しても，Na濃度の低い輸液（維持液や5％ブドウ糖液）を投与すべきでない．循環血液量を中心静脈圧，下大静脈の径（エコー上），胸部X線の心陰影などで評価しつつ（第3章18参照）輸液を継続する．**尿量は高血糖のため浸透圧利尿が起こっており，循環血液量の指標とはならない．**循環血液量がおおよそ足りたと判断したら，補液を半生食（生食と5％ブドウ糖液の等量混合液）に切り替える．

- インスリンは生理食塩液やアルブミン溶液に溶解し，1単位/mLに調製する．速効型インスリン（ヒューマリン®Rなど）を用い，5単位/時間から開始，1時間おきに血糖を測定し投与速度を調整する．血糖が300 mg/dLを切ったら，ブドウ糖の投与を開始する．

- インスリンの作用により，ブドウ糖とKが細胞内に取り込まれるので，低K血症を起こすことが多く，**低K血症は不整脈の原因となるので，積極的に補充を行わなければならない**（第2章8参照）．血糖値と同

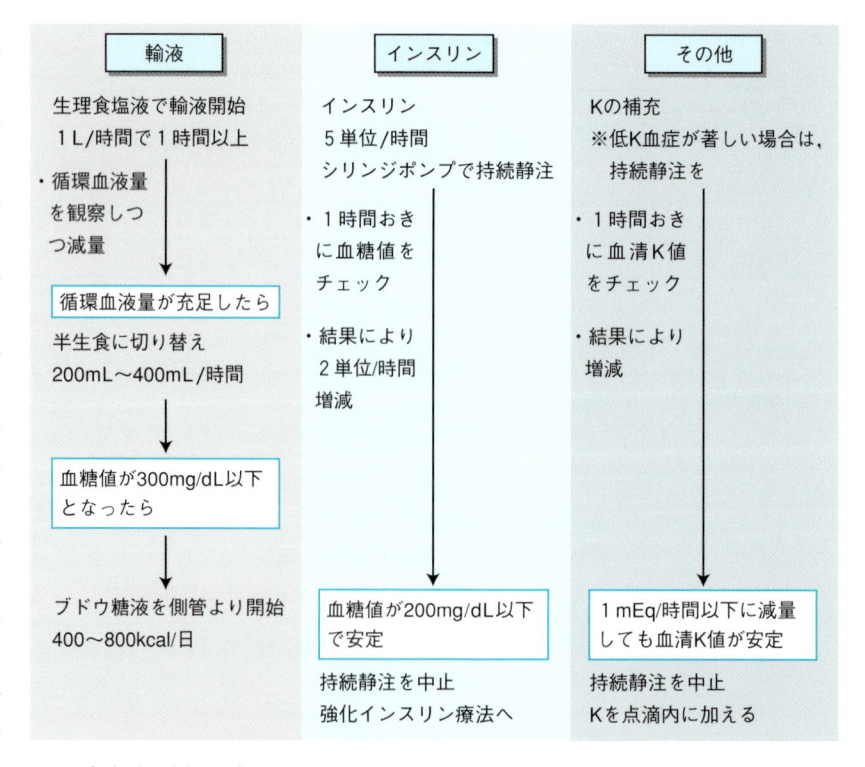

輸液	インスリン	その他
生理食塩液で輸液開始 1L/時間で1時間以上	インスリン 5単位/時間 シリンジポンプで持続静注	Kの補充 ※低K血症が著しい場合は， 持続静注を
・循環血液量 を観察しつ つ減量	・1時間おき に血糖値を チェック	・1時間おき に血清K値 をチェック
↓	・結果により 2単位/時間 増減	・結果により 増減
循環血液量が充足したら 半生食に切り替え 200mL〜400mL/時間		
↓		
血糖値が300mg/dL以下 となったら		
↓		
ブドウ糖液を側管より開始 400〜800kcal/日	血糖値が200mg/dL以下 で安定 ↓ 持続静注を中止 強化インスリン療法へ	1mEq/時間以下に減量 しても血清K値が安定 ↓ 持続静注を中止 Kを点滴内に加える

図 ● 高血糖に対する輸液の進め方

じく1時間おきに血清Kの測定を行い，高Kや低K血症を起こさないように注意する．
■ 意識障害患者を診察した場合，低血糖発作の診断的治療のために血液検査の結果が出る前に50%ブドウ糖液20mLを急速静注することがある．これは低血糖が遷延した場合の不可逆的脳障害を避けるためであり，結果として高血糖が原因であった場合でも（ブドウ糖投与の）影響が問題になることは少ない．簡易血糖測定器では低血糖，高血糖のいずれも「エラー」を示し，その場合はより重篤な低血糖を避けるためにブドウ糖投与を行う．50%ブドウ糖の急速静注は浸透圧が高いため血管炎を起こす可能性があり，20%ブドウ糖溶液を推奨する向きもある．

● 注意点

■ DKAでもHNKCでも著しいアシドーシスを示しており，重炭酸ナトリウム（メイロン®）の投与が有効に思えるが，**重炭酸の投与はケトン体の産生を増やすことがわかっており投与すべきでない．**
■ 低血糖を起こして来院した患者では，本人に糖尿病の既往やインスリン・経口血糖降下薬の使用歴がなくても，それらが原因で起こった低血糖を簡単に否定すべきでない．自殺目的で，家族が使用しているインスリン・血糖降下薬を使用しているケースがあり，家族から詳細に状況を聴取する必要がある．
■ 経口血糖降下薬内服中に起こった低血糖に対し，ブドウ糖投与で血糖が正常化しても，その後再度低血糖を起こす可能性があるため入院させ観察すべきである．

● 禁忌

重篤なDKAの場合，血糖値は1,000mg/dL以上の高値を取ることがあるが，**血糖高値に対して大量のインスリンを用いて急激に血糖を下げてはならない．**血漿浸透圧低下が中枢神経の浸透圧低下のスピードを上回ると，脳浮腫が起こることがある．ほとんどの場合大量輸液により脱水を補正できれば，血糖値は速やかに降下し始める．

文 献

1) 奥田諭吉：糖尿病ケトアシドーシスおよび昏睡．代謝内分泌疾患緊急時のアプローチ（山下亀次郎 編），p8-17，メジカルビュー社，1998
・ 杉田 学：意識障害；低血糖の症例．救急医学，26：384-386，2002
・ 杉田 学：アルコールの関与．「脳神経救急マニュアル」（有賀徹 編），p235-238，三輪書店，2001

【杉田 学】

26 熱中症・偶発性低体温症に対する輸液

> **ポイント**
> - 体温調節機能が何らかの理由で破綻し体温が極端に上昇したり下降したりすることが，熱中症や偶発性低体温症の原因である
> - 輸液は治療の核である
> - 診断には深部体温の測定が必要となる
> - 偶発性低体温症による心肺停止患者では32℃程度に復温するまで蘇生術を継続し，しかるべき評価がなければ蘇生行為を中止すべきでない

● 病態生理

- ヒトの体温は視床下部にある体温調節中枢により，熱の産生と放散とが反射的に調節され，37℃前後に調節されている．この調節機能が何らかの理由で破綻し体温が極端に上昇したり下降したりすることが，**熱中症や偶発性低体温症の原因**である．
- 健康人が極端な高温・寒冷環境に暴露された場合と，健康人なら耐えうる環境下でも生理的な体温調節機構が低下している場合の二通りに大別される．特に高齢者の場合，生理的な適応能力に乏しく，小児（特に乳幼児）では体重に比べて体表面積が大きいため，危険は大きくなる．
- 診断には深部体温の測定が必要となる．深部体温は血管内，食道，外耳洞，直腸，膀胱で測定した体温を指し，通常体表温は深部体温より低いが偶発性低体温症の場合は深部体温が体表温より低い場合も多い．
- 熱中症で致死的になる原因のほとんどが脱水に伴う循環不全であり，**輸液は体温を低下させることと並んで治療の核**となる．一方，偶発性低体温症での死亡原因は低体温による心収縮力抑制と不整脈なので，強心薬や抗不整脈薬の使用や電解質管理が重要である．

● 鑑別診断

- 熱中症は高温環境によりもたらされた高体温が原因で，意識障害やその他の臓器症状が起こることをいう．軽度なものを含めた高温環境障害症候群の総称として用いられることもある．体温が何度以上になれば熱中症という定義はなく，一般的にその症状によって診断される．熱中症の分類は従来，症状によって熱痙攣，熱失神，熱疲労，熱射病などに分類されていたが，現在は日本神経救急学会の推奨する，軽症

表1 ● 熱中症の新分類（日本神経救急学会）

	症状	治療
Ⅰ度（軽症）	めまい，大量の発汗，失神，筋肉痛，筋痙攣（こむら返り）	安静，経口的に水分とNaの補充
Ⅱ度（中等症）	頭痛，嘔吐，倦怠感，虚脱感，集中力や判断力の低下	体温管理，安静，（経口摂取が不可能な場合は）点滴による水分とNaの補充
Ⅲ度（重症）	下記の3症状のうちいずれか1つ ①中枢神経症状（意識障害，小脳症状，痙攣発作） ②肝・腎機能障害（GOT，GPR，BUN，Creの上昇） ③DIC	集中治療が必要 体温管理 呼吸・循環管理 DIC治療

表2 ● 偶発性低体温症の分類

1. **軽度低体温（mild hypothermia）：深部体温33～35℃**
   患者は自然にshiverling（戦慄：体温を産生しようとする細かいふるえ）を始める．体温低下に伴い末梢血管は収縮し，頻脈，心拍出量の上昇，血中カテコラミン濃度の上昇，利尿，高血糖（グリコーゲンの貯蔵が枯渇していれば低血糖）などがみられる．下垂体，副腎，甲状腺の機能は障害されない．

2. **中等度低体温（moderate hypothermia）：深部体温30～33℃**
   深部体温が30℃を下回るとshiverlingはむしろ少なくなり，筋肉や関節は動きにくくなる．意識は混濁し，眠り込むようになるが，28℃以上では深昏睡になることは少ないため，昏睡を示している患者では他の原因が潜んでいる可能性を考えなければならない．脈拍数，血圧，呼吸数は低下する．

3. **高度低体温（severe hypothermia）：深部体温30℃以下**
   深部体温が30℃を切ると，もはや自然に平温に回復することはなく，何らかの方法で復温を考えなければならない．28℃を下回ると昏睡となり反射は消失，瞳孔は散大する．基礎代謝率は20℃で25％，15℃で15％，5℃で5％となる．文献的に救命し得た最低体温は16℃であった．

- （Ⅰ度）・中等症（Ⅱ度）・重症（Ⅲ度）とするのが一般的である（表1）．
- ■ 一方，偶発性低体温症では体温の低下が重症度と相関することが多いため，体温による分類が一般的である（表2）．

● 輸液治療の実際

1 Ⅰ度熱中症（熱失神，熱痙攣）

　Na欠乏性の脱水が主体であることがほとんどで，患者は著明な発汗，口渇感を示している．**治療はNaを含むスポーツドリンクなどの経口投与で充分**であるが，嘔気を呈しているような症例では生理食塩液，乳酸リンゲル液の輸液が有効である．筋痙攣のために代謝性アシドーシスを示している症例には重炭酸ナトリウム（メイロン®）の投与を推奨する意見もあるが，これはNa負荷の面で有効と考えた方がよい．

2 II度熱中症（熱疲労）

生理食塩液，乳酸リンゲル液を200 mL/時間程度で開始する．血圧低下あるいは乏尿を伴う場合にはさらに急速な輸液が必要となる．同時に体温冷却を忘れてはならない（表3）．

3 III度熱中症（重症熱中症）

少なくとも2本の太い静脈路を確保して，浸透圧の高い0.9%食塩水や乳酸リンゲル液を急速投与する．初期には500 mL/時間以上の大量・急速輸液が必要になる場合も少なくない．ショックが遷延し不可逆性となった場合や心機能の悪い高齢者では，心不全や肺水腫を合併することがあるので，中心静脈圧や可能ならば肺動脈楔入圧をモニタリングしながら輸液負荷を行う．低血圧に対してカテコラミンを使用する際は，α作動薬は熱の放出を妨げるのでβ刺激薬が望ましいとされるが，実際には著しい頻脈のため使用は難しく適応は限られる．腎血流増加目的で使用する少量のドパミンは有効と考えられる．尿量，中心静脈圧（肺動脈楔入圧）をみながら至適量の輸液を行う．また深部体温をモニタリングしながら，表3に示すあらゆる手段を用いて体温冷却を図る．

4 偶発性低体温症

輸液は加温して用いる．輸液を加温する機器がなければ**家庭用の電子レンジで加温する**（500Wで3～5分間，43℃前後）．18G程度の太い静脈路確保が理想であるが，末梢血管の収縮により困難であれば太さには固執しない．循環血液量維持のため，生理食塩液や乳酸リンゲル液など浸透圧の高いものを用いるが，低体温により肝機能が落ちている可能性があるため乳酸リンゲル液は適当でなく，生理食塩液を用いるべきとの意見もある．初期には低K血症となるため不整脈の予防のためKの補充が必要だが，復温に伴い高Kとなる可能性があるので，頻回にK値を測定しつつ慎重に補正する．

復温には，軽度低体温ではpassive rewarming（保温法），active external rewarming（体表面加温法）のみで充分なことも多いが，33℃以下の場

表3 ● 冷却の方法[1]

1. 現場でできること	3. 体腔冷却
● 着衣を脱がす	● 冷水胃洗浄
● 涼しい環境下へ移動する	● 冷水直腸洗浄
2. 体表冷却	● 冷水膀胱洗浄
● 氷嚢　側頭部，腋窩，鼠径部など	● 冷水腹腔洗浄
● 冷水ブランケット	4. 体外循環
● 微温湯スプレー	● 経皮心肺補助
● アルコールクーリング	● 血液透析
● 全身浸潤法	● 持続的血液濾過透析

表4 ● 復温法[2]

1. passive rewarming（保温法）
   1) 温かい環境
   2) 湿った衣類を脱がせる
   3) 毛布をかける
2. active external rewarming（体表面加温法）
   1) 電気毛布や温風ブランケットで加温する
   2) 温水に漬ける
3. active core rewarming（体腔内加温法）
   1) 43℃に加温した輸液
   2) 胃や腸への温水洗浄
   3) 腹腔への温水洗浄
   4) 縦隔への温水洗浄
   5) 吸入気を45℃程度に加湿，加温
   6) 人工透析，持続的血液濾過透析
   7) 人工心肺

合はactive core rewarming（体腔内加温法）を併用する必要がある（表4）．

● 注意点

通常「暑い」「寒い」と感じれば，服を脱ぐ，着るなどの行動をとるだろう．そのため熱中症や偶発性低体温症の背景には，そうできない状態，すなわち意識障害が潜んでいることが多い．患者が意識障害を呈している場合には，それが熱中症や偶発性低体温の結果でなく，原因である可能性を考え頭部CTなどを施行する．

● 禁忌

高度低体温患者は瞳孔が散大し脳幹反射も消失している心肺停止状態で搬送されることも多い．しかし低体温状態により臓器の酸素需要も減少しており，ある程度の心停止時間の後に蘇生し，全く後遺症を残さず回復した症例も報告されている．したがってこのような患者に対しては，**少なくとも32℃程度に復温するまで蘇生術を継続**し，しかるべき評価がなければ蘇生行為を中止すべきでない．

文 献

1) 杉田 学：熱中症．「標準集中治療医学」（天羽敬祐 編），p380-384，真興交易医書出版，2000
2) 杉田 学：低体温．「標準集中治療医学」（天羽敬祐 編），p385-388，真興交易医書出版，2000

【杉田 学】

27 中毒に対する輸液

ポイント

- 強制利尿の効果を考える上で，薬物固有の分布容量とタンパク結合性を知る必要がある
- 中毒の陰に隠れる他の疾患を見逃さないようにする
- 強制利尿，尿pHの調節，血液浄化法が輸液治療の基本であるが，適応をよく見極める必要がある
- 拮抗・解毒薬が存在すれば，その使用が優先される

● 病態生理

薬物にはそれぞれに固有の物理化学的特性があり，薬物動態理論からみると吸収，分布，代謝，排泄の速度によって血中濃度が決定される．吸収を阻害する方法には催吐，胃洗浄，活性炭の注入などの方法がある．輸液治療は分布した後の体内血中動態に影響するが，**薬物の分布容量（volume of distribution：Vd）とタンパク結合性（protein binding：PB）は除去効果を考える上で重要である**．表1に主な薬物のVdとPBを示す．

1 分布容量（Vd）

体循環に入った薬物は，体内のどのコンパートメントに分布するかによって血中濃度が決定される．このコンパートメントの大きさは一般に分布

表1 ● 主な薬物の分布容量（Vd）と血漿タンパク結合性（PB）

薬物名	（商品名）	Vd（L/kg）	PB（%）	薬物名	（商品名）	Vd（L/kg）	PB（%）
フロセミド	（ラシックス®）	0.1	95〜97	プロプラノロール	（インデラル®）	2.8	93
アスピリン	（アスピリン®）	0.15	70	クロナゼパム	（リボトリール®）	3.0	85
インドメタシン	（インダシン®）	0.2	>90	モルヒネ		3.2	35
アミカシン	（アミカシン®）	0.21	5	フルラゼパム	（ベノジール®）	3.4	97
カフェイン		0.61	36	フルニトラゼパム	（サイレース®）	3.7	85
フェノバルビタール	（フェノバール®）	0.7	50	ジフェンヒドラミン	（レスタミン®）	4.0	98.5
リチウム	（リーマス®）	0.79	0	ジゴキシン	（ジギタリス®）	6.0	27
フェニトイン	（アレビアチン®）	0.8	90	有機リン剤		8.0	―
アセトアミノフェン	（カロナール®）	0.94	5	プロメタジン	（ピレチア®）	13	93
ペントバルビタール	（ネンブタール®）	1.0	55	アミトリプチリン	（トリプタノール®）	15.5	95
トリアゾラム	（ハルシオン®）	1.0	80	パラコート		16.5	―
カルバマゼピン	（テグレトール®）	1.2	90	ハロペリドール	（セレネース®）	20	90
フェナセチン		1.5	33	クロルプロマジン	（コントミン®）	21	98
ジアゼパム	（セルシン®）	2.0	98	イミプラミン	（トフラニール®）	21	89
ニトラゼパム	（ベンザリン®）	2.5	85				

文献1より引用一部改変

容量と呼ばれ，体内薬物総量を血中濃度で除したものであり，体重，脂溶性，組織結合性などを反映している．一般に**脂溶性が高く，組織結合性が高いほどVdが高くなり，分布したのちの除去が困難**になる．

2 タンパク結合性（PB）

多くの薬物は血液中でアルブミンをはじめとする血漿タンパクと可逆的に結合し，結合型と遊離型が平衡を保って存在している．**タンパクに結合した薬物は代謝，排泄を受けにくいため，PBの高い薬物の除去はより困難**となる．

● 鑑別診断

- 薬物中毒が強く疑われる症例でも，**他の疾患が潜んでいる可能性を考えて鑑別**を行う．例えば，飲酒後に意識障害で来院した患者を急性アルコール中毒と診断した後に，意識障害が遷延するためCTを撮影したら脳内出血であったケースなどである．
- 中毒物質の同定・推定には家族や救急隊員から得られた情報が参考になる．事前に搬送依頼があれば，その際に**家族や救急隊に服用したと思われる薬のPTP，袋，瓶などを持参してもらう**のもよい．既往歴も重要な手がかりとなり，問い合わせによって処方内容が明らかになるし，精神科受診歴があれば自殺企図の可能性が高くなる．
- 血液や尿の検体を用いた簡易型スクリーニングキットがあれば有用である．Triage DOA®は8種類の薬物に対し尿定性を行えるスクリーニングキットで携帯性もよく有用である．
- 意識障害を呈する患者では，明らかな「酔っ払い」患者でなくてもアルコール（そのほとんどはエタノール）中毒の存在を考えなければならない．本邦ではアルコール類の血中濃度を直接測定することができる医療機関はほとんどない．そのため，アルコール中毒を疑った場合には，計算で求めた血漿浸透圧と実測した血漿浸透圧の差を用いてアルコールの血中濃度を類推する．表2に浸透圧格差からアルコール血中濃度を求める方法を示す．浸透圧を計算で求める場合，血漿中に存在する浸透圧規定物質をNa，K，glucose，BUNのみであると仮定しているため，アルコール類が存在すれば実測値との間に格差が生じるのである．分子量が違うアルコールを同時に摂取している場合には（たとえばエチレングリコールとエタノールなど），正確な値が得られないので注意が必要である．

表2 ● 浸透圧ギャップを用いた血中濃度の類推方法

計算上の浸透圧は次式で求められる.

$$Osm = 2(Na^+) + \frac{glucose}{18} + \frac{BUN}{2.8}$$

血中アルコール類のような低分子物は浸透圧を上昇させるが，この計算式に含まれない．したがって，実際の浸透圧と計算による浸透圧とのあいだに格差（gap）が生まれる．

osmolar gap：ΔOsm＝実際の浸透圧－計算上の浸透圧

さらに浸透圧を上昇させた物質の血中濃度は次式で求められる．

$$血中濃度(mg/dL) ≒ \Delta Osm \times \frac{分子量}{10}$$

例：エタノール中毒（分子量46）でΔOsmが30であった時，血中濃度は30×46/10＝138 mg/dLとなる

各物質の分子量；エタノール：46, メタノール：32, エチレングリコール：62, イソプロパノール：60
文献4より引用

● 輸液治療の実際

1 強制利尿

強制利尿は対象とする薬物がもともと腎排泄性であることが前提であり，分子量の大きい胆汁排泄性薬物では無効である．またVdの大きい薬物やPBの高い薬物を排泄するためには，その効率は悪く長時間を必要とするため適応とならない．急性薬物中毒患者は一般的に脱水状態にあることが多く，輸液により適正な循環血液量を確保することは糸球体濾過値（glomerular filtration rate：GFR）を上昇させ，薬物排泄の効率を上げる．しかし**循環血液量を確保したのちの無意味な大量輸液は，GFRを増加させないばかりか，電解質異常や心予備力の少ない患者での心不全や肺水腫といった合併症の危険が増やすので，安易に大量輸液負荷を行うことは避けるべきである．**

2 尿pHの調節

尿細管での再吸収を抑制するためには，単純に尿量を増やして管腔内の尿流速を増すだけでは不充分であり，尿pHの調節による薬物のイオン化が有効である．酸性薬物の排泄のための尿アルカリ化には重炭酸ナトリウム（メイロン®）を静注するが，実際には尿pHを8.0に保つためには1～4 mEq/kg/時間と大量の重炭酸ナトリウムが必要になることが多い．実際に施行するためには高Na血症や代謝性アルカローシスの頻度が高く，充分に注意する必要がある．尿酸性化には塩化アンモニウム（コンクライト®A）やアスコルビン酸が用いられる．尿のアルカリ化，酸性化の有用性が示されている薬物を表3に示す．

3 血液浄化法

血液透析（hemodialysis：HD）と血液吸着（direct hemoperfusion：DHP）が考えられる．いずれも少なからず侵襲を伴うため，適応には慎重になるべきである．HDは水溶性が高く，Vdが小さく，PBが低い患者では

表3 ● アルカリ利尿，酸性利尿が有効な薬物とpKa

アルカリ利尿が行われる酸性薬物	pKa
バルビツレート系	
◎フェノバルビタール（フェノバール®）	7.2
◎バルビタール（バルビタール®）	7.91
△チオペンタール（ラボナール®）	7.6
△ペントバルビタール（ネンブタール®）	8.2
消炎鎮痛薬	
◎アセチルサリチル酸（アスピリン®）	3.49
△インドメタシン（インダシン®）	4.5
△ジクロフェナク（ボルタレン®）	2.6
△スルピリン（メチロン®）	
△フェニルブタゾン	
抗癌剤	
△メトトレキサート（メソトレキセート®）	5.5
農薬	
△グリホサート	

酸性利尿が行われる塩基性薬物	pKa
◎メタンフェタミン（ヒロポン®：覚せい剤）	9.9
△キニジン	8.4
△ストリキニーネ	

◎ 有効性が報告され普及している
△ 腎排泄性が少なく有効性は疑問だが施行されることもある

（文献2より引用一部改変）

表4 ● 血液浄化法の適応となる薬物と無効な薬物[3]

適応となるもの	効果がないもの
エタノール（HD）	ジギタリス
メタノール（HD）	ベンゾジアゼピン系抗不安薬
エチレングリコール（HD）	抗精神病薬
リチウム（HD）	三環系抗うつ薬
アセチルサリチル酸（HD）	オピオイド系麻薬類
パラコート（DHP）	覚醒剤
テオフィリン（DHP＞HD）	キニジン，プロカインアミド

表5 ● 特異的解毒，拮抗薬の存在する薬物

薬品名	解毒・拮抗薬
アセトアミノフェン	Nアセチルシステイン
ベンゾジアゼピン系抗不安薬	フルマゼニル（アネキセート®）
オピオイド系麻薬	ナロキソン
三環系抗うつ薬	炭酸水素ナトリウム（メイロン®）
有機リン	PAM，アトロピン

中毒物質の除去効率が高く適応となる．DHPは活性炭吸着カラムに直接血液を通すことで有毒物質を除去する方法である．HDに比べて，分子量の大きい薬物やPBの高い薬物でも優れた除去効果を示す．その血行動態から**HDやDHPが適応となる薬物の中であっても特異的な解毒，拮抗薬をもつものは，原則として解毒，拮抗薬の投与が優先される．**一般的に血液浄化法の適応となる薬物を表4に示す．

4 拮抗薬，解毒薬

特異的解毒，拮抗薬の存在する薬物の代表的なものを表5に示す．これらの薬剤の中毒例については使用を考えるが，なかには解毒，拮抗薬自体が重篤な副作用をもつこともあり，メリットとデメリットを充分考えた上での使用が望まれる．

● 注意点

強制利尿はその手軽さからとりあえずの治療として汎用されているが，効果的でないことも多い．強制利尿が有効な薬剤は限られていることを認識すべきである．要は**二日酔の翌日に点滴をガンガンしても，脱水を補正する以上の効果はないのである！**

● 禁忌

尿の酸性化を目的とした塩化アンモニウムの使用は**肝不全患者には肝性脳症を起こすため禁忌**である．

文　献

1) 村田正弘：薬物動態理論と中毒処置への応用（下）．中毒研究，2：361，1989
2) 坂本哲也：中毒患者の輸液．内科，72（4）：725-730，1993
3) 杉田　学：急性薬物中毒の鑑別診断と治療．内科，81（5）：924-929，1998
4) 救急・集中治療ガイドライン．救急・集中治療，18（No.5, 6），2006
・ 杉田　学，前川和彦：一般的処置法．日本医師会雑誌，121（9）：1474-1476，1999
・ 杉田　学：急性中毒．「救急現場のピットフォール」〈2〉（山本保博 監修），p178-184，荘道社，2001
・ 「精神障害のある救急患者対応マニュアル」（宮岡 等 監修，上條吉人 著），医学書院，2007

【杉田　学】

28 内分泌疾患に対する輸液

ポイント

- 臨床的に積極的な輸液治療が必要となる内分泌疾患は，甲状腺クリーゼ，粘液水腫昏睡，急性副腎不全である
- 甲状腺機能亢進症の患者に意識障害やショックが起これば甲状腺クリーゼの治療を開始する
- 偶発性低体温症の背景に粘液水腫昏睡が存在する可能性がある
- 急性副腎不全では治療の遅れは時に致死的となりうる．疑ったらステロイドの投与を直ちに開始する

● 病態生理

- 甲状腺クリーゼは，甲状腺機能亢進症の患者に交感神経系の過剰反応が起こり引き起こされると考えられている．治療が遅れると死に至る反面，迅速な診断と治療がなされれば治癒率は高い．通常の**甲状腺機能亢進症状（甲状腺の腫大，眼球突出，振戦，代謝亢進，発汗，頻脈）**に加え，意識障害，高熱，循環不全などが起こっている場合には**甲状腺クリーゼを疑う**．
- 粘液水腫昏睡は重度の甲状腺機能低下症患者が，意識障害，呼吸不全，循環不全，体温低下などの症状を合併している．甲状腺機能低下症患者が自然に粘液水腫昏睡となることはなく，昏睡に至るには必ず薬物，感染，他の疾患の合併，外傷などの誘因がある．もともと**甲状腺機能低下症を指摘されていない患者でも粘液水腫昏睡を契機に診断される**ことがあり，特に甲状腺機能亢進症で手術や放射線ヨード療法を受けた既往があると潜在的に甲状腺機能低下症に陥っている可能性があり，注意を要する．
- 急性副腎不全（副腎クリーゼ）は，生体が大きなストレスにさらされた時に起こる．副腎皮質ホルモンの絶対的あるいは相対的欠乏により急性循環不全となる．全身倦怠感，無気力，易疲労感，悪心，嘔吐，発熱などの非特異的症状で発症し，急速に症状が進行することが特徴である．コルチゾール，アルドステロンの分泌低下から，水およびNaの排泄亢進，脱水による血液濃縮，電解質異常が起こり，特に**低Na血症，高K血症は特徴的**である．

● 鑑別診断

1 甲状腺クリーゼ

　従来明確な基準は存在しなかったが，2008年に日本内分泌学会が診断基準をまとめ，現在全国的な検証調査が行われている．この診断基準を表1に示すが，注意する点が多いため実際に使用するときには原文を参照されたい．この診断基準は日本内分泌学会のHP上で公開されている（http://square.umin.ac.jp/endocrine/rinsho_juyo/index.html）．**甲状腺クリーゼの治療が非クリーゼ患者に有害となることはほとんどないため，疑ったら即治療を開始する．**

2 粘液水腫昏睡

　意識障害，呼吸不全，循環不全，体温低下が本症の特徴であるため，他の意識障害をきたす疾患との鑑別が重要となる．特に患者背景，症状ともに一致しているため，本症を偶発性低体温症とされ治療される場合も多い．幸い急性期の治療はほとんど違わないため，どちらの診断であっても治療が速やかになされれば経過は良好である．しかし偶発性低体温症の背景に甲状腺機能低下があることを気づかずに，原病の治療を行わず退院させれば再発は必至である．**甲状腺ホルモン（T3，T4）の低下は他疾患でもあるが，同時にTSH（甲状腺刺激ホルモン）が上昇するのは本疾患だけである．**

3 急性副腎不全（副腎クリーゼ）

　急性副腎不全（副腎クリーゼ）の原因は，慢性副腎不全が先行，あるい

表1 ● 『甲状腺クリーゼの診断基準（第1版）』（2008年1月25日作成）

【必須項目】
甲状腺中毒症の存在（遊離T3 および遊離T4の少なくともいずれか一方が高値）
【症状】
1. 中枢神経症状
2. 発熱（38℃以上）
3. 頻脈（130回/分以上）
4. 心不全症状
5. 消化器症状
【確実例】
必須項目および以下を満たす．
a. 中枢神経症状＋他の症状項目1つ以上，または，
b. 中枢神経症状以外の症状項目3つ以上
【疑い例】
a. 必須項目＋中枢神経症状以外の症状項目2つ，または
b. 必須項目を確認できないが，甲状腺疾患の既往・眼球突出・甲状腺腫の存在があって，確実例条件のaまたはbを満たす場合．

表2 ● 副腎クリーゼの病因

I. 慢性副腎不全に起こる急性増悪	1. 原発性副腎機能低下症	(1) Addison病：結核性（約47%），特発性（約33%） (2) 副腎摘出後，癌の副腎転移，アミロイドーシス，真菌症，サルコイドーシスなど (3) 先天性副腎皮質過形成：21-水酸化酵素欠損症（約90%）など (4) 先天性副腎皮質低形成 (5) ACTH不応症
	2. 続発性副腎機能低下症	(1) 下垂体性：Sheehan症候群，腫瘍・手術後，放射線照射後など (2) 特発性：ACTH単独欠損症 (3) 視床下部性：視床下部腫瘍，放射線照射後，外傷，脳炎など (4) empty sella，肉芽腫，ヘモクロマトーシスなど
	3. 医原性	(1) 外因性ステロイドによる副腎皮質萎縮 (2) ステロイド合成阻害薬：メチラポン，ミトタン，ケトコナゾール，トリロスタンなど (3) ステロイド代謝促進薬：リファンピシン，フェニトイン，フェノバルビタールなど
II. 慢性副腎不全を伴わないもの	1. 急性副腎出血	(1) Waterhouse-Friderichsen症候群 (2) 抗凝固薬投与中 (3) 外傷性副腎出血 (4) 新生児副腎出血
	2. 下垂体卒中	下垂体腫瘍内の急性出血・梗塞など

文献1より引用一部改変

は潜在性に存在していた場合と，慢性副腎不全を伴わない場合に分類される（表2）．前者はさらに副腎に原因がある場合，視床下部・下垂体に原因がある場合，医原性な要因で副腎皮質機能抑制が起こっている場合に大別される．後者では急性副腎不全と下垂体卒中があり，きわめて重篤な経過をとることが多い．急性期の治療後はこれらの原因に応じた治療を行う必要があるため，鑑別が重要となる．

また，敗血症患者における急性副腎不全の治療は，ここ数年でアップデートを重ねている．詳細は第3章24．敗血症の輸液（4．ステロイドの投与）を参照のこと．

● 輸液治療の実際

1 甲状腺クリーゼ

脱水，電解質異常が存在するため，静脈確保して生理食塩液や乳酸リンゲル液など浸透圧の高い輸液を急速静注する．皮膚のツルゴールやCVP，患者の口渇感，尿量を参考にする．下痢などにより低K血症を伴っている

場合にはKを補充する（第2章8参照）。頻脈に対してβ遮断薬（インデラル®など）やジギタリスの投与を行うが，低血圧を伴う場合にはβ遮断薬の投与は慎重に行う．また代謝が亢進しているため，ジギタリスの血中濃度が通常量の投与では充分でないことが多く，血中濃度をモニタリングしながら調節する．甲状腺ホルモンを低下させるためには，まずプロピルチオウラシル（チウラジール®）600〜900 mg/日またはチアマゾール（メルカゾール®）60〜90 mg/日を経口あるいは胃管より投与するが，チアマゾールは筋注用アンプルが市販されているので，緊急時には考慮する．続いて無機ヨード（内服用ルゴール®20〜30滴/日 分4またはヨウ化カリウム飽和溶液4滴/日 分4）を投与する．

相対的副腎不全やT3からT4への変換を阻害する目的でハイドロコルチゾン（サクシゾン®，ソル・コーテフ®）100 mgを8時間おきに投与するという意見もある．

2 粘液水腫昏睡

脱水のことが多く，静脈確保して生理食塩液や乳酸リンゲル液など浸透圧の高い輸液を急速静注する．**低血糖時はもちろん，低血糖の存在しない場合も1日120 g程度のブドウ糖の補充が必要**である．副腎不全を合併していなくても，本症ではストレスに対するACTHの反応が低下しているのでステロイドを投与する．ハイドロコルチゾン（サクシゾン®，ソル・コーテフ®など）100〜300 mgを静注後，50〜100 mgを6〜8時間ごとに投与する．甲状腺ホルモンの補充はT4の投与が必要であり，意識障害を合併していることを考えると経静脈投与が理想となるが，本邦ではT4の静注薬は市販されていない．入手可能であれば200〜400 μgを静注するか，経鼻胃管を挿入し500 μgを注入，以後連日100 μgの注入を継続する．

3 急性副腎不全（副腎クリーゼ）

脱水のことが多く，静脈確保して生理食塩液や乳酸リンゲル液など浸透圧の高い輸液を急速静注する．1時間で1 L以上の輸液を行い，血圧が安定し始めたら半生食（生理食塩液と5％ブドウ糖溶液の等量混合液）に変更する．ショック状態では**副腎ステロイドの使用禁忌となる病態はないので，ためらわずにステロイドを投与する**．ハイドロコルチゾン（サクシゾン®，ソル・コーテフ®など）200 mgを静注し，その後4〜6時間おきに50〜200 mgを静注する．発症直後には高K血症を示していることが多いが，治療が奏効すればKは低下するので，Kの補充が必要となる（第2章8参照）．

● 注意点

甲状腺クリーゼに甲状腺ホルモンを低下させる治療を行う場合，必ず抗甲状腺薬（プロピルチオウラシル®，チアマゾール®）を投与してから2時間程度たってから無機ヨードの投与を開始する．**先に無機ヨードを投与すると，抗甲状腺薬の甲状腺への吸収が抑制される．**

文 献

1) 坂内千恵子:急性副腎不全.「代謝内分泌疾患緊急時のアプローチ」(山下亀次郎 編), p127-134, メジカルビュー社, 1998
・ 川上　康:甲状腺クリーゼ.「代謝内分泌疾患緊急時のアプローチ」(山下亀次郎 編), p111-117, メジカルビュー社, 1998
・ 藤田利枝:粘液水腫昏睡.「代謝内分泌疾患緊急時のアプローチ」(山下亀次郎 編), p118-126, メジカルビュー社, 1998

【杉田　学】

29 腎不全に対する輸液

ポイント

■ 急性腎不全は，①腎前性，②腎性，③腎後性に分けられる
■ 緊急透析の適応があるかどうか注意する
■ 腎不全においては輸液の安全域は狭いことを念頭におく

腎不全は**急性腎不全**と**慢性腎不全**に分類される．救急室などで過去の腎機能の経過がわからない場合は**超音波で腎臓の大きさを診て，小さい場合は一般的には慢性で，大きさが保たれている場合は急性**であることが多い．ただし，慢性でも小さくならない場合として糖尿病，アミロイドーシス，多発性骨髄腫，HIVなどが挙げられる．

● 急性腎不全

腎前性，腎性，腎後性に分類される（表1）．

表1● 急性腎不全の分類

腎前性	腎性	腎後性
▶ 血圧低下	▶ 急性尿細管壊死	▶ 尿管閉塞
心原性	虚血	腫瘍，クロット
循環血漿量減少	腎毒性物質	結石，外部からの圧迫
脱水，出血	▶ 急性間質性腎炎	▶ 膀胱出口部閉塞
分布性ショック	薬物など	神経因性膀胱
敗血症	▶ 急性糸球体腎炎	前立腺肥大
アナフィラキシー	細動脈障害	腫瘍，結石
神経原性ショック	血管炎	クロット
閉塞性ショック	急速進行性糸球体腎炎	尿道狭窄
広範囲肺塞栓	悪性高血圧	
▶ 脱水	HUS/TTP	
▶ 重症心不全	▶ コレステロール塞栓	
▶ 肝不全	▶ 多発性骨髄腫	

HUS/TTP：hemolytic uremic syndrome（溶血性尿毒症症候群）/thrombotic thrombocytopenic purpura（血栓性血小板減少性紫斑病）

1 腎後性

腎後性はまず最初に鑑別すべきであり、通常は超音波検査にて水腎症の有無を確認すればよい。腎後性であれば閉塞の解除を速やかに行えばすぐに利尿期に入る（postobstructive diuresis）。この際は水チャンネルのダウンレギュレーションなどの機序により、10 L/日以上の利尿となることもあるが、輸液は0.45%salineを（1号液もしくは生理食塩水と5%ブドウ糖液を等量ずつなど）75 mL/時間の速度から開始することが多い（表2）。しかし、場合により、血圧低下、頻脈などが現れれば、尿の電解質を見ながら、類似の組成の輸液で「追っかける」必要がある。

2 腎前性

腎後性が否定されれば、後は腎前性、腎性の鑑別になる。**輸液負荷や利尿薬を投与する前に血液と尿をとっておく必要がある**。これはしばしば守られていないが、気をつけるべきである（完全に無尿の場合は尿はとれないが）。ものには手順というものがあり、感染症では培養をとってから抗生物質を投与するべきであるのと同様である。

腎前性と腎性の腎不全は表3に示したような鑑別点がある。FENa＜1%**では通常は腎前性であるが、いくつか例外があり**、造影剤による腎不全、急性腎炎、肝不全、心不全などの腎前性の要素の合併、血管炎、初期の腎後性腎不全、初期の急性間質性腎炎などでは腎性でもFENa＜1%のことがありうる（表4）。逆に慢性腎不全がある場合、腎前性の要素があってもFENa＞1%となることがある。Ccr＝100 mL/minで、FENa＜1%が腎前性の指標

表2 ● 急性腎不全の輸液

● 欠乏量輸液
腎前性の要素があれば血行動態をモニタリングしつつ輸液する
● 維持輸液
欠乏量が補正された後の輸液は脱水、溢水にならないように通常はhalf normal saline（1号液あるいは5%ブドウ糖＋生理食塩水等量ずつ）を尿量＋不感蒸泄分だけ輸液する。尿の電解質も参考にする
●急性腎不全からの回復期（いわゆる利尿期）と腎後性腎不全の閉塞解除後の輸液
half normal salineを75mL/時間程度で開始（血圧低下、頻脈、BUN上昇、など脱水の所見に注意する）

表3 ● 腎前性、腎性腎不全の鑑別

	U/P Cr	UNa	FENa	Uosmo (mOsm/L)
腎前性	＞40	＜20	＜1	＞500
乏尿性急性尿細管壊死	＜20	＞40	＞1	＜350

FENa =100 ×（UNa×PCr）/（PNa×UCr）
UNa：尿中Na　UCr：尿クレアチニン　PNa：血漿Na　PCr：血漿クレアチニン
（PalmあるいはWindows mobileをお持ちの方は http://www.skyscape.com/Estore/productDetail.aspx?ProductID=227 に便利な計算機が無料である）

表4 ● FENa＜1％でも腎前性でない場合

初期の虚血による急性尿細管壊死
非乏尿性腎不全の10％
造影剤による腎不全
急性腎炎，血管炎
肝不全，心不全などの腎前性の要素の合併
初期の急性間質性腎炎
急性の腎後性腎不全（稀）

だが，Ccr＝50 mL/minではFENa＜5％を指標と考えて大きな間違いはない．

腎前性であれば輸液，血管作動薬，心不全の治療などで改善しうる．ここで注意しておきたいのは**血圧が低ければ尿が出ないのが当たり前なので，まずは輸液やカテコラミンなどにより，ショックを離脱することが先決だ**，ということである．ショックで乏尿になっている患者にまず必要なのは利尿剤や透析ではない．

血行動態をモニタリングしながら輸液，カテコラミンの投与量を決めることになるが，病歴，身体所見や胸部X線，心エコー検査などの非侵襲的検査のみで充分な情報が得られなければ，CVラインを入れてCVP（中心静脈圧）を測ったり，右心カテーテルを入れて肺動脈楔入圧，心拍出量を測るなどの侵襲的モニタリングが必要になることがある．

輸液例

- 輸液量は上記モニタリングによるボリュームの状態や心機能の評価次第であるが，乏尿の患者で溢水でなく，心機能に問題がなければ，生理食塩水500〜1,000 mLを30〜60分で輸液してみることは，しばしば行われる．充分に輸液したと思われても，利尿が得られなければ利尿薬を用いる．フロセミド（ラシックス®）を10 → 20 → 40 → 80 → 160 → 320 mg 程度の用量で試みることが多い．

- その他フルイトラン® 2 mg程度（内服）を併用すると相乗効果が得られることがある．また低用量（＜3 μg/kg/分）のドパミンは腎動脈を選択的に拡張するといわれていたが，現在では腎保護作用はない，というコンセンサスになっている．

3 腎性

表1に示したように腎性腎不全には様々な原因があり，診断により治療法が決まるので，鑑別が重要である．アミノグリコシド，造影剤，横紋筋融解症，溶血などによる腎症，抗生物質による間質性腎炎，動脈内カテーテル操作によるコレステロール塞栓，などでは特に病歴が重要である．また，急性腎炎，急速進行性糸球体腎炎などでは尿沈渣，免疫学的検査，腎生検などが重要である．

以上に加えさらに重要なのは緊急血液透析の適応であり，表5に挙げる．基本的には水，溶質，尿毒症症状と覚えればよい．

表5 ● 急性腎不全の透析適応

高K，アシドーシス
肺水腫
尿毒症（心膜炎，脳症，高度の消化器症状）

● 慢性腎不全

　慢性腎不全の保存期では急性増悪以外では輸液を必要とすることは通常ない．

　よくある急性増悪の原因は**腎灌流の低下**（急性腎不全の腎前性腎不全のファクター），**薬剤**（アミノグリコシド，NSAIDs，間質性腎炎など），**尿路系の閉塞**，**感染症**，**コレステロール塞栓**，**腎静脈血栓**などである．維持透析に入った患者は当然水制限が必要であるが，保存期の患者では濃縮力が落ちてはいるものの，尿量を2,000 mL/日程度に保つほうが良い．**低Naなどがなければ，飲水制限は通常行わない**．

　また，慢性腎不全の患者が長期にわたり消化管を使えなくなった場合などTPN（total parenteral nutrition，高カロリー輸液）を行う必要があるが，市販されている糖とアミノ酸がセットになっている製剤（ピーエヌツイン®など）は使えないので，50％ブドウ糖液や腎不全用アミノ酸，脂肪製剤などを用いて自分でつくらねばならない．

文　献

- Schrier, R.W. : Renal and Electrolyte Disorders. 5th ed., Lippincott-Raven, New York, 2002
- Daniel, H. et al. : The Washington Manual of Medical therapeutics. Lippincott Williams & Wilkins, 2007

【柳　秀高】

30 横紋筋融解症（rhabdomyolysis）に対する輸液

> **ポイント**
> - ミオグロビンが尿細管閉塞をきたし，腎機能異常を生じる
> - 治療は何はともあれ大量輸液である
> - クレアチンキナーゼ（CPK）を治療の指標にする

● 横紋筋融解症とは

横紋筋融解症とは，横紋筋が崩壊し，筋細胞成分が全身循環へ放出される病態である（図）．筋肉壊死によって放出される**ミオグロビン**がその中心をなす．通常，ミオグロビンは分子量18,800で血漿タンパクと結合しており尿中へはわずかしか到達しない．ところが大量のミオグロビンが放出されると血漿タンパクの結合能力を超え，糸球体で濾過され尿細管へ到達し**尿細管閉塞**，腎機能障害を引き起こしうる．

● 病態生理

① **筋細胞の伸展**：Na, Cl, 水の細胞内流入が増加し，細胞腫大自己崩壊が起きる．
② **再灌流傷害**：虚血による組織傷害で再灌流後に白血球が傷害組織に遊走しフリーラジカルが産生され組織傷害が増強される．
③ **コンパートメント症候群**：強い筋膜，骨間膜で囲まれたコンパートメントの出血・浮腫のため筋肉や神経が壊死，線維化を起こすこと．

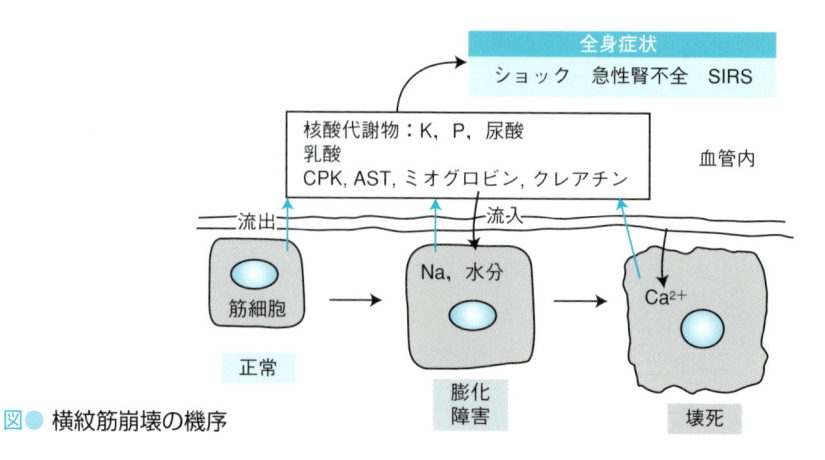

図● 横紋筋崩壊の機序

● 横紋筋融解から急性腎不全へ

hypovolemia（循環血液量減少）に伴う腎血流量低下，尿細管虚血，ミオグロビン血症，代謝性アシドーシスなどの様々な因子が複合して急性腎不全が成立してしまう．

● 横紋筋融解症の原因

横紋筋融解症の原因を表に示す．

● 診断

現病歴などから，外傷など横紋筋融解症の原因となりうるものがあったかを調べる．血液データではクレアチンキナーゼ（CPK），血中ミオグロビン，ポートワイン様のミオグロビン尿などで疑う．

1 クレアチンキナーゼ（CPK）

横紋筋由来のCK-MMが数万にも上昇しうる．排泄がゆるやかであることから血中濃度高値が持続し，**治療の指標になる**．

2 ミオグロビン

茶褐色の**ミオグロビン尿**を呈する．代謝が種々の条件に左右され，また速いため血中，尿中ミオグロビン値は治療の指標になりにくい．

3 筋肉の腫脹・疼痛

外傷性の場合は受傷部位の発赤，腫脹，疼痛で診断する．非外傷性では肉眼的には診断できないこともあり，CT，MRIが必要なこともある．

表● 横紋筋融解症の原因

外傷性（筋肉の急性・慢性の圧挫によるもの）	
多発外傷	
クラッシュ症候群（圧挫症候群）	
血管・整形外科手術術後	
昏睡などによる長時間体動不能	
非外傷性（筋肉の圧挫によらないもの）	
筋肉の血流需要の増大によるもの	筋肉に対する毒性によるもの
過激な運動	アルコール中毒
熱中症	薬物・毒物
鎌状赤血球症	感染症（ウイルス，細菌，原虫）
痙攣重積	電解質異常
ミオパチー	内分泌異常
悪性高熱	筋炎
悪性症候群	特発性

● 輸液治療の実際

1 大量輸液

　細胞外液を大量に補充して充分な利尿をつけ，K排泄とミオグロビンをwash outさせることが治療の基本となる．利尿がつかない時に，それ以上の容量負荷をためらうケースもみかけるが，これは大きな誤りで，場合によっては1,000mL/時間もしくはそれ以上の容量負荷が必要なこともある．血液浄化をすぐには施行できない施設，医師に，容量負荷がなされていない傾向がみられ，時間が経ってATN（acute tubular necrosis，急性尿細管壊死）が成立してから転院や集中治療室への入室を依頼してくることも多い．「利尿がつかないので負荷をやめるのではなく，利尿がつかないから負荷をする」という認識が少なくともこの病態の治療には必要である．

　尿量が300mL/時間以上確保される場合は，輸液のみで急性腎不全への移行を防げる可能性が高い．

輸液例

ラクテック® 500 mL/時

2 併発する問題点に対応しながらの輸液

　横紋筋融解症に合併し得る問題として脱水，それに伴う高カリウム血症，高ナトリウム血症，腎機能障害，肝機能障害，代謝性アシドーシス等が挙げられる．

　症例ごとにその程度は異なり，それらを踏まえて輸液プランをたてる．

輸液例

❶ 脱水が著明な場合

細胞外液の負荷を継続（前述の大量輸液を継続）

ラクテック® 500 mL/時

❷ 高カリウム血症や腎機能障害の場合

カリウムが含まれない輸液 1号液，4号液

ソリタ®T1 84 mL/時

❸ 高ナトリウム血症の場合

細胞外液（相対的には低ナトリウムの組成になる）
または生理食塩水＋5％ブドウ糖を1：1組成，その他 維持液など

生理食塩水® 500 mL＋5％ ブドウ糖® 500 mL 100 mL/時

❹ 代謝性アシドーシスが著明な場合

　基本的には細胞外液の大量輸液で急速に改善する．患者のpHなどの状況にもよるが少なくとも長期間の炭酸水素ナトリウムの投与は不要である．

> 8.4%メイロン® 20 mL/時

❺ これらで血行動態が安定して利尿がついた場合には栄養を考慮する．肝機能障害の所見を認めればアミノ酸，脂肪製剤は使用せずにグルコースエネルギーを摂取する．

> ヴィーン®D　100 mL/時

❻ 腎不全が成立した場合には血液浄化を施行する．血行動態が安定していれば血液透析（hemodialysis：HD）を，不安定な場合には持続的血液濾過透析（continuous hemodiafiltration：CHDF）を選択．血液浄化が急性腎不全の成立前の導入によりミオグロビン除去に関して有効であるかは議論があるところである．血漿交換の適応はない．

3 尿のアルカリ化

尿がアルカリの環境であればフェリルミオグロビン複合体が安定化するため，尿細管でミオグロビンが変性せず，フリーラジカルが産生されず腎障害が生じにくい．また，ミオグロビンと尿酸が結晶化しにくくなり尿酸円柱による尿細管閉塞も生じにくい．尿pHは6.5以上に保ち，血液ガスではpHが7.5以上にならないように注意する．

輸液例

> 8.4%メイロン®　10 mL/時

4 利尿薬

マンニトールには活性酸素を除去する効果も報告されるが，マンニトール自体が腎不全を誘発するとの報告もある．また，輸液量が不十分な状態での投与は脱水および腎不全を助長する危険が高い．

【清水敬樹】

31 外傷の輸液

ポイント

- 外傷患者の初期治療ではJATEC™ガイドラインが有用である
- 選択する輸液製剤は細胞外液である
- 外傷で起こるショックは循環血液量減少性ショックか閉塞性ショックである
- 大量輸液による体温低下に注意する

● はじめに

2002年12月に日本外傷学会より本邦における外傷初期治療ガイドライン[1]が出版され，2008年には改訂第三版となった．Japan Advanced Trauma Evaluation and Care（JATEC™）と称する本ガイドラインでは，本邦の現状に即した外傷初期治療の"標準化プログラム"が記載されている．定期的な研修コースの開催などにより，JATEC™が推奨する外傷診療プロセスは急速に普及し，今や救急領域における外傷治療の現場では，JATEC™は"共通言語"のごとく広く認知されるようになっている．

本項では，JATEC™ガイドラインを参考に，外傷初期治療における輸液治療，特に出血性ショックに対する輸液について概説する．

● 外傷患者がやってきたら・・・・・

ひとくちに外傷といっても，その程度は千差万別である．歩いて病院にやってくる打撲・捻挫や骨折患者や，三次救急対応として搬送される多発外傷患者とでは，その対応が全く異なることは言うまでもない．その重症度に応じて，個々のケースで出血量に応じた輸液を行う必要がある．

経口で水分補給が可能で，出血量が比較的少ない場合は，そもそも輸液すら必要ない．経口摂取が不充分もしくは不能で，脱水傾向が疑われれば，それは輸液の適応である．

外傷に伴う出血により減少した循環血液量の補充に対して選択する輸液製剤は，各種の細胞外液補充液（等張電解質輸液製剤）である．代表的なものを（表）に示す．また，**受傷直後の急性期において，糖質を含有するものは選択する必要はない．**

表● 細胞外液補充液（糖質なし）

	商品名	容量（mL）
生理食塩水	生理食塩水	100　200　250　500　1,000
乳酸リンゲル液	ラクテック®	250　500　1,000
	ソルラクト®	250　500　1,000
酢酸リンゲル液	ヴィーン®F	500　1,000
	ソルアセト®	500　1,000
重炭酸リンゲル液	ビカーボン®	500

● 外傷急性期に起こるショックとは？

① 出血性ショック（循環血液量減少性ショック）
② 閉塞性ショック　1）緊張性気胸　2）心タンポナーデ

　外傷急性期のショックは，まず上記①②が原因と考えてよい．ショックを呈する外傷患者では，胸部X線や超音波検査を利用して閉塞性ショックの原因の有無を検索する．閉塞性ショックが原因であれば，輸液治療に先行して閉塞を解除する必要がある．具体的には，1）では胸腔ドレナージ，2）では心囊ドレナージを優先しなければならない．

● 出血性ショックとは？

　外傷患者では，その重症度に応じて損傷臓器での脈管の破綻により循環血液量の喪失が生じる．出血の初期には，この前負荷の減少に対して，代償性にカテコラミンの分泌増加（末梢血管抵抗の増大と心拍数の増加）と体液の血管内への移動が起こり，血圧低下は生じない．しかし，出血が重度で遷延した場合はこの代償機構は破綻し，血圧が低下しショックに至る．したがって，この代償機構が破綻する前に，ショックを早期に認知し，速やかな輸液治療を開始しなければならない．

● 出血性ショックの重症度

　出血性ショックの重症度の分類としてAmerican College of Surgeons（ACS）の分類がある（図1）．本分類は出血量を循環血液量のパーセンテージにもとづいて重症度を4つにクラス分類し，各クラスにおけるバイタルサインと意識レベルの傾向を示したものであり，ショックの病態と臨床所見を理解するために有用である．

❶ **Class Ⅰ：15％（750 mL）までの出血**

　献血をした程度の出血量と考えてよい．認められても軽度の頻脈程度でバイタルサインへの影響はほとんどないと考えてよい．

❷ **Class Ⅱ：15〜30％（750〜1,500 mL）までの出血，100 bpm以上の頻脈**

　頻脈，頻呼吸がみられる．収縮期血圧はほとんど変化しないが，カテコラミンによる末梢血管抵抗の増大により，拡張期血圧が上昇し脈圧が低下

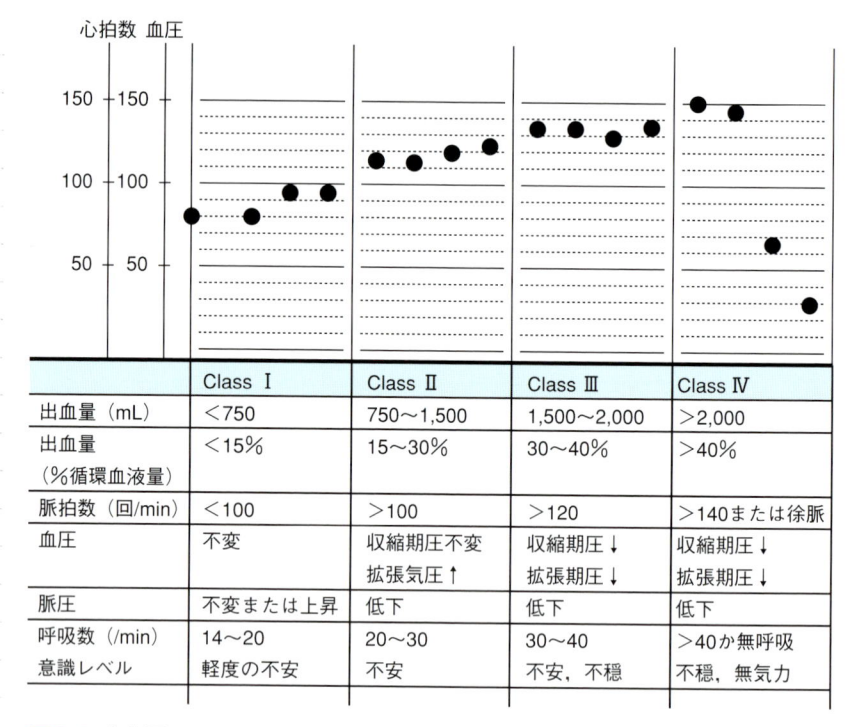

	Class Ⅰ	Class Ⅱ	Class Ⅲ	Class Ⅳ
出血量（mL）	<750	750〜1,500	1,500〜2,000	>2,000
出血量 （％循環血液量）	<15%	15〜30%	30〜40%	>40%
脈拍数（回/min）	<100	>100	>120	>140または徐脈
血圧	不変	収縮期圧不変 拡張気圧↑	収縮期圧↓ 拡張期圧↓	収縮期圧↓ 拡張期圧↓
脈圧	不変または上昇	低下	低下	低下
呼吸数（/min）	14〜20	20〜30	30〜40	>40か無呼吸
意識レベル	軽度の不安	不安	不安，不穏	不穏，無気力

図1 ● 出血量とショックの重症度およびバイタルサインの変化
（American College of Surgeons Committee on Trauma Evaluation and Management：Program for Medical Students；Instructor teaching guide, American College of Surgeons, Chicago, 1999 より改変）

する．不安，恐怖といった神経症状が出現しうる出血量とされる．

❸ **Class Ⅲ：30〜40％（1,500〜2,000 mL）までの出血**

生体の代償機転が破綻するレベルの出血量である．収縮期血圧は低下し，不穏や意識レベルの低下が出現する．輸液治療のみでは対応が困難であり，輸血や外科的止血の介入が必要となる可能性が高い．

❹ **Class Ⅳ：40％（2,000 mL）を超える出血**

致死的な出血量である．著明な収縮期血圧の低下，頻呼吸，意識レベルの低下が認められる．皮膚は冷たく，蒼白である．即時輸血と外科的輸血が必要となる．

> 収縮期血圧はショックの早期認知の指標にはならない．図1のClass Ⅰ とClass Ⅱまでの，循環血液量の30％程度までの減少では代償機転により収縮期圧は維持されることに注目してほしい．これらの状態はすでに軽度〜中等度のショックであると認識しなければならない．そして，Class Ⅲ やClass Ⅳのように収縮期圧がすでに低下している状態は，代償機転の破綻を意味し，すでに重篤なショックととらえる必要がある．

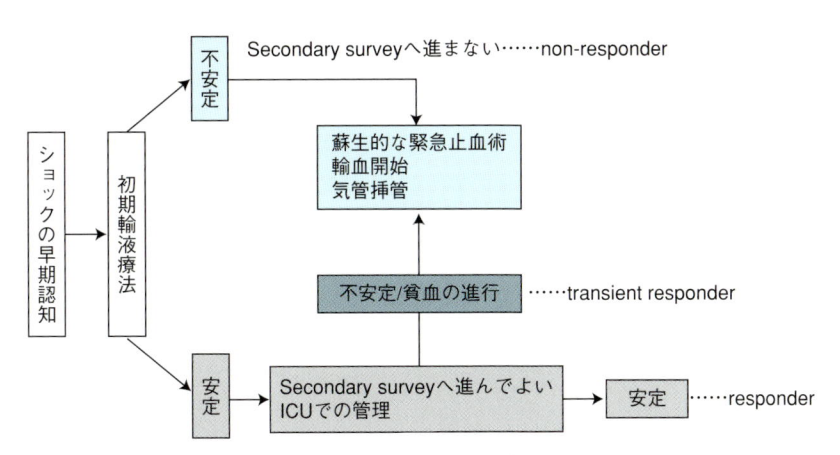

図2 ● 初期診療における循環の反応と治療方針[1]

"Secondary survey"とは、外傷初期診療における身体各部位の損傷を系統的に検索し、根本治療の必要性を決定する過程をいう．この過程を開始するためには、生命維持のための生理機能にもとづいた，いわゆるABCDEアプローチに従う"Primary survey"の完了と"蘇生"によりA・B・Cが安定していることが前提である

● 輸液の実際

JATEC™における初期輸液療法を示す（図2）．これは，**出血によって生じた循環血液量の低下に対する治療であるとともに，治療方針を決定するための指標としての役割も担っている**．つまり，急速輸液に対する反応を評価することで，持続する出血によるショックの重症度の程度を推定し，外科的止血の適応などの治療方針の方向性を決定することを目的としている．

少なくとも2本の末梢静脈路（14～18G）を確保し，細胞外液を**全開で滴下する（ボーラス投与，bolus infusion）．総輸液量は成人で1～2L，小児では20 mL/kg×3回**とする．

❶ 初期輸液療法で安定（responder）

初期輸液療法に反応し，その後の循環動態が安定化を認めるものである．この場合，外科的介入や輸血が必要となることは稀である．

❷ 一過性の安定が得られる（transient responder）

初期輸液療法に反応し循環動態が安定した後に，再度不安定化する場合をいう．ごく短時間で再度ショックに陥るものから，ある程度の時間経過を経てから不安定化に至るものまでケースバイケースである．輸血や外科的介入が必要となることが多い．

❸ 初期輸液療法で安定しない（non-responder）

初期輸液療法で昇圧が得られない場合や，輸液を維持速度に落とした段階で再度ショックに陥るものである．この場合，持続する出血量は相当量と考えられ，ただちに輸血を行うとともに，緊急の外科的止血を行わなければ救命し得ない．

> 成人に室温レベルの輸液1Lを投与すると，体温は約0.25℃低下する[2]とされる．したがって，急速輸液の際は，39℃に加温したものを使用する．また輸液回路，輸血回路にも加温装置を装着し，厳に低体温を回避する必要がある．出血による消費性の凝固障害に加えて，低体温による凝固異常が加わると，制御不能となり救命は望めない．

● 膠質液（血漿分画製剤）の使用

JATEC™のガイドラインにはショック時の膠質液の使用については言及されていない．しかし，実際の臨床の現場では初期輸液療法を行ってもショックが遷延する場合，膠質液の急速投与を行うことは稀ではない．出血性ショックで使用される膠質液（血漿分画製剤）は，**血漿と等張な5％アルブミン製剤**である．膠質液では等張電解質製剤の3倍程度の循環血液量増量効果が得られることが期待されるが，転帰を改善したという明らかなエビデンスはない[3]．2007年に欧州から出された外傷後の出血マネージメント（欧州ガイドライン）[4]でも推奨度はgrade2Cと高くない．

● 輸血療法

わが国の血液製剤の使用指針[5]，米国における外傷初期診療教育プログラム（Advanced Trauma Life Support®：ATLS®），欧州ガイドライン[4]などにおいて，その適応はほぼ同様なもので大きな差異はない．ここでは，欧州ガイドラインでの指針を示す．詳細は成書もしくは文献6を参照いただきたい．

> ① 濃厚赤血球：ヘモグロビン値7～9 g/dLの維持を目標とする．
> ② 新鮮凍結血漿：PT or aPTT≧正常×1.5で初期投与量10～15 mL/kg（体重50kgで6～9単位）
> ③ 血小板濃厚液：血小板50,000/μLの維持を目標とする．
>
> ＊ATLS®では，FFP（新鮮凍結血漿）は濃厚赤血球6単位以上の輸血を要する場合が適応，血小板輸血は循環血液量の1.5倍以上の出血量としている[7]．

● 薬物療法

出血性ショックでは，すでに交感神経系の賦活によりカテコラミンが動員され，末梢血管抵抗が増大している．したがって，**早期からの血管作動薬の使用は行ってはならない**．可能な限りのvolume replacementを行ってもショックが遷延し，循環動態の維持が困難である場合に，その使用に踏み切るべきである．

臨床の現場では，大量輸液・輸血によっても循環血液量の正常化が得られず，カテコラミンを使用しても反応が乏しく，昇圧が得られない最重症例を経験することは稀でない．

一般に，出血性ショック急性期には代償性にカテコラミンと同様に，バソプレッシンも上昇することが知られている．ショック時のバソプレッシンの分泌は，循環血液量の低下に伴った頸動脈や心房の収縮刺激を圧受容体が感知し，求心性インパルスが減少することで得られる圧受容体反射の一反応として生じる．この圧受容体反射を介した分泌は極めて鋭敏であり，ベッド上での臥位からヘッドアップへの体位変換でも有意に上昇するとされる．

バソプレッシンの血中半減期は20分前後と短いため，その反応の継続には，持続的な分泌が必要とされる．しかし，出血性ショックの際にバソプレッシンの貯蔵量を超えて分泌刺激が持続した場合，その分泌は急速に低下し，バソプレッシンの枯渇（vasopressin deficiency）を生じると考えられている．
以下の報告を参照して頂きたい．

- 犬でのカテコラミン不応の出血性ショック遷延モデルにおいて，血中バソプレッシン濃度低下が認められ，バソプレッシンの投与により良好な昇圧効果が得られた[8]．
- 羊での出血性ショックモデルにおいて，1度目の出血後短時間で2度目の出血を発生させた場合に，バソプレッシンの血中濃度は有意に低下していた[9]．
- 手術中に大量出血をきたしたショック患者の血中バソプレッシン濃度は，初期に高値を示した後に急速に低下する[10]．

このような報告を総合すると，バソプレッシンはショックに対する刺激を受けて即座に最大分泌に達し，その後直線的な減少に転じ，6～24時間程度で"枯渇"すると考えられる[11]．

このように，カテコラミンに不応な遷延性の出血性ショック例では，バソプレッシンの使用（1～4 mU/kg/min）[3] によって内因性のvasopressin deficiencyの状態が改善することで，循環動態の安定化につながる場合があることを知っておくとよい．

● 循環動態のモニタリング

重篤な出血性ショックではモニタリング管理が必須である（第3章32. 熱傷の輸液の項を参照）．

文　献

1) 「外傷初期診療ガイドラインJATEC™ 第三版」（日本外傷学会外傷初期診療ガイドライン改訂第三版編集委員会 編），へるす出版，2008
2) Sessler, D. I.：Perioperative thermoregulation and beat balance. Ann. NY. Acad. Sci., 31：20, 1997
3) 久志本成樹：実践輸液・輸血ガイド；循環血液量減少性ショック．救急医学，32：51-57, 2008
4) Spahn, D. R. et al.：Management of bleeding following major trauma. A European guideline. Critical Care, 11：414, 2007
5) 厚生労働省医薬食品局血液対策課：血液製剤の使用指針（改定版），2005
http://www.mhlw.go.jp/new-info/kobetu/iyaku/kenketsugo/5tekisei3.hyml
6) 小泉均，岡本博之：出血性ショックの治療指針．「救急・集中治療ガイドライン －最新の治療指針－ 2008-'09」（岡本和文 編），総合医学社，p64-67, 2008

7) Kortbeek, J. B. et al.：Advanced trauma life support, 8th edition, the evidence for change. J. Trauma, 64：1638-1650, 2008
8) Morales, D. et al.：Reversal by vasopressin of intractable hypotension in the late phase of hemorrhagic shock. Circulation, 100：226-229, 1999
9) Hjelmqvist, H. et al.：Haemodynamic and humoral responses to repeated hypotensive haemorrhage in conscious sheep. Acta. Physiol. Scand., 143：55-64, 1991
10) Tsuneyoshi, I. et al.：Low-dose vasopressin infusion in patients with severe vasodilatory hypotension after prolonged hemorrhage during general anesthesia. J. Anesth., 19：170-173, 2005
11) 恒吉勇男, 上村裕一：敗血症性ショックにおけるバソプレッシンの出番. 日集中医誌, 15：4-6, 2008

【 横手　龍 】

32 熱傷の輸液

> **ポイント**
> - 熱傷ショック期とrefilling期で輸液療法を考える
> - 熱傷の深達度と面積を評価する
> - 輸液の公式で算出した輸液量はあくまで参考値である
> - 各種パラメーターやモニタリング機器を駆使して「必要を満たす最少量の輸液」を目標とする

　現在，日本熱傷学会学術委員会においてエビデンスに基づく熱傷診療ガイドラインの作成が勧められており，近く公表される予定である．第33回日本熱傷学会総会・学術集会（2007年）でのシンポジウムでは，学術委員会7氏よりガイドライン作成への取り組みが紹介されるとともに，試案が公表された．ガイドライン試案では，初期輸液について「エビデンスレベル」，「推奨度」がその根拠とともに示されており，大変興味深いものであった．本来であれば，完成したガイドラインを参考に概説したいところであるが，公表前の段階での執筆であるため，この点をご容赦願いたい．

● はじめに

　熱傷輸液療法は，**熱傷ショック期とrefilling期（ショック離脱期）**の輸液に分けられる．ショック期の病態の主体は血漿成分や体液減少による血管内容量の減少とそれに基づく心拍出量の減少である．これに対して多くの初期輸液療法が提唱されている．ショック離脱後の輸液の主体は維持輸液と栄養輸液およびrefilling期の対策が中心となる．

● 熱傷時の体液変動

　受傷急性期より，主に以下の原因によって有効循環血漿量の著明な低下をきたす．

> ① 熱傷創面からの多量の水分蒸発
> ② 血管壁の透過性の亢進による水分の非機能的細胞外液としての間質（third space）への貯留
> ③ 細胞外液中のNaイオンの消費

① 水分蒸発調節の根幹をなす皮膚角質層が失われることが主因と考えられる．

② 毛細血管内皮・周囲組織に対する熱による直接的障害に加えて，体表に加わった熱作用という侵襲により惹起される全身性炎症反応（SIRS：systemic inflammatory response syndrome）として活性化した血小板・好中球等から放出される各種chemical mediatorsの生理活性作用によって生じる．血管透過性亢進に伴い循環血漿中のタンパク質も血管外に漏出し，その結果血管内とthird spaceの間の膠質浸透圧勾配が減少するため血管内から血管外への水分の移動がさらに進行することとなる．結果，熱傷創部はもちろん健常皮膚部も含む著明な全身浮腫が起こることになる．これに加えて古典的な神経・体液性因子（ヒスタミン等）も関与している．

③ 熱の直接作用による細胞死・広範囲熱傷に伴う循環障害・各種chemical mediatorsによる細胞膜障害によってNa-Kポンプ機能が停止・低下して細胞外液中のNaイオンが細胞内に貯留する（細胞浮腫）．細胞外液中のNaイオンが低下すれば当然細胞外液の浸透圧が減少するため，浸透圧勾配によって細胞内へも水分が移行することになる．

有効循環血漿量の低下による重篤な血管内脱水が生じた結果，Frank-Starlingの機序により心拍出量が減少するとともに血液濃縮状態が進行する．これが熱傷性ショック（burn shock）の病態である．

● 輸液治療のポイント

熱傷の初期治療で最も重要であるのが初期輸液である．受傷急性期（一般に受傷後24〜48時間）の熱傷性ショック期に，適切かつ速やかな初期輸液を行うことで，ショックの遷延と末梢微小循環障害を阻止し，多臓器への障害を回避することを目的とする．

● 熱傷深達度分類と重症度の判定

初期輸液計画の立案に際して，熱傷深達度と熱傷面積（%TBSA：%total burn site area）の把握は必須である．しかし，いずれも受傷急性期に厳格な評価を行うことは事実上困難であるので，可能な範囲での評価を行う．

① **熱傷深達度分類**（図1）（表1）（表2）
② **熱傷面積の算定**（図2）
③ **既往歴，基礎疾患，受傷部位，年齢，原因（火炎，熱湯，化学性），気道熱傷合併の有無**

上記①②の評価に加えて③を加味して総合的に重症度を判定する（筆者は初期の熱傷面積算定の際には，その簡便さから手掌法や9の法則を使用している）．

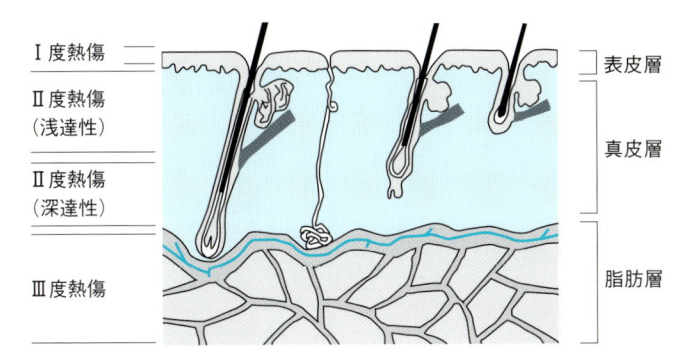

図1 ● 熱傷深達度の評価
真皮にとどまるⅡ度熱傷であれば，"毛根"には非可逆性のダメージは及んでいない．
逆に"毛根が生存"していれば，真皮は残存しており上皮化が望める．
つまりⅡ度熱傷とⅢ度熱傷の違いは"毛根が生存しているか否か"の違いとも言える

表1 ● 熱傷深達度の評価

熱傷深達度は，日本熱傷学会で次のように分類されている．
本分類は，肉眼的な分類であるが，臨床経過とよく一致する．
① Ⅰ度熱傷（EB：epidermal burn）
　　表皮にとどまる熱傷．受傷部皮膚の発赤のみで瘢痕を残さず治癒する．
② Ⅱ度熱傷
　　真皮におよぶ熱傷
　　1）浅達性Ⅱ度熱傷（SDB：superficial dermal burn）
　　　水疱が形成されるもの．水疱底の真皮上層までの熱傷．通常1〜2週で上皮化し治癒する．一般に肥厚性瘢痕を残さない．
　　2）深達性Ⅱ度熱傷（DDB：deep dermal burn）
　　　水疱が形成されるもので，水疱底の真皮深層におよぶ熱傷．真皮層は肉眼的に白色で貧血状の状態を呈している．上皮化までに約3〜4週を要し，肥厚性瘢痕ならびに瘢痕ケロイドを残す可能性が高い．
③ Ⅲ度熱傷（DB：deep burn）
　　皮膚全層の壊死で白色レザー様（なめし皮様）を呈する．皮膚が炭化した熱傷も含む広範囲の場合，保存治療では上皮化が望めず，植皮術の適応である．植皮を行っても肥厚性瘢痕や瘢痕拘縮をきたす可能性が高い．

表2 ● 熱傷深達度と肉眼的な鑑別法

分類	所見	症状	治癒期間
Ⅰ度（EB）	紅斑・発赤（血管拡張・充血）	熱感・疼痛	数日
浅Ⅱ度（SDB）	水疱・びらん	疼痛・灼熱感・	約10日
深Ⅱ度（DDB）	（血管透過性亢進・滲出）	知覚鈍麻	約3週間
Ⅲ度（DB）	羊皮紙様（血管途絶・凝固壊死）	無痛性	治癒せず・瘢痕拘縮

〔頻用される重症度の評価法〕

❶ 熱傷指数：burn index（BI）＝1/2 Ⅱ度熱傷面積＋Ⅲ度熱傷面積

重症度の判定法として，生命予後を左右する熱傷面積に深達度を加味したものがburn index（BI）である．BIは熱傷患者の死亡率とよく相関する．また，創感染の可能性の高い面積，つまり植皮を要する面積の目安を意味

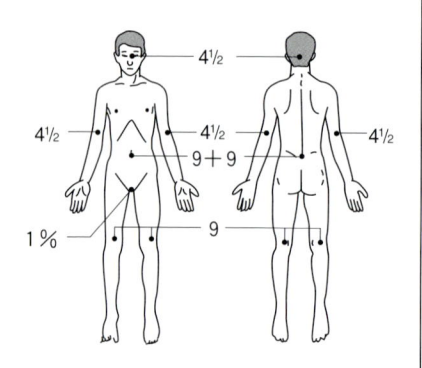

- ・頭部・・・・・9％
  ただし，頭部，顔面，頸部すべてを含めて9％とする（顔面のみでは4.5％）．
- ・上肢・・・・・9％×2
  上肢もすべて含めて9％（片面のみなら4.5％）．
- ・下肢・・・・・9％×4
  下肢は片足で9％＋9％＝18％である．前面で9％，後面で9％．
  または，下腿で9％，大腿で9％とすることもできる．
- ・体幹・・・・・9％×4
  体幹前面で18％，後面で18％である．前胸部9％＋腹部9％，胸背部9％＋腰背部臀部9％とする．
- ・陰部・・・・・1％

a）9の法則
簡単で覚えやすく，大まかな面積を容易に算定でき初期治療の目安とするのに適している．
すべて9％で区分し，11カ所の9％と陰部の1％を足して100％である．
b）手掌法
初療室での評価では，簡易的に患者の手掌面積を全体表面積の1％と換算して熱傷面積を算定してもよい．

図2 ● 熱傷面積の評価

する．

❷ **熱傷予後指数：prognostic burn index（PBI）＝BI＋年齢**

年齢が予後に与える影響は極めて大きい．PBIが100以上の症例の予後は不良である．

❸ **Artsの基準**

成書参照．現在でも良く用いられている熱傷の重症度の基準である．

● 輸液の公式

種々の公式が考案されている（詳細は成書参照），このうち最も汎用されるのはParkland法（別名：Baxter法）である．

〈Parkland formula（Baxter formula）〉
4×体重（kg）×熱傷面積（％）mLの乳酸リンゲル液を受傷後8時間で全量の1／2を投与し，次の16時間で残りを投与する．受傷後24〜48時間で膠質液を250〜1,200 mL投与，加えて維持輸液を開始する．

〈Shriners Burns Institute fomula（小児熱傷に対する公式）〉
5％糖加乳酸リンゲル液950 mL＋25％アルブミン製剤50 mLを基本液とする．
5,000 mL×熱傷面積（m^2）＋基本液2,000 mL×体表面積（m^2）を受傷後8時間で全量の1／2を投与し，次の16時間で残りを投与する．

● 輸液の実際

各種公式で算出された輸液量では充分な尿量を確保することが困難なことが多い．これらの公式は，初期治療時に厳格な評価が困難である熱傷面積や深達度に依存しており，また気道熱傷などの合併症の要素が加味されていないので，**算出された計算値はあくまでも"おおよその指標"にすぎない**．

実際には，公式で算出された輸液量で初期輸液を開始し，経過中に適正尿量が得られない場合は躊躇なく輸液量を調節していく必要がある．具体的には，以下のパラメーターを総合して至適輸液量を調節していくこととなる．

1 初期輸液のパラメーター（表3）

1. バイタルサインと血液検査
① 尿量：最も簡便かつ重要な指標．体液が保持され組織灌流が維持されているか否かの指標（単なる腎機能のモニターではない！）．腎は熱傷やショック時の第一のtarget organであり，腎機能は組織灌流圧と密接な関係がある．
② 血圧・心拍数：急性期にはストレス・疼痛により内因性のカテコラミンが大量に放出される結果，末梢血管抵抗が増大し実際の血管内脱水の状態をマスクする可能性があり，血圧はあまり正確な循環血漿量の指標とはいえない．一方，心拍数は，充分な鎮痛・鎮静下にある場合においても頻脈が続くようであれば循環血漿量不足の指標となりうる．
③ base deficits・乳酸値：呼吸状態が一定であれば末梢組織代謝のよい指標となる．

2. モニタリング機器
① 中心静脈カテーテル（CVC），肺動脈カテーテル（PAC）
② i ）循環動態モニターPiCCO plus®，ii）動脈圧心拍出量モニターVigileo Monitor®
広範囲熱傷・気道熱傷・高齢者・ショック症例では，これら心機能モニタリング機器下での循環管理を必要とする場合もある．②は近年使用されるようになった比較的新しい機器である．i ）は中心静脈と大腿動脈へのカテーテル挿入，ii）は中心静脈と橈骨動脈へのカテーテル挿入によって，心拍出量や一回心拍出量変化量，心係数，末梢血管抵抗を始めとする，様々なパラメーターの持続測定が可能である．これらの機器では，PACで必要な心腔内と肺動脈内へのカテーテル挿入を回避でき安全性が高いとされるが，一方で不整脈などの因子によってモニタリング値が影響を受けやすいなどの欠点がある．詳細は成書を参照．

3. その他
〈パルスオキシメーターによる連続酸素飽和度（SaO_2）モニター〉
収縮期圧が80 mmHg以下では脈波を感知できないことから，組織酸素化のみならず組織循環のモニターとしても応用できる（特に手指の深い熱傷では減張切開の適応を判断する際の指標となる）．

※パラメーター評価の際の注意点
パラメーターの値はあくまで参考値であり，絶対値として評価してはならない．例えば，中心静脈圧などは人工呼吸器管理による胸腔内圧の上昇や，

表3 ● 熱傷輸液管理の指標

特別な機器を必要としないもの	尿量	0.5〜1.0 mL/kg/時
	血圧（非観血的）	収縮期血圧 90 mmHg以上
	心拍数	120 bpm以下
	base deficits	−5以上
	体温	36〜38℃
	下大静脈径	10 mm以下
特別なモニター機器を必要とするもの	動脈圧モニター	
	中心静脈カテーテル（CVC）	
	肺動脈カテーテル（PAC）	
	循環動態モニターPiCCO plus®	
	動脈圧心拍出量モニターVigileo Monitor®	

> 浮腫の増強による腹腔内圧の上昇などによって変化するため，「この値なら充分血管内容量は充足しているだろう」などと安易に評価してはならない．パラメーター評価においては，値そのものよりも，その値のトレンドを評価することで至適値を予想・設定することが重要である．また，各種のパラメーターを総合的に勘案して評価しなければならない．

　一般に熱傷面積が大きいほど大量の輸液が必要となるが，必要以上の輸液負荷は酸素化の悪化に直結し，またショック離脱後のrefiiling現象による容量負荷も大きいものとなってしまい，呼吸循環管理に難渋することもよく経験する．したがって，"必要を満たす最少量の輸液"がベストであることは言うまでもない．

❶ 細胞外液補充目的の輸液製剤

- 等張晶質液（isotonic crystalloid）
  細胞外液補充製剤・・・生理食塩水，乳酸リンゲル液，酢酸リンゲル液，重炭酸リンゲル液
- 膠質液（colloid）：5％アルブミン溶液製剤
- 新鮮凍結血漿（FFP）：消費性凝固障害を伴う重症例では考慮

　受傷時から6〜18時間後までの急性期極期には細胞外液のみ，この時期の膠質液の投与は血管透過性亢進により投与したコロイド成分が組織間に漏出し，浮腫を遷延させるとの考えが一般的である．しかし，近年非熱傷部の血管透過性亢進は受傷8時間後にはほとんど改善されているとの報告もあり，受傷6〜12時間後の膠質液送気投与を推奨する意見もある．このように膠質液の投与至適時期に関しては議論のあるところである．ただし，血清総タンパク量が3.0 g/dL以下の著明な低タンパク血症の場合はそれ自体乏尿の原因ともなり，ただちに血漿製剤を投与すべきである．

　経験的に，熱傷面積10％程度の症例ではParkland法に準じて晶質液のみの輸液で管理可能と思われる．

　一方，広範囲熱傷症例の場合は，多くの施設ではModified Parkland法に準じて行われているようである．

〈Modified Parkland法〉
Parkland法の4 mL/kg/%burnで晶質液のみの輸液を開始し，血圧や尿量が適正になるように輸液量を調節し，さらに受傷後8～12時間前後から膠質液を開始することで過剰輸液をできるだけ回避しようという方法．

❷ ヘモグロビン尿

熱による物理的刺激により赤血球が破壊され溶血が起こる場合がある．溶血によって生じた遊離ヘモグロビンは急性尿細管壊死の原因となる．治療はヒト血漿ハプトグロビン投与が有効である．1回4,000単位を点滴静注する．基本的には肉眼的にヘモグロビン尿が否定されるまで使用する．

❸ 血管作動薬

適切なvolume resuscitationによって前負荷が維持されているにもかかわらず，低心拍出量状態あるいは末梢血管拡張を呈している場合には，積極的にカテコラミンを使用する．

(＊) 広範囲重症熱傷では心収縮機能が低下するとの意見もある．いずれにしても個々の患者の病態に応じた治療選択が必要となる．

以上，熱傷における輸液治療の流れを（図3）に示す．

2 ショック離脱後の輸液

受傷48～72時間頃始まるrefilling期には，third spaceに漏出して血管内タンパクの再吸収が起こるため循環血液量は最大となる．腎機能が正常であれば（特に元気な若い症例などでは）大量の時間尿量が認められ驚くほどのマイナスバランスの状態となるが，これは生理的な現象でありマイナ

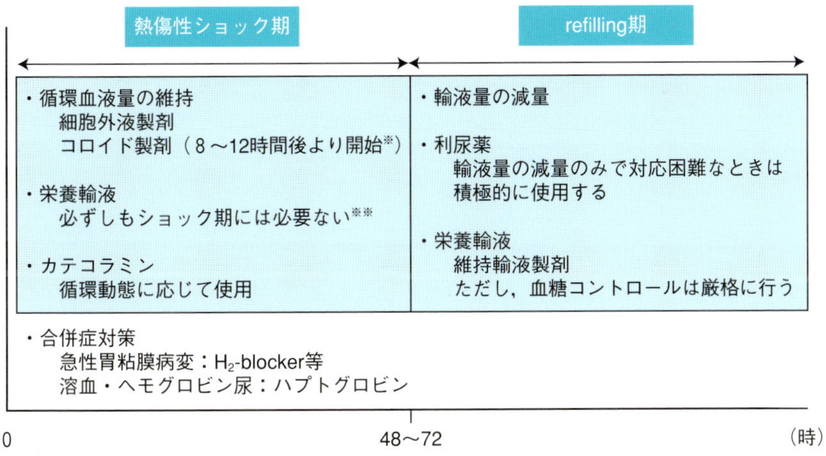

熱傷性ショック期	refilling期
・循環血液量の維持 　　細胞外液製剤 　　コロイド製剤（8～12時間後より開始※） ・栄養輸液 　　必ずしもショック期には必要ない※※ ・カテコラミン 　　循環動態に応じて使用	・輸液量の減量 ・利尿薬 　　輸液量の減量のみで対応困難なときは積極的に使用する ・栄養輸液 　　維持輸液製剤 　　ただし，血糖コントロールは厳格に行う
・合併症対策 　　急性胃粘膜病変：H$_2$-blocker等 　　溶血・ヘモグロビン尿：ハプトグロビン	

0　　　　　　　　　　48～72　　　　　　　　　　（時）

図3● 熱傷輸液の基本的な流れ
※投与開始時期については議論があり，8～12時間後は目安である．
※※ショックという高侵襲時に糖を負荷しても有効に利用されないので積極的に糖分を輸液する必要はない．ただし，ケトン尿などが認められるのであれば，必要最小限の糖の負荷を行う（具体的には維持輸液製剤の少量持続投与など）

スバランスという事実にあわてて輸液負荷などを行ってはいけない．むしろ極めて積極的に輸液量は減少させなければならない．この時期の循環血液量の増大に対して肺は特にこの影響を受けやすく，静水圧タイプの肺水腫が起こり，酸素化の悪化や過大な前負荷による心不全をきたす場合がある．ショック時の腎灌流圧低下によってこの時期には腎機能が低下（つまり，GFRが低下）している場合も多く，このような場合増加した循環血液量に見合う尿量が確保できないことが多い．その際には積極的に利尿薬などによって尿量増加を図ることとなる．

文 献

- 「最新の熱傷臨床」（平山峻，島崎修次 編），克誠堂出版，1994
- 鈴木幸一郎，他：広範囲熱傷初期の体液・循環変動とその管理．日外会誌，99：8-13，1998
- 「集中治療医学」（日本集中治療学会 編），秀潤社，2001
- 河西克介，上山昌史：実践輸液・輸血ガイド；熱傷．救急医学，32：63-65，2008
- 井上孝隆，山口芳裕，島崎修次：熱傷患者の管理指針．「救急・集中治療ガイドライン ガイドライン－最新の治療指針－ 2008-'09」（岡元和文 編），総合医学社，99-101，2008
- 「熱傷の治療．最近の進歩」（百束比古 編），克誠堂出版，2003

【横手　龍】

33 術前の輸液

> **ポイント**
> - まず患者をみて，術前の脱水状態を評価し，輸液量を決定し，血圧，心拍数などのバイタルサインを安定させる．術前は基本的には有効に循環血流量を保つため細胞外液を主体とした輸液（乳酸加リンゲル，生理食塩液など）を投与する．具合の悪い患者は術前は大抵脱水状態である
> - 術前の栄養状態を評価してカロリー投与方法を決定する
> - 患者の心機能を問診，心拡大の有無，心電図でおおまかに把握．心機能の低下や弁膜症があると，急激な水分の出納に対して容易に血圧が低下したり，心不全に陥る
> - 普段内服していた薬剤に対して静脈投与に変更が必要なものがないかどうか，逆に，ワーファリン®などに対してはリバースが必要かどうかを確認する

● 術前，術後を通してのおおまかな流れ

別項に脳神経外科，整形外科の項があるので，ここでは主に一般外科における周術期の輸液について述べていく．

外科手術という侵襲に対して体がどう反応していくか理解した上で輸液内容を考える．まず，手術開始より**surgical stress**といわれる状態に陥り，侵襲に対してエピネフリン，ノルエピネフリン，副腎皮質刺激ホルモン，コルチゾール，アルドステロン，抗利尿ホルモン，レニンなど種々の**ストレスホルモン**の分泌が亢進する．一方，エネルギーの消費の増大とともに，筋タンパクの異化が進み，糖新生の亢進と糖利用の抑制という**surgical diabetes**の状態に陥る．水バランスにおいてはいわゆるthird spaceへの水分，Naの貯留が起こり，実際に投与している水分量に比較して循環血液流量は欠乏しがちとなり，循環維持のために相当量の細胞外液が必要となる．術後，surgical stressの状態を脱し3，4日後にはthird spaceからの水分が**血管内に戻るrefilling state**となり徐々に元の状態に回復していく（図）．

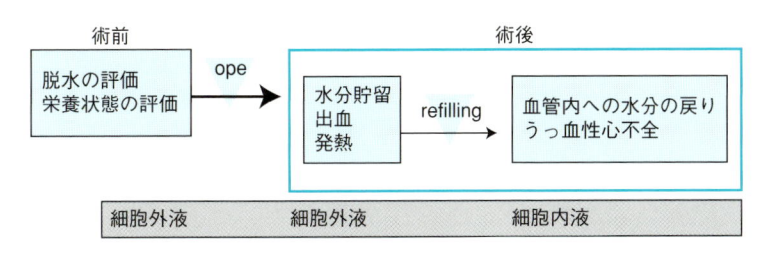

図● 周術期の流れ

● 輸液の実際

1 患者の把握

まず，術前の患者の健康状態を把握しよう．例えば，定時手術のなかの多くの患者は術前健康な状態で，術前日も経口摂取可能である．そのような症例に対しては，術前の輸液は基本的に不要であろう．漫然と点滴をつなぐよりも麻酔科医と相談し，可能な限り飲水可能な時間を延ばしてもらえばよい．ただし，術前検査などが重なり，禁飲食から思わぬ脱水が生じる可能性があり，そのような場合は**維持輸液いわゆる細胞内液を30〜40mL/kg/日投与する．術当日は前夜からの絶飲食のための脱水を補正するため細胞外液をおよそ40mL/kg/日で投与する．**

経口摂取が困難な患者の場合は，厳密な脱水状態，栄養状態の評価が必要である．

2 脱水状態の評価

脱水を評価するには医療面接，身体所見が重要である．医療面接からは下痢，発熱があったか，口渇感はないか，尿量は減少していないかなどを聞き出す．身体所見からはツルゴールの低下，頻脈，血液データからはHctの上昇，BUN/Creの解離，および胸部X線などを参考にする．脱水状態に対しては細胞外液を中心に輸液を行い，血圧，脈拍の安定，尿量の確保に努める．**血中乳酸値は組織循環不全の指標として非常に有効**である．安易にドパミンを開始せず，2,000 mL程度の充分な細胞外液を投与した上でカテコラミンの必要性を考慮する．

脱水の誘因として消化管の閉塞を伴う場合は表のように，それぞれの閉塞部位により喪失する消化液の内容を考慮する．

例えば胃癌や，胃，十二指腸潰瘍などによる幽門狭窄症例では胃液の喪失によって低Cl血症，HCO_3^-の上昇による低Cl性アルカローシスが生じていることがある．また，小腸，大腸などの下部消化管の閉塞では主に細胞外液の喪失が問題となり，イレウス管からの排液量に応じて輸液量を増量する．また，下痢ではKの喪失に加えて，多量のHCO_3^-が失われるため代謝性アシドーシスとなる．

表● 体液の電解質組成[1]

	Na (mEq/L)	K (mEq/L)	Cl (mEq/L)	HCO₃ (mEq/L)	1日量 (mL)
血漿	135〜145	3.5〜5.0	95〜110	22〜28	
胃液	30〜90	5〜20	50〜120	0	2,500
膵液	115〜160	3〜8	55〜95	70〜110	700
胆汁	130〜160	3〜12	90〜120	30〜50	500
小腸液	70〜150	4〜7	6〜120	20〜40	3,000
下痢便	20〜160	10〜40	30〜120	30〜50	

3 栄養状態の評価

2週間以内に経口摂取が可能な場合は末梢静脈による栄養投与を行い，術前に低栄養であったり2週間以上の栄養管理が必要な場合はIVH（intravenous hyperalimentation，中心静脈栄養）を考慮する．ただし，そのような場合でもできる限り経腸栄養剤を用いたほうがよい．例えば，末梢維持輸液を1,000 mL/日に，経腸栄養剤を毎食一缶ずつ加える．実際の栄養状態の評価は身体測定（体重，上腕三頭筋部皮下脂肪など）や総タンパク，アルブミンなどが簡便でどこの施設でも利用できるが，可能であればrapid turn-over proteinであるプレアルブミン，トランスフェリンなどで経日的な変化をみるとよい．

4 内服薬の継続

元来服用していた経口薬は必ず確認し静脈投与に切り替え，ステロイドなどは麻酔科と相談してステロイドカバーを行い（導入時ハイドロコーチゾン 50〜100 mg投与），緊急手術の場合はワーファリン®服用中であればビタミンK（最近では脳出血などに対しては第Ⅸ因子製剤 PPSB-HT®が用いられる）を用いてリバースを，抗血小板薬を内服中であれば血小板投与を考慮する．

5 貧血の是正

できる限り輸血を避けるのはいうまでもない．術前の貧血の是正のため，経口あるいは経静脈的に造血剤を投与するが，Hbが7 g/dL以下の過度の貧血や心予備能，呼吸予備能が不十分と考えられる症例には濃厚赤血球の投与を考慮する．

6 血糖管理

術前血糖管理に関しては，長期的管理は別としても少なくとも血糖値200 mg/dL以下，1日尿糖10 g以下，尿中ケトン体陰性を目安に速攻型インスリンを用いて管理を行う．

● 注意点，ピットフォール

- 脱水の補正が最重要事項．
- 脱水に対してはNa濃度の高い細胞外液を用いる．
- 常用薬を複数の施設から処方されていることもあるので，念入りな情報収集を怠らない．

文 献

1)「新臨床外科学」（森岡恭彦 監，武藤徹一郎，加藤紘之 編），p75, 医学書院，1999
・ 諏訪庸夫 編：静脈，経腸栄養．日本臨床，59（増刊号5），2001
・ 中尾彰秀 編："輸液療法の初歩から応用まで"．内科，90：99-101, 2002

【小島直樹】

34 術中の輸液

ポイント

- 術中輸液は，①維持輸液の補充と，②出血量，third spaceへの移行に対する術中喪失分の補充からなる
- 術中輸液評価のため各種モニターが必須である．尿量は最も信頼できる
- 出血が循環血液量の20％を超えた場合，輸血も考慮する

● 目的と内容

術中輸液の目的：①術前からの脱水の補正，②術中喪失分の補充，③栄養補充・電解質補正を行うことにより，麻酔・手術侵襲下での酸素・エネルギー受給バランスを維持することである．

内容：①恒常性維持のための維持輸液の補充，②出血，third spaceへの漏出などの術中喪失分の細胞外液補充からなる．

● 病態生理

①手術患者は一般的に絶飲食，炎症のため脱水傾向にある．②麻酔薬により心収縮力低下，末梢血管拡張が起こる．③手術侵襲により術野に発生する腹水や浮腫部分への細胞外液の非機能的貯留（fluid sequestration）が生じ，そのスペースをthird spaceといい，その量は術野部位による（表1）[1]．術後数日で血管内に戻ってくる（refilling）．④術中より異化ホルモン（mobilizing hormone）であるカテコラミン，ADH，アルドステロンの分泌により，Na・水分貯留，K喪失傾向がある．

表1 ● 手術部位別非機能的細胞外液発生量

部位	発生量（mL/kg）
脳	0〜2
顔面・頸部	5〜10
胸腔・胸壁	5〜10
上腹部	10〜15
下腹部	5〜10
四肢（体幹近接部）	5〜10
手足	2〜5

文献1より引用

患者重症度	手術侵襲度	各種モニター
軽 ↓ 重	小 ↓ 大	非観血的血圧計 心電図 尿量 パルスオキシメーター
		直接動脈圧
		中心静脈圧 さらに必要があれば Swan-Ganz カテーテル 経食道心エコー

図 ● 輸液療法評価術中モニター

● 診断・評価

　術中の輸液負荷に際しての各種モニターは必須である（図）．臨床症状，非観血血圧，脈拍，尿量を参考にする．**尿量は指標として最も信頼できる**．時間尿が1.0 mL/kgを超えていれば体液量は充足していると考える．血液ガス分析，血算より 各種電解質，ヘマトクリット，base excessも参考になる．血中lactate値により酸素受給バランスが良好に維持されているか評価できる．

● 輸液治療の実際

1 維持輸液

次の式より算出する．

> 基礎輸液量 ＝
> 予測尿量 ＋ 不感蒸泄量 ＋ 喪失量（出血，下痢，嘔吐など）－ 代謝水
>
> 　不感蒸泄量 ＝ 体重（kg）× 15（mL）　　　代謝水 ＝ 体重（kg）× 5（mL）

　実際の輸液量としては，**基礎輸液量 ＋ 安全係数 f × 欠乏量**を1日量として点滴静注する．安全係数 f は若年者では1/2〜1/3，高齢者の場合1/4とする．また，主として小児用とされるが成人でも適応できる周術期維持輸液量の算出方法として次のようなものもある（表2）[2]．これはまた最低必要な摂取水分量を2 mL/kg/時としているものもある[3]．**維持輸液剤補充は基本的にはいわゆる3号液を用いる**．

2 細胞外液輸液

　これは不感蒸泄，出血量，そしてthird spaceへの移行に対する補充であり，酢酸加リンゲル液あるいは乳酸加リンゲル液などの細胞外液補充剤（ECF replacer）を用いる．出血量の補充に対しては一般的には3〜4倍量の細胞外液補充剤で補う．細胞外液補充剤はその1/4が血管内に留まるとされる．喪失するものは水分だけでなく電解質も必要となる（表3）[3]．術中以降は異化期であるため，**ブドウ糖は0.1〜0.2 g/kg/時の投与で充分**である．

表2 ● 体重別水分必要量[2]

体重（kg）	時間水分必要量
0〜10	4 mL/kg
10〜20	40＋BW×2（mL）
20〜	60＋BW（mL）

BW：body weight

表3 ● 1日に必要な電解質量

● 水分	2,000〜3,000 mL
● Na	150 mEq
● K	100 mEq
● Cl	100 mEq
● Ca	20 mEq
● Mg	15 mEq

文献3より引用

3 術中輸血[4]

循環血液量は通常体重の約8％（80 mL/kg）であり，20％を超えた場合細胞外液製剤に加えて一部分を赤血球で補うことを考慮する．

a）赤血球MAP液

6 g/dL以下の急性貧血ではほとんど輸血適応がある．6〜10 g/dLの間では患者のリスクを鑑みて決めるべきであり，Hb 10 g/dL以上では輸血の適応であることは稀である[5]．

b）血小板製剤

一般的には止血に必要な血小板数は2万/mm^{3}以上で，手術中は5万/mm^{3}以上である．血小板補充には濃厚血小板（PC），当日採血液を用いることになる．循環血液量以上の大量出血時で血小板減少が生じ血小板輸血が必要となることが多い．

c）新鮮凍結血漿（FFP）

凝固因子活性が20〜30％以上あれば外科的処置は可能とされる．この適応は凝固因子欠乏症における凝固障害時である．循環血液量の補正を目的とする場合はアルブミン製剤を使うべきである．

● 注意点・禁忌

健常成人ではその恒常性調節能により，何をどれだけ入れようが問題が起こりにくいが，safety margin（安全域）の狭い**小児**，**高齢者**の場合，急激な変化を避けるべく，頻回にモニターし緩徐に補正することが肝要である．

文 献

1) 高折益彦：輸液．「最新麻酔科学（改訂第2版）」（稲田 豊，他 編），p979-1015，克誠堂出版，1995
2) Kaye, A. D. & Grogono, A. W. : Fluid and Electrolte Physiology. Anesthesia 5th ed. (Miller, D. M. eds.), p1586-1612, Churchill Livingstone, 2000
3) 小川 龍：輸液．「臨床麻酔学全書」（花岡一雄，他 編），p814-829，真興交易医書出版部，2002
4) 寮 隆吉：自己血輸血．「改訂版ベッドサイドの新輸血学」，p112-126, Medical View，2001
5) ASA Task Force : Practice guidelines for blood component therapy. Anesthesiology, 84 : 32, 1996

【関山裕詩】

35 術後の輸液

> **ポイント**
> - 術直後は細胞外液を用いる
> - 尿量を0.5 mL～1.0 mL/kg/時を目安に輸液量を調節
> - third spaceからのrefillingが生じる時期には心不全や肺水腫に陥る危険があり,維持輸液を絞りぎみに用いる
> - 尿糖による尿量増加に注意する

● 術後のおおまかな流れ

　術当日は術中出血,術野への浸出,third spaceへの液貯留などにより,基本的に循環血液流量の欠乏状態である.さらに,術後1,2日は手術侵襲によるカテコラミン,抗利尿ホルモン,アルドステロンなどのストレスホルモンの分泌亢進が残存し,体内への水分貯留傾向は続く.術後3日目あたりからストレスホルモンは正常化し,third spaceからの水分のrefillingが生じ,循環血液流量は増加し心不全,肺水腫などに陥る危険にさらされる(図).それぞれの時期に応じた組成輸液,輸液量を考慮する.

● 輸液の実際

- 術後,輸液管理を引き継ぐにあたっては,術中に充分循環血漿量が足りたのか,やや不足気味であったのかを把握し帰室後の内容を組み立てる.具体的には尿量1 mL/kg/時を目安に細胞外液の補充を行い,循環血漿量が充分であると判断したら維持輸液に変更する.
- 実際に,術当日は術中出血,術野への浸出,third spaceへの液貯留などにより,基本的に循環血液流量の欠乏状態であり,多くの場合細胞外液による補正が必要である.術後1～2日ぐらいまで水分,Naは

術当日～術後1,2日surgical stress期	術後3日以降
出血 浸出,胃管からの排液 third spaceへの液体貯留	ストレスホルモンの正常化 refillingによる血液流量の増加 心不全,肺水腫の危険
細胞外液	細胞内液,糖分,アミノ酸の補給

図● 術後の流れ

体内に貯留傾向にあり，ドレーン，胃管からの排液も加わるので尿量1mL/kg/時を維持するために引き続き細胞外液を補充する．さらに，不感蒸泄は約1,000mL/日であり，術後の発熱でさらに水分の必要量が増すことに注意が必要である．しかし，侵襲度が低かったり，若年者の場合には術翌日からrefillingが訪れることもあるので尿量が増加してくる時点を見逃してはいけない．

■ 術後第3病日ぐらいからストレスホルモンの正常化とともにrefillingが起こり利尿がついてくるので，輸液量が過剰にならないように維持輸液を制限する．特に**高齢者の場合は腎排泄が追いつかず心不全，肺うっ血などに陥る危険があり**，溢水傾向が認められれば利尿薬の投与が必要となる．

■ ただし，食道切除後などはあえてドライサイド（脱水ぎみ）で管理する場合があり，いつ抜管するかによっても方針が異なるのでそれぞれの施設の方針を確認する．

❶ 栄養管理

術後はsurgical stressにあるので5％程度のブドウ糖輸液で充分である．逆に**高血糖に陥ると尿糖によって予想外に尿量が多くなり脱水に傾き，医原的な循環不全の原因となりうるので注意が必要**である．

静脈栄養が術後1週間以上必要な場合で，かつ高カロリー輸液が望ましいと考えられる場合（食道切除，膵頭部十二指腸切除，直腸低位前方切除，骨盤内臓全摘などの術後）はIVH（intravenous hyperalimentation，中心静脈栄養）を考慮する．ビタミン剤，特に**ビタミンB_1の投与は必須**である．

❷ 微量元素

Zn（亜鉛），Cu（銅），Mn（マンガン），Se（セレン），Cr（クロム），Mo（モリブデン）などが主に問題となる微量元素だが，静脈栄養施行時の必要量は報告によって異なり一定しない．実際には中心静脈栄養が必要な症例において1週間に1アンプル投与すればよい．

❸ 脂肪製剤

利点，投与方法などは，第5章46．栄養要求量の算定，第5章49．経静脈栄養，に譲るとして，術後の場合，無脂肪高カロリー輸液で栄養管理されたものは術後第4病日には必須脂肪酸欠乏症に陥っていることが明らかにされている．したがって**1週間に約500mLの20％乳化脂肪製剤の投与**を行うことが望ましい．

● 注意点，ピットフォール

■ refillingの時期を見逃さない．
■ 術後は通常の不感蒸泄約700mL〜1,000mLに加え，発熱による水分喪失が加わる．
■ 腎機能低下患者に対しては輸液量，Kだけではなく抗生物質の量についても補正が必要．

■ リンパ節郭清の範囲が広いほど浸出液が多く，ドレーンからの排液量を見ながら輸液を増量する．

文 献

- 「新臨床外科学」（森岡恭彦 監，武藤徹一郎，加藤紘之 編），医学書院，1999
- 諏訪庸夫 編：静脈，経腸栄養．日本臨床，59（増刊号5），2001
- "わかりやすい術後輸液管理"．外科，61：1999
- 中尾 彰秀 編："輸液療法の初歩から応用まで"．内科，90：99-101，2002

【小島直樹】

36 脳神経外科疾患に対する輸液

> **ポイント**
> - 頭蓋内圧亢進症に対して，脱水療法は意味がないばかりか有害である
> - くも膜下出血急性期は，再破裂を予防するため厳格な降圧療法が必要となる
> - くも膜下出血発症後2週間は，脳血管攣縮を予防するためのtriple H療法を行う
> - 脳神経外科疾患急性期にみられる低Na血症では，SIADHとcerebral salt wastingとの鑑別が重要となる

● 頭蓋内圧亢進に対する一般的な輸液

従来脳神経外科疾患に対する輸液は，頭蓋内圧亢進状態を回避すべく脱水気味に管理することが重要と考えられていた．もちろん脱水で管理することにより循環血液量は減少し，血圧は低下するため脳灌流圧も低下し，結果として頭蓋内圧（intracranial pressure：ICP）も低下することが多い．しかし近年，ICPを低下させるだけでは頭蓋内圧亢進状態の患者の予後を改善させることは難しいと考えられるようになり，**ICPを低値（20mmHg以下）にすることと同時に平均動脈圧からICPを引いた脳灌流圧（CPP：cerebral perfusion pressure）を高値（70mmHg以上）に維持することが重要**ということがわかった（図1）．脱水療法はCPPを下げるため適当ではなく，頭蓋内圧亢進状態でも循環血液量は正常に保ち，一方でICPを下げる手段が必要になるのである．

〔具体的な輸液治療〕

① 循環血液量の維持

循環血液量を補充するため，乳酸リンゲル液の点滴静注を開始する．維持液やブドウ糖液などの**低張液は，脳浮腫を助長しICPを上昇させる可能性があるので用いない**．循環血液量は胸部X線上の心陰影や尿量，皮膚のツルゴール，口渇感，中心静脈圧などから総合的に判断する．重症例ではSwan-Ganzカテーテルを挿入して，肺動脈楔入圧をモニタリングする．浸透圧利尿薬投与時の尿量は，浸透圧利尿のため循環血液量を反映しない．

② 浸透圧利尿薬

グリセオール®，マンニトール®などの浸

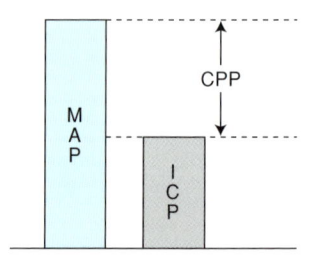

図1 ● 脳灌流圧と頭蓋内圧[1)]
MAP：平均動脈圧　ICP：頭蓋内圧
CPP：脳灌流圧
＊平均動脈圧 ＝ 拡張期血圧 ＋ 1/3
　（収縮期血圧 － 拡張期血圧）

透圧利尿薬を用い，ICPを下げる努力をする．1回量100～300mLを病態に応じて4～6時間おきに投与するのが一般的である．頭部CTの画像からICP上昇の程度を類推することが多いが，相関しないことも多い．重症例では頭蓋内圧モニタリング用カテーテルを硬膜下に挿入して，ICPの上昇に応じて浸透圧利尿薬を投与する．

　グリセオール®とマンニトール®の使い分けには諸説あるが，通常マンニトール®はグリセオール®に比べ，「切れはいいけどリバウンドが起こる」といわれ，両者を組み合わせることも多い．グリセオール®は糖類とNaを比較的多く含むので注意する．

● 高血圧性脳内出血

　頭蓋内圧亢進状態に対する治療が中心となる（前記参照）．出血が大きい場合には血腫除去術を行わないと救命できないことも多いが，それ以外の場合には積極的な手術も神経学的な予後を改善できないといわれている．高血圧が原因なので降圧薬を使用し降圧するが，くも膜下出血に対するような積極的な降圧は必要ない．

〔 具体的な輸液治療 〕

❶ 頭蓋内圧亢進に対する一般的な輸液

❷ 降圧療法

　Ca拮抗薬であるニカルジピン（ペルジピン®）を1mgずつ静注し，収縮期血圧を140～160mmHgにコントロールする．その後血圧上昇傾向があれば持続静注を行う．ニカルジピンは脳血流を減少させるという理由で，他のCa拮抗薬であるジルチアゼム（ヘルベッサー®）を推奨する向きもある．

● くも膜下出血（SAH）

- **SAH**（subarachnoid hemorrhage）は，脳動脈瘤が高血圧により破裂して起こり，**急性期の治療は再破裂を予防することに終始する**．そのため，血管造影から動脈瘤開頭クリッピング術を施行するまでは，術前，術中を通じて充分な降圧が必要となる．対して術後は，最も重要な合併症である脳血管攣縮を予防するための治療を行わなければならない．
- 1994年に米国より提唱されたSAHの治療ガイドラインのなかで，triple H療法が提唱され，治療のスタンダードとなってきた．**triple H療法**とは**hypervolemia**（充分な体水分量），**hypertension**（高血圧），**hemodilution**（血液希釈）の頭文字を取ったもので，脳血管攣縮の好発時期である術後2週間まではこの3つを目標として輸液管理する．
- また脳血管攣縮を予防するための薬物療法として，ミオシン軽鎖リン酸化酵素阻害薬，トロンボキサンA_2合成酵素阻害薬も積極的に用いられている．

〔 具体的な輸液治療 〕

❶ 術前の再破裂予防治療

前述の通り，Ca拮抗薬を使用した積極的な降圧治療を行う．目標とする血圧は収縮期血圧で100〜120mmHgとする．ベンゾジアゼピン系抗不安薬（セルシン®，ドルミカム®など）による鎮静，オピオイド系麻薬（モルヒネ®，フェンタネスト®など）による鎮痛を行い，外部からの刺激で血圧が上昇することを可能な限り抑える．

❷ Triple H療法－hypervolemia

決して脱水状態に陥らないように充分な輸液を行う．生理食塩液や乳酸リンゲル液などの浸透圧の高いものを用い，1日量3,500〜5,000mLを目安とする．過剰輸液によるうっ血性心不全や脱水を避けるために，中心静脈圧やSwan-Ganzカテーテルを挿入して肺動脈楔入圧をモニタリングできれば理想的である．膠質浸透圧を維持する目的でアルブミン製剤を用いることもある．保険適応を考え，急性期の3日間に投与することが多い．

❸ Triple H療法－hypertention

低血圧にしないために積極的にカテコラミンを使用し昇圧する．ドパミン（イノバン®など）を5γ（第3章14参照）で開始，心拍出量が低下している患者ではドブタミン（ドブトレックス®など）を5γで併用する．

❹ Triple H療法－hemodilution

血液が濃縮しないようにする．ヘマトクリット値で30〜35％を目標とするが，通常❷のhypervolemiaが施行されていれば，自然に達成されていることが多い．低分子デキストラン500mL/日を追加することもある．

❺ 脳血管攣縮に対する薬物療法

ミオシン軽鎖リン酸化酵素阻害薬であるファスジル塩酸塩水和物（エリル®）30mg×1日3回，トロンボキサンA_2合成酵素阻害薬であるオザグレルナトリウム（カタクロット®）80mg×1日1回それぞれを2週間投与する．

● 脳神経外科疾患急性期にみられる低Na血症

■ 頭蓋内疾患に低Na血症が合併することは以前からよく知られており，その発生機序はADH不適合分泌症候群（syndrome of inappropriate secretion of ADH：SIADH）によると考えられてきた．しかし近年，cerebral salt wastingという概念が提唱され，特にNa排泄を増やす心房性ナトリウム利尿ホルモン（atrial natriuretic peptide：ANP）の関与が重要視されている．

■ 前述の通りSAH管理の上で最も重要なのは脳血管攣縮の予防であるが，低Na血症に対し単純にSIADHと考え水制限を行うと，脱水となり脳血管攣縮の発生を助長するおそれがある．

〔 具体的な輸液治療 〕

❶ 低Na血症の原因を表1および第2章7を参照して鑑別する．

表1 ● CSWとSIADHの鑑別

	CSW	SIADH
循環血液量	減少	正常〜増加
Na出納	負	不定
脱水	有	無
CVP・PCWP	低値	正常〜高値
尿中Na	著増	増加
血清K	正常〜上昇	正常〜低下
FENa	高値	正常〜高値

CSW：cerebral salt wasting　SIADH：ADH不適合分泌症候群
Na：ナトリウム　CVP：中心静脈圧　PCWP：肺動脈楔入圧
K：カリウム

❷ cerebral salt wastingが原因と考えられれば，喪失したNaと自由水の補充が必要となる．生理食塩液あるいは乳酸リンゲル液を循環血液量の指標を参考にしながら点滴静注する．

❸ SIADHが原因であれば水制限を行う．ただしSAHの脳血管攣縮好発時期であれば，脱水となり増悪因子となりうるので，極端な水制限は行わない．Na濃度が120 mEq/L以上であれば重篤な合併症の頻度は低く，徐々に補正されればよい．

● 脳神経外科疾患急性期にみられる高Na血症

頭蓋内圧亢進，あるいは下垂体の直接障害により急性期に尿崩症（diabetes insipidus：DI）を起こすことがある．DIは腎尿細管における尿濃縮障害により多尿をきたし，結果として脱水となり高Na血症を呈する．診断は循環血液量減少にもかかわらず多尿（>200 mL/時間），尿比重低値（<1.010）でなされる．治療の基本は高張な輸液を補充することと，抗利尿ホルモンであるバソプレシン（ピトレシン®，デスモプレシン®）の投与である．

● 脳神経外科疾患慢性期にみられる低Na血症

脳出血やくも膜下出血により，慢性植物状態あるいはそれに近い状態となり，経腸栄養のみで栄養されている患者に起こる低Na血症である．一般的な経腸栄養用の流動食は，カロリーに対してNaの含有量が少なく，経腸栄養開始3〜6カ月の慢性期にNa摂取不足による低Na血症を起こすことがある．長期間の経腸栄養が必要な場合は，使用する流動食に含まれる量を把握し，場合によっては塩化ナトリウムを補充する必要がある．

● 注意点

SAHの急性期に肺水腫を合併することが知られており，神経原性肺水腫と呼ばれる．肺血管の透過性亢進が原因であり，うっ血性心不全による肺

水腫とは病態が異なる．利尿薬を投与しても肺水腫は軽減せず，むしろ脱水を助長する．低酸素血症を伴う場合には，気管挿管を行い呼気終末陽圧（PEEP）を用いる．

文 献

1) 杉田　学：各種モニター．「脳神経外科ナースの疾患別ケアハンドブック」（永田和哉監修）．p244-248, メディカ出版, 2003
- 北原孝雄：重症脳血管障害の集中治療．救急医学, 24：201-205, 2000
- 西森茂樹：低Na血症．救急医学, 19：1583-1585, 1995
- Mayberg, M. R. et al.：Guidelines for the management of aneurismal subarachnoid hemorrhage. Stroke, 25：2315-2328, 1994

【杉田　学】

37 整形外科疾患に対する輸液

ポイント

- まずは基本の輸液治療，そこに整形外科疾患特有の病態を加味する，と考えるべきである
- 高齢者にとって四肢骨折は死に至るケガであることを認識すべきである
- 脊髄損傷や敗血症性ショックといった患者さんは循環状態を学ぶ絶好の機会，整形外科医も循環管理に加わろう

整形外科疾患特有の輸液管理法があるわけではないが，この分野特有の事項，例えば
① 骨折による出血（特に**骨盤骨折**）
② crush syndrome
③ 脊髄損傷
といった内容については特異な事柄も存在する．

また昨今整形外科におけるガイドライン作りも活発であり，本書初版の出版された後に日本整形外科学会も様々なガイドラインを示してきた．この中には輸液関係の事項はほとんどないが，「大腿骨頸部/転子部骨折診療ガイドライン」には周術期管理についてわずかに関連事項を示している．

これらについて解説を加える．

● 骨折による出血（特に骨盤骨折）

1 ポイント
- closed fractureでも出血量は？
- 大腿骨閉鎖骨折だけでも容易にショックとなる．

2 病態生理
- 四肢損傷での明らかな出血は，初期外傷評価においても（JPTEC，JATEC）早期に行うべき事柄であり，四肢大血管からの外出血に対し比較的簡易な方法（圧迫止血等）にて効果をもたらすことが可能であることから，安易に考えるべきでない．これは小児・高齢者では特に注意しなければならない．また信仰・宗教上輸血を拒否する方々もいることから，出血を一滴でも少なくするのは医師の役目である．
- 出血コントロールはあくまで基本原則を守るべきである．つまりその操作は出血部位の上流側血管の確実な確保の上で行うべきであり，安易な鉗子を用いた創部止血操作は神経血管系の損傷を引き起こす可能性が高い．

37. 整形外科疾患に対する輸液

表● 四肢損傷に伴う出血量

	上腕骨骨折	骨盤骨折による後腹膜出血	大腿骨骨折	下腿骨折
出血量（mL）	300〜500	1,000〜4,000	1,000〜2,000	500〜1,000

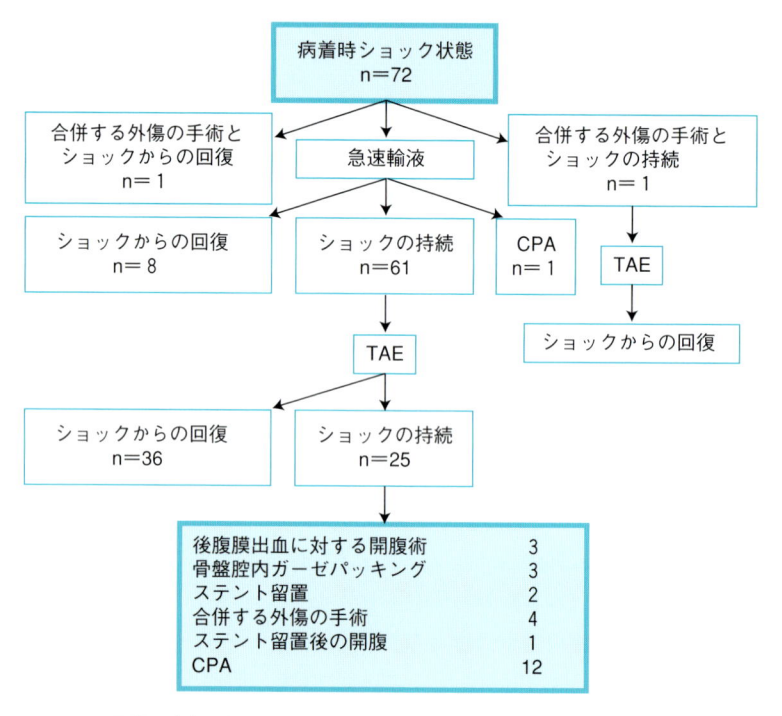

```
           病着時ショック状態
                n＝72
                  │
   ┌──────────────┼──────────────┐
合併する外傷の手術と  急速輸液    合併する外傷の手術と
ショックからの回復               ショックの持続
   n＝1                              n＝1
                  │
   ┌──────┬──────┼──────┐
ショックからの回復 ショックの持続 CPA    TAE
   n＝8        n＝61       n＝1     │
                  │               ショックからの回復
                 TAE
                  │
   ┌──────┴──────┐
ショックからの回復 ショックの持続
   n＝36         n＝25
                  │
           ┌──────┴──────┐
           後腹膜出血に対する開腹術   3
           骨盤腔内ガーゼパッキング   3
           ステント留置             2
           合併する外傷の手術        4
           ステント留置後の開腹      1
           CPA                   12
```

図● 骨盤骨折の治療のストラテジー

- TAE：transcatheter arterial embolization，経カテーテル動脈塞栓術
- CPA：cardiopulmonary arrest，心肺停止

文献1より改変

■ 四肢損傷に伴う出血量を表に示す．特に高齢者（既往症に対する内服薬として抗凝固薬を使用していた場合は当然である．特に内服歴がなくとも）の場合は皮下軟部組織間が粗であることから出血量が増える傾向がある．高齢者にとって四肢骨折は死ぬケガであることを認識しておかなければならない〔出血，DVT（deep vein thrombosis，深部静脈血栓症），脂肪塞栓症，廃用症候群等〕．

■ 骨盤骨折については，不安定型の損傷の場合，前記表のごとくそれのみで致死的となり得る．治療のストラテジーはcontroversialな部分もあるが，TAE（transcatheter arterial embolization，経カテーテル動脈塞栓術）の効果は近年の骨盤骨折の予後を改善している可能性が高い．骨盤骨折の治療のストラテジーは治療施設ごとの事情が強く影響することから様々なプロトコールが示されているが，一例を示す（図）．輸液に関しては万全な体制を整えてそれぞれの治療に臨んでいかなければならない．つまり，①末梢静脈ラインは両上肢に1本ずつ（輸血

も考慮し18G以上)，②中心静脈ラインを上半身からのアプローチで昇圧薬使用のために確保，③体位交換も含め容易に血圧変動があり，動脈ラインも確保を勧める．

3 鑑別診断

　四肢骨折の場合，脱臼骨折での著明な変形腫脹や開放骨折であると，その診断治療に専念してしまい，他部位診断がおろそかとなる傾向がある．いわゆるpreventable trauma deathの回避を行うためJATEC/ATLSといった体系的な外傷診察が必要である．

4 輸液治療の実際

　この部分は第3章14，31などの項を参照のこと．

● Crush syndrome

　第3章30にて横紋筋融解症についての解説があることから，ここでは整形外科医としての注意点のみを記す．

- 意識障害による長期臥床に伴うcrush syndromeを含め，一見軽症に見えるこの病態に始めに気付くのは救命救急センターにおいても整形外科医であることが多い．逆をいえば整形外科医は絶えずこの病態を念頭に置かなければならない．
- 教科書的にはコンパートメント症候群に対し筋膜減張切開の記載があり，これもcontroversialな面があるが，疎血症状がある場合はやはり絶対適応となり得るであろう．内圧の直接測定により決定すべきであるが，30〜50torrと幅があり結論が出ていない．
- 減張切開後は出血点の可能な限りの止血を心掛け，減張部からの大量の浸出液に対する補液と局所処置に努める．壊死組織についても出血のコントロールが可能であるならば可及的速やかにデブリドマンを行っていく．

● 脊髄損傷

1 ポイント

　脊髄損傷に対する輸液療法は，神経原性ショックに対する治療ということになり，輸液療法というよりは薬物治療がメインとなる．ただし多発外傷である可能性が高く（20〜30%の合併率の報告が多い），合併損傷の検索とそれに対する治療としての輸液の方がメインとなる．

2 病態生理

　頸髄損傷の場合，心臓はTh1〜4から分岐した交感神経と延髄から分岐した副交感神経に支配されるために副交感神経優位となりやすい．そのため徐脈と血管緊張低下による低血圧をきたす．

3 鑑別診断

前記の通り脊髄損傷のみと考えていた患者に頭胸腹部合併損傷をきたしていた例は多い．また当然胸腹部外傷については発見が遅れる傾向となる．ショック状態についても注意深い観察が必要となる．

4 輸液治療の実際

前記の通り脊髄損傷時の神経原性ショックについてはメインは血管抵抗減弱による相対的循環血液量減少の状態であり，徐脈によるlow outputが修飾する可能性がある．よって適度な輸液による補正は必要なものの血管抵抗を上げるためのカテコラミン使用（ノルアドレナリン，ドパミン等）の方が理にかなっている．なお2002年3月に発表されたGuidelines for the management of acute cervical spine and spinal cord injuriesでの血圧管理として，髄内血行維持のために受傷後1週間は平均動脈圧を85〜90 mmHgに維持することを推奨（ClassⅢ：evidenceに基づいたoption）しており，この点からも大量輸液による対症よりも昇圧薬の使用がよりコントロールしやすいであろう．

〈日本整形外科学会「大腿骨頸部/転子部骨折診療ガイドライン」における輸液関連事項〉

周術期管理において輸液管理事項はほとんど示されてはいないが，

- ■ 術後の電解質異常とその意義について，「高齢者患者では，術後の電解質異常が高頻度に存在し，しかも電解質異常は死亡率との相関がみられるので，充分な注意が必要である」としている．
- ■ 術中の輸液管理のために侵襲的なモニタリングは必要か，という事項について，「侵襲的モニタリング（中心静脈圧測定や経食道エコー）は試みてもよい（EV level Ⅰb）」としている．
- ■ 周術期の輸血の適応は何によって判断するか，という事項について，「輸血の適応はHbだけでなく，臨床症状を重要視して決定することを推奨している」としている．
- ■ 栄養状態について，「大腿骨頸部/転子部骨折患者に対する術後の経口的栄養剤の補給は合併症の減少やリハビリテーションに有用であるという報告は多い」としている．

文 献

1) Kataoka, Y. et al.：Iliac vein injuries in hemodynamically unstable patients with pelvic fracture caused by blunt trauma. J. Trauma, 58：704-710, 2005
- 「頸椎・頸髄損傷に対する急性期治療のガイドライン」（アメリカ脳神経外科学会・アメリカ脳神経外科コングレス 編），メジカルビュー，2004
- 「大腿骨頸部/転子部骨折診療ガイドライン」（日本整形外科学会診療ガイドライン委員会 編），南江堂，2005

【福島憲治】

38 産婦人科領域の輸液

> **ポイント**
> - 妊娠中の女性の循環生理は非妊時とは異なり循環血液量が増加している
> - 産科の輸液療法は出血に対するものが多いが，産科的出血は急速に進行し，急激にショック，DICに陥りやすい
> - 産科ではショックの90％は出血性であり，輸液，輸血を基本にした循環の管理を行う
> - 産科的DICは治療の開始時期を誤らないように，強く疑われる時は検査所見を待たずに治療を開始する
> - 妊娠自体に対する補助的な電解質の輸液療法は必要ないが，絶食を強いられる妊婦に対する輸液には注意が必要である
> - 妊娠のBLS（basic life support，一次救命処置）では，仰臥位低血圧症防止のため，下大静脈の妊娠子宮による圧迫を解除する

● 病態生理

妊娠期後半の母体の体重あたりの水分量は65％であり，非妊時の女性の50％より多い．その増加は胎児，胎盤，羊水，循環血液量になる．

循環血液量では，妊婦は非妊時より全血量は約40％，血漿量は妊娠末期で約60％，赤血球量は30％上昇する[1]．これは胎児を育てるための子宮への血流を増やすとともに，分娩という出血を伴う営みに耐えうる生体の自己防衛機構でもある（図）．

以上から妊産婦はある程度の出血には耐えられるような体の生理を得ているといえる．妊婦は以下のような理由で出血を伴う病態が起きやすく，また短時間に大量出血に移行しやすく，大出血後のDICにもなりやすい．

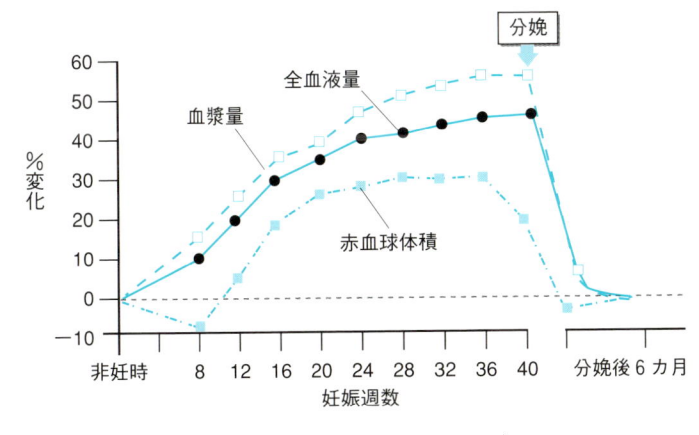

図 妊娠中の全血液量，血漿量，赤血球の変化[1]

38. 産婦人科領域の輸液

【**出血性ショック**】流産，子宮外妊娠，前置胎盤，常位胎盤早期剥離，分娩時の出血（弛緩出血，癒着胎盤，産道裂傷，子宮破裂など）が原因として多い．

【**DICを起こす疾患**】羊水塞栓症，常位胎盤早期剥離，大出血，敗血症，子宮内胎児死亡（後期），妊娠中毒症（重症），子癇発作など（表1）．

● 輸液療法の実際

輸液例

1 単発的な妊婦の点滴

軽度の脱水などでは水分，栄養補給としてのブドウ糖溶液が選択される．

2 長期にわたる妊婦の点滴

- 塩分の過量投与防止からは維持液主体（ソリタ®T3，ソルデム®3Aなど）の投与とする．一般的に妊婦は妊娠中毒症予防のため，塩分摂取量は全妊娠期を通じて1日10g以下が望ましい．妊娠中毒症の患者では1日7～8gに制限する．
- 長期にわたる妊婦の絶食患者に対しては総合ビタミン剤，微量元素を輸液に付加し電解質異常，微量元素不足による代謝異常，貧血に気をつける．非妊婦人との比較で妊婦が多めに摂取すべきビタミン，ミネラルはあまりないが，鉄，葉酸は非妊時よりも多めの摂取が望ましい（表2）．
- 妊娠悪阻症による摂食不全妊婦も，点滴が長引くときはWernicke脳症予防のためビタミンB_1添加を忘れないこと．

3 出血および出血性ショック（産科も婦人科も同じ）

- 細胞外液の補充を行う（乳酸リンゲル，酢酸リンゲル，代用血漿；デキストラン，ヒドロキシエチルデンプンなど）．ただし代用血漿は大量の使用で出血傾向を招くため，1,000 mL以上は使用しない方が無難である[3]．
- アルブミン製剤：循環血漿量の是正としては5％のアルブミンを使用する[3]．（PPF®，アルブミネート®など）
- 必要であれば，準備ができ次第輸血を開始する．MAP（濃厚赤血球）を大量に投与したら，それに見合う量のFFP（新鮮凍結血漿）を投与する．

4 DIC（産科も婦人科も同じ）

- メシル酸ガベキサート（FOY®）：タンパク分解酵素阻害薬でトロンビンと競合して抗凝固作用を示す．1日投与量を約2gを上限として，100 mgあたり50 mL以上の補液に溶解して使用する．
    使用例）ラクテック®500 mLにFOY®1gを溶解して40 mL/時間（以下）で点滴静注する．

表1 ● 産科的DIC診断基準

項目	点数
Ⅰ．基礎疾患	
a．常位胎盤早期剥離	
① 子宮硬直，児死亡	5
② 子宮硬直，児生存	4
③ 超音波断層所見およびCTG所見により早剥の診断	4
b．羊水塞栓症	
① 急性肺性心	4
② 人工換気	3
③ 補助呼吸	2
④ 酵素投与のみ	1
c．DIC型後産期出血	
① 子宮から出血した血液または採血血液が低凝固性の場合	4
② 2,000mL以上の出血（出血開始から24時間以内）	3
③ 1,000mL以上の出血（出血開始から24時間以内）	1
d．子癇	
① 子癇発作	4
e．その他の基礎疾患	1
Ⅱ．臨床症状	
a．急性腎不全	
① 無尿（≦5mL/時間）	4
② 乏尿（5＜～≦20mL/時間）	3
b．急性呼吸不全（羊水塞栓症を除く）	
① 人工換気または時々の補助呼吸	4
② 酸素放流のみ	1
c．心・肝・脳・消化管などに重篤な障害がある時はそれぞれ4点を加える	
① 心（ラ音または泡沫性の喀痰など）	4
② 肝（可視黄疸など）	4
③ 脳（意識障害および痙攣など）	4
d．出血傾向	
① 肉眼的血尿およびメレナ・紫斑・皮膚粘膜・歯肉・注射部位などからの出血	4
e．ショック症状	
① 脈拍≧100/分	1
② 血圧≦90mmHg（収縮期）または40％以下の低下	1
③ 冷汗	1
④ 蒼白	1
Ⅲ．検査項目	
① 血清FDP ≧10μg/mL	1
② 血小板数 ≦100,000/mm^3	1
③ フィブリノーゲン≦150mg/dL	1
④ プロトロンビン時間（PT）≧15秒（≦50％）またはヘパプランチンテスト ≦50％	1
⑤ 赤沈 ≦4mm/15分または≦15mm/時間	1
⑥ 出血時間 ≧5分	1
⑦ その他の凝固・キニン系因子 　AT-Ⅲ 18mg/dLまたは60％ 　プレカリクレイン 　α^2-プラスミンインヒビター 　プラスミノーゲン 　可溶性フィブリンモノマーの増加 　FDP D-dimerの増加 500mg/mLを超える 　thrombin antithrombin Ⅲ complex（TAT）の増加 　plasmin antiplasmin complex（PAP・PIC）の増加	1

8点以上になったらDICとしての治療を開始する

CTG：cardio tocogram（胎児心拍監視装置）
文献2より引用

表2 ● National Research Council が推奨する非妊娠時，妊娠時，授乳期女性の1日あたりの栄養摂取許容量[4]

栄養素	非妊娠時[a]	妊娠時	授乳期
キロカロリー	2,200	2,500	2,600
タンパク質（g）	55	60	65
脂溶性ビタミン			
A（μg RE）[b]	800	800	1,300
D（μg）	10	10	12
E（mg TE）[c]	8	10	12
K（μg）	55	65	65
水溶性ビタミン			
C（mg）	60	70	95
folate（μg）	180	400	280
niacin（mg）	15	17	20
riboflavin（mg）	1.3	1.6	1.8
thiamine（mg）	1.1	1.5	1.6
pyridoxine B_6（mg）	1.6	2.2	2.1
cobalamin B_{12}（μg）	2.0	2.2	2.6
ミネラル			
カルシウム（mg）	1,200	1,200	1,200
リン類（mg）	1,200	1,200	1,200
ヨウ素（μg）	150	175	200
鉄（mg of ferrous iron）	15	30	15
マグネシウム（mg）	280	320	355
亜鉛（mg）	12	15	19

a ：For nonpregnant females ages 15〜18
b ：RE ＝ retinol equivalent（1 RE ＝ 1 μg retinol）
c ：TE ＝ tocopherol equivalent
From the National Research Council（1989）

- メシル酸ナファモスタット（フサン®）：メシル酸ガベキサートと同様の機序で抗凝固作用を示す．
  　使用例）100〜200 mgを5％ブドウ糖液 1,000 mLに溶解して，24時間で点滴する（添付文書では0.06〜0.2 mg/kg/時間）．
  　※メシル酸ガベキサート，メシル酸ナファモスタットはどちらか1つの利用でよい．

- ATⅢ製剤（ノイアート®）：ATⅢが70％以下の時に1日1,500単位を静注する．
- FFP：PT, APTTの値を見ながら投与する．
- 血小板：3万〜5万/mm³以下の時に5万/mm³以上を目標に投与する．

● 注意点

- 妊婦の出血性ショック，DICで分娩（経腟，帝王切開）後に対処する場合は感染による病態の悪化を予防するため，抗生物質は早期から投与する．
- 塩酸リトドリン（β-stimulant）：子宮収縮抑制薬を妊娠中使用していた患者では分娩後の心不全徴候や肺水腫に注意して輸液を行う．

- 妊婦は妊娠末期で非妊時より約20%心拍数が上昇しており[4]，またβ-stimulantの子宮収縮抑制薬を使用していると，やはり心拍数が上昇しているのでショックを診断する時の心拍数の評価には注意する（血圧，呼吸数は非妊時と変わらない）[1]．ショックの臨床症状なども加味して判断すること．
- **ショックの治療でのドブタミン使用時**：ドブタミンはそれ自体での血圧上昇作用は少なく，心原性ショックでなければ単独での使用は血圧を下げる場合がある．そのためなるべくドパミンとの併用が望ましい．
- 妊娠後期の妊婦のvolume resuscitation（循環量補充）時には仰臥位低血圧症候群に注意する．これは妊婦が仰臥位をとると増大した子宮が下大静脈を圧迫するためvenous return（静脈還流量）が減少し，血圧低下を招く病態である．このような時は妊娠子宮を母体の左に圧排し，下大静脈の圧迫を解放する．basic life supportが必要な時は手近にある枕，毛布，イスなどを利用して，妊婦の体全体を少し左に傾けた状態に固定するとよい．

● 禁忌

- 産褥期の妊娠中毒症の乏尿の治療では安易にループ利尿薬（ラシックス®など）は使用しない．妊娠中毒症の乏尿は腎血流量の不足であり，まず第一に循環血液量の充分な補充を行い，それでも出ない時は腎血流量を上昇させるカテコラミン（ドパミン，ドブタミン）の使用を考慮する．
    - ⚠ 利尿薬は禁忌ではないが，使う時は腎血流量を増やしてから行う．
- 細胞外液にはCaが添加されているため，**クエン酸塩添加血（MAP血を含む）と反応し凝血を起こすので，輸血の希釈には使用しない．**

文献

1) Pearlman, M. D. & Tintinalli, J. E.：Emergency care of the Woman. Chapter 2 Critical physiologic alterlation In pregnancy, pp9-17, Mc Graw Hill, 1998
2) 真木正博，他：産科DICスコア．産婦人科治療，50：119, 1985
3) Marino, P. L.：The ICU Book. 3rd ed., Chapter 13 COLLOID AND CRYSTALLOID RESUSCITATION, pp233-253, Williams and Wilkins, 2007
4) Cunningham, F. G. et al.：Williams Obstetrics, Chapter8 Maternal Adaptation to Pregnancy, pp167-200, Mc Graw Hill, 2001

【瀬戸山琢也】

39 小児の輸液

> **ポイント**
> ■ 小児の特性を理解し，しっかりした目的と治療方針のもと輸液をする
> ■ 治療中も複数回の評価と臨機応変な治療方針の変更をする

● 病態生理

　小児は，その生理的特徴から，脱水の予防・治療を要することは多い．しかし，過剰な輸液は合併症を招くだけでなく，輸液自体も患児の苦痛を伴うものであるため，漫然と行うべきではなく，輸液施行の際にはしっかりとした目的と治療計画が必要となる．小児の特性を理解したうえで，適切な輸液を行うために，この項では主として小児特有の病態把握，年齢に則した輸液量の決定とその調節について触れる．参考として，小児のバイタルサイン正常値（表1）と，主たる検査項目の正常値（表2）を示す．
　また，小児科領域の中でも，新生児管理は特殊な専門知識を要するため，ここでは言及しない．

1 小児の生理的特徴

　小児は成人に比し体内の水分割合が多く，腎における濃縮力が未熟（最

表1 ● 年齢別の必要水分量とバイタルサインの正常値

	体内の水分含有率	平均維持必要量 (mL/kg)*	平均体重 (kg)	心拍数 (回/分)	呼吸数 (回/分)	血圧（mmHg）収縮期/拡張期（マンシェット幅）
1カ月〜1歳	70〜80%	120	9.5 (1歳)	130 (90〜160)	40 (30〜50)	80±10 / 50±10 (3×15)
〜2歳	60〜70%	100〜120	12 (2歳)	120 (90〜150)	30 (20〜40)	80±10 / 55±5 (5×20)
〜6歳	60%	70〜90	20 (6歳)	100 (80〜130)	25 (20〜35)	90±10 / 55±5 (7×20)
〜12歳	60%	60〜80		90 (70〜115)	20 (15〜20)	100±10 / 60±10 (9×25)
12歳以上	58%	40〜60		80 (60〜100)	18 (12〜20)	110±10 / 70±10 (12×30)

*体重ごとの計算式で求める方法もある
　10 kgまで　　：100 mL/kg
　10〜20 kg　　：1,000 mL + 50 mL×（体重−10）
　20 kg以上　　：1,500 mL + 20 mL×（体重−20）

表2 ● 年齢により正常値の異なる主な血液検査所見正常値

	Ht (%)	HCO₃ (mM/L)	BUN (mg/dL)	Cr (mg/dL)	CK (IU/L)		LDH (IU/L)	ALP (IU/L)	CCr (mL/分/1.73m²)	アンモニア（全血）(μg/dL)
					男児	女児				
〜1カ月	43	20	3〜16	0.2〜0.4	55〜304	13〜252	311〜737	430〜1,140	26〜60	90〜150
1〜2カ月	35	21	3〜15	0.2〜0.4	76〜384	34〜302	321〜771	391〜1,100	30〜86	
2〜6カ月	35	21	3〜15	0.3〜0.6	98〜465	78〜415	365〜826	334〜982	41〜157	40〜80
〜2歳	36	21	7.5〜19	0.3〜0.7	66〜389	61〜316	320〜701	307〜942	79〜157	
〜6歳	37	22	7.5〜20	0.3〜0.7	54〜287	55〜268	279〜588	302〜926	89〜165	40〜80
〜12歳	40	23	7〜19	0.5〜1.0	54〜305	49〜226	246〜544	285〜1,190	89〜165	
12歳以上	41	24	7〜23	男児 0.6〜1.2 女児 0.5〜1.1	61〜350	44〜194	226〜498	113〜680	男児 90〜130 女児 80〜120	40〜80

その他以下の値は新生児以外はほぼ年齢による差異はない
血清Na, K, Cl, Ca, Mg, AST, ALT, T-bil, 血液ガス（動脈血）PH, PO₂, PaCO₂, BE±5 mEq/L, AG, 乳酸, ビリルビン酸, 血清浸透圧, 尿Na, K, Cl, 尿浸透圧

表3 ● 脱水の重症度と症状

		軽症	中等症	重症
体重減少の割合（％）	乳児	5％	10％	15％以上
	年長児	3％	6％	9％以上
全身状態		活気がない	傾眠	昏睡, 痙攣
皮膚 turgor		正常〜やや低下	低下	著明な低下
舌，口腔粘膜の乾燥		やや乾燥	乾燥	著明な乾燥
大泉門の緊張（1歳半以下）		正常〜やや陥凹	陥凹	著明な陥凹
チアノーゼ		なし	時にあり	あり
尿量		乏尿傾向	乏尿	著明な乏尿
心拍数		正常	頻脈	著明な頻脈またはふれず
BE（base excess）		−5〜−10	−10〜−15	−15以下

ただし，高張性脱水の時には皮膚，粘膜所見，心拍数は比較的保たれるため注意

大濃縮力：乳児700 mOsm/L，成人1,400 mOsm/L）である．そのうえ乳児では口渇感の訴えが不可能であり，**若年者ほど容易に水分出納の破綻をきたしやすい．**

2 重症度判定

脱水の輸液量を決定する際，もう1つ必要なのが表3に示す重症度の判定である．

● 鑑別診断

小児では多くの疾患で多かれ少なかれ脱水を伴ってはくるが，脱水は軽微であるのに重症脱水と間違えやすい疾患，輸液の際に細心の注意を要する疾患を表4に示す．

表4 ● 重症脱水と間違いやすく，輸液に注意を要する疾患

	体重変化	チアノーゼ	代謝性アシドーシス	anion gap*	電解質異常	BE	注意点
重症脱水	↓	あり	あり	→	時にあり	↓	
痙攣重積	→	あり	あり	→または↑	時にあり	↓	脳浮腫の増悪
うっ血性心不全	→または↑	時にあり	あり	↑	あり（低Na）	↓	心不全の増悪
低血糖	→	時にあり	あり	↑	なし	↓	糖分の補給
高乳酸血症	↓（体重増加不良）	通常はない	あり	↑	なし	↓	乳酸を含まない液を選択

*anion gapは以下の式で求められる

$$AG = Na^+ - (Cl^- + HCO_3^-) \leq 14$$
または
$$AG = (Na^+ + K^+) - (Cl^- + HCO_3^-) = 18 \pm 4$$

- ■ **痙攣重積**の際には，原疾患として脳炎，脳症などの頭蓋内疾患があり，過剰輸液が脳浮腫を増悪させることがあるため，注意が必要である．
- ■ **うっ血性心不全（特に心筋炎）**の場合も，血液検査データは類似しているが，過剰輸液が心不全を悪化させることがある．通常維持輸液の40～80％程度の輸液にする．
- ■ **ケトン性低血糖症**などに代表される低血糖も，全身状態が悪いことから重症脱水と間違えやすい．鑑別は容易だが，当疾患を念頭においておくことが重要である．
- ■ **先天代謝異常症の中の高乳酸血症をきたす疾患**では，乳酸を含まない輸液の選択が必要になってくる．

● 輸液治療の実際

1 輸液の目的の決定

まず，輸液を行う際の大前提として輸液が必要な状態にあることを判断する．近年経口補水液（Oral Rehydration Solution：ORS）の進歩により経口補水療法（ORT）が見直されてきている．安価でどこでも行うことができ，輸液より安全に水分補給ができる方法としてWHOでも推奨されているが，ひどい嘔吐などで経口摂取が不可能な状態，イレウス，中等度以上の脱水時にはORTにもはや頼れない状態であると考えられる．また，乳児では状態の変化も早く，漫然とORTを行うのは危険であり，正確な状態判断を要する．

輸液の目的には主として，①**欠乏量の補給**，②**維持量の補給**，③**特定の電解質の是正**，がある．急性期にはすべてを行う必要があることが多いが，回復期には②だけでよい場合もある．過剰輸液を避けるために，その時々の患児の病態に応じた目的の設定をする．

2 欠乏量，維持量の補給

❶輸液量の決定

総輸液量は下記の計算式で決定する．

> 欠乏量〔脱水重症度（％）×（病前の）体重〕
> ＋1日の平均維持必要量＊＋異常喪失量＊＊

＊　平均維持必要量は年齢によって異なる（表1）
＊＊　異常喪失量とは，治療中に嘔吐，下痢などにより喪失される水分量で，治療開始後調節する

❷輸液内容の決定

輸液製剤は，①輸液開始液，②維持輸液，③単一電解質輸液の3種類に大きく分類される．

①**輸液開始液**は，Na，Clが生理食塩液の1/2〜2/3含まれた，Kを含まない液（ソリタ®T1，フィジオゾール®1，KN®補液1）を用いるのが一般的である．低張性，高張性のいずれにも使用でき，病態が不明な時の初期輸液に適している．しかし，脱水が重度であり，循環不全を伴う場合，病態把握が不十分な場合には生理食塩液にての開始が望ましいといわれている．

②**維持輸液**は，ソリタ®T3液に代表される3号液がこれにあたる．Kを含むため，急速輸液には適さない．

③**単一電解質輸液**は，後述する電解質是正に用いられる液である．

3 特定電解質の是正

多くの場合，脱水の補正に伴い，電解質は補正される（図）が，重度の場合は表5の計算式で行う．

4 輸液速度の決定（図）

通常軽度の脱水の欠乏量は24時間かけて補うが，**中等度以上の脱水や高張性脱水の際には，48時間かけて補正**する．

5 評価

基礎疾患の治療評価以外で，**輸液開始後，3時間・12時間・24時間で臨床症状，尿量，電解質などの評価をする**．脱水，電解質の補正ができたこと以外に，過剰な水分投与を行っていないか，浮腫の有無，体重の変化のチェックも必要である．

● 注意点

- 輸液中体動などにより輸液ルートがもれたり，はずれていないか適時確認をする．
- 鑑別診断に挙げた疾患（表4）や腎疾患がないかを常に注意しながら

輸液を行う．万が一，前述の疾患の可能性が出た場合は，輸液を中止し再度評価を行うことが必要である．

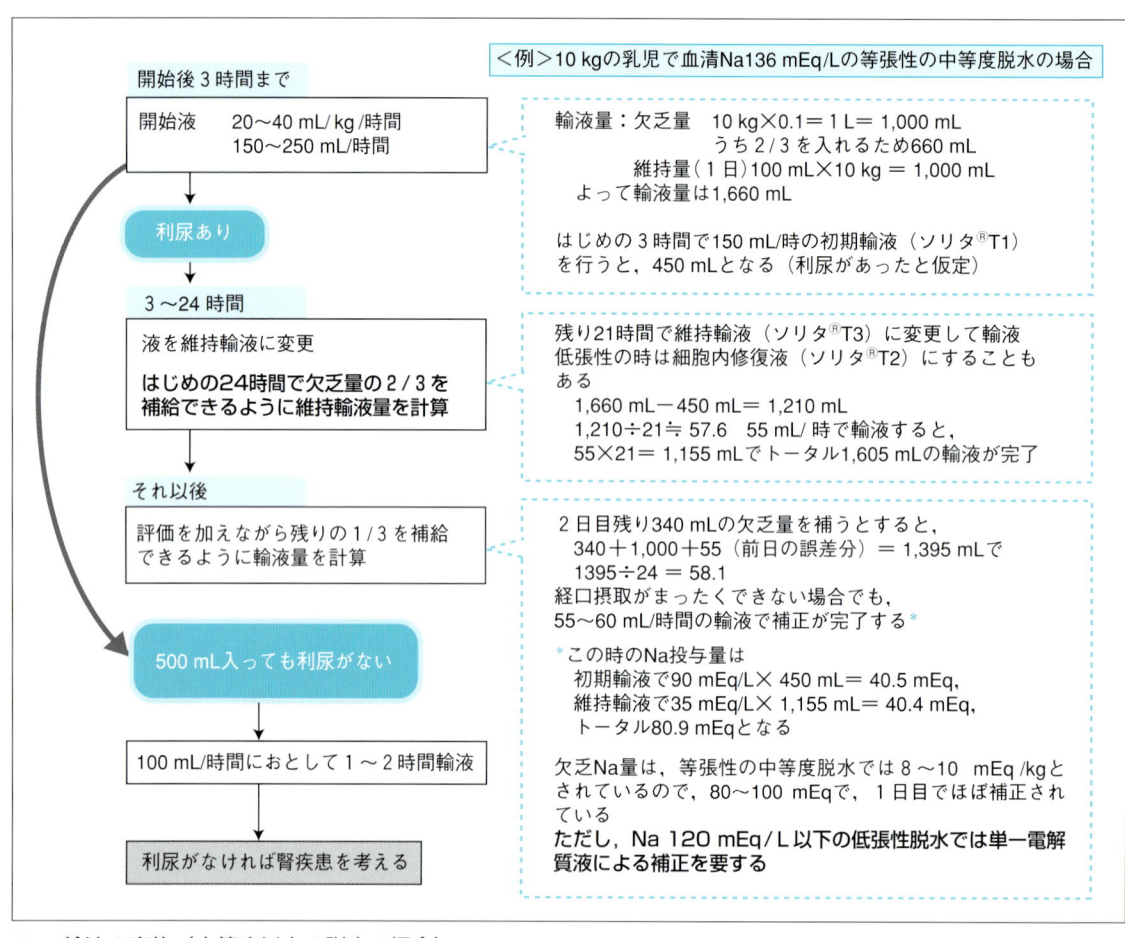

図● 輸液の実施（中等度以上の脱水の場合）

開始後3時間まで
開始液　20～40 mL/kg/時間
　　　　150～250 mL/時間

↓

利尿あり

↓

3～24時間
液を維持輸液に変更
はじめの24時間で欠乏量の2/3を補給できるように維持輸液量を計算

↓

それ以後
評価を加えながら残りの1/3を補給できるように輸液量を計算

↓

500 mL入っても利尿がない

↓

100 mL/時間におとして1～2時間輸液

↓

利尿がなければ腎疾患を考える

＜例＞10 kgの乳児で血清Na136 mEq/Lの等張性の中等度脱水の場合

輸液量：欠乏量　10 kg×0.1＝1 L＝1,000 mL
　　　　うち2/3を入れるため660 mL
　　　　維持量（1日）100 mL×10 kg＝1,000 mL
　　　　よって輸液量は1,660 mL

はじめの3時間で150 mL/時の初期輸液（ソリタ®T1）を行うと，450 mLとなる（利尿があったと仮定）

残り21時間で維持輸液（ソリタ®T3）に変更して輸液
低張性の時は細胞内修復液（ソリタ®T2）にすることもある
　1,660 mL－450 mL＝1,210 mL
　1,210÷21≒57.6　55 mL/時で輸液すると，
　55×21＝1,155 mLでトータル1,605 mLの輸液が完了

2日目残り340 mLの欠乏量を補うとすると，
　340＋1,000＋55（前日の誤差分）＝1,395 mLで
　1395÷24＝58.1
経口摂取がまったくできない場合でも，
55～60 mL/時間の輸液で補正が完了する*

*この時のNa投与量は
　初期輸液で90 mEq/L×450 mL＝40.5 mEq，
　維持輸液で35 mEq/L×1,155 mL＝40.4 mEq，
　トータル80.9 mEqとなる

欠乏Na量は，等張性の中等度脱水では8～10 mEq/kgとされているので，80～100 mEqで，1日目でほぼ補正されている
ただし，Na 120 mEq/L以下の低張性脱水では単一電解質液による補正を要する

表5● 必要電解質量の計算方法

必要電解質量 A (mEq) = (C－Co) × f × 体重 (kg)

C ：目的とする電解質の正常下限値
Co：現在の血清濃度
f ：各電解質の係数　Na = 0.6　Cl = 0.2　HCO_3 = 0.25

● はじめ計算量の1/2を輸液し，評価を行ってから残り1/2を投与する
［NaClの場合］
　10%NaCl液 = 1709.4 mEq/L　なので　1 mL = 1.7 mEq
　通常は3%NaCl液にて補正するため1 mL = 0.513 mEq液で補正することとなる

［$NaHCO_3$（メイロン®）の場合］
　7％液では　1 mL = 0.833 mEq
　8.4%液では　1 mL = 1.0 mEq　であり通常2倍以上薄めて投与する

● 禁忌

倫理的問題を除外すれば，輸液禁忌の疾患はない．

文　献

- 川勝岳夫，他：輸液の実際．小児内科，26：139-305，1994
- 瀧田誠司，他：検査に頼らないで診断するコツ．小児科（3月増刊号），42：746-760，2001
- 「ベッドサイドの小児の診かた（第2版）」（加藤裕久 主編集，満留昭久 副編集，原寿郎 副編集，吉田一郎 編集幹事），南山堂，2001
- 金子一成：経口補水療法 - わが国における現状と今後の展望 - ．小児科臨床，61：13-23，2008

【石井ちぐさ　梅田　陽】

40 高齢者の輸液

> **ポイント**
> ■ 高齢者は体液調整機能が低下しているため，輸液の安全域が狭い
> ■ 高齢者はその体格や全身状態の個体差が大きいので，個別の輸液方針を検討する
> ■ 定期的な水分・栄養の評価を行い，輸液処方の見直しと緩徐な補正を行う

● 病態生理

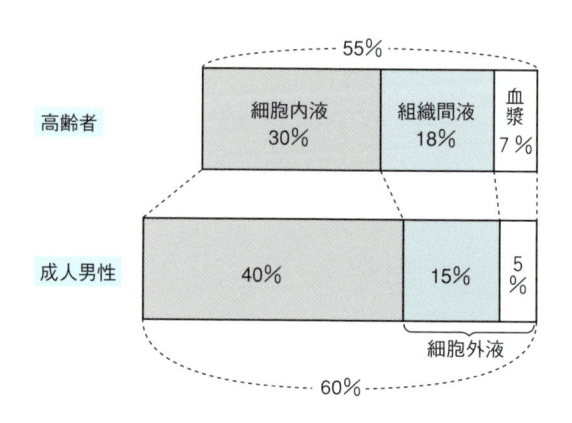

1 高齢者の体内水分量

高齢者の体内水分量は体重の約55％であり，成人の60％と比べて少ない（図1）．それは，加齢とともに細胞内液の比率が低下するためである．細胞内液の減少は細胞内主要電解質であるK，P，Mgの減少を意味する．

2 高齢者の不感蒸泄量

皮膚からの不感蒸泄は成人の2／3〜1／2まで低下し，1日約400〜500 mL程度となる（図2）．

3 高齢者の腎機能

加齢とともに腎血管の動脈硬化で腎血流量，糸球体濾過量が低下する．糸球体濾過量（glomerular filtration rate：GFR）は80歳では20歳の50％程度になる．また，尿細管機能の低下で尿濃縮・希釈力も低下する．そこに循環器障害や低タンパク血症が合併することで，過剰な水分補給による浮腫や心不全，水分補給の不足による脱水状態を容易に招く．また，高齢

図1 ● 高齢者の体内水分量[1]

高齢者：細胞内液 30％　組織間液 18％　血漿 7％　（計55％）
成人男性：40％　15％　5％　（計60％）　細胞外液

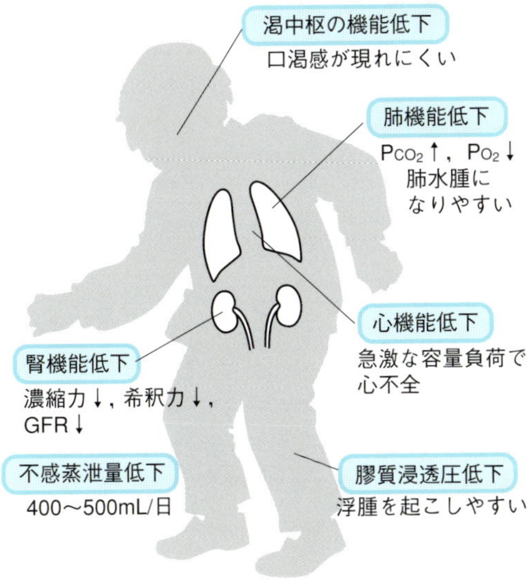

図2 ● 高齢者の病態生理[1]

では，レニン分泌量も低下しており，低レニン低アルドステロン血症をきたす．それによりNa再吸収低下とK排泄低下のため，低Na血症，高K血症がしばしばみられる．

4 高齢者の心機能

心拍出量が低下しており，軽度の容量負荷に対しても心不全に陥ることがある．

● 輸液治療の実際

1 必要輸液量

高齢者の水分バランスを考える上で，患者の状態別に水分欠乏量を推定する，簡易バランスシートを示す（表1）．

1日の輸液量としては，輸液の安全係数を通常の0.5から0.2〜0.25程度に下げて計算する．輸液投与の際は，基本的に**急激な容量負荷を避けるべきである**．500 mL程度の輸液でも容易に心不全，肺水腫を起こすことがあるので，**心臓疾患の既往がなくても，初診の高齢者に輸液を行う場合はまずエコー等で心機能を評価しておくとよい**．

2 必要栄養量

1日の必要熱量の目安としてはHarris-Benedictの式から計算した安静時必要熱量（basal energy expenditure：BEE）に活動係数，ストレス係数を乗じたものを利用する（表2）．

❶ 糖質

高齢者は筋肉量が低下するため末梢における糖利用の低下が認められる．これが，高齢者の耐糖能異常の最も大きな原因と考えられている．臨床的

memo

表1 ● 水欠乏量推定簡易バランスシート

食事摂取	ゼロ or ほとんどとれない	0
	1/3	3
	半分	5
	7〜8分	7
	全量	10
水分摂取	ゼロ or ほとんどとれない	0
	食後のみ or 薬剤服用時のみ	5
	普通通り	10
尿	少ない	−4
	普通	−10
	多い	−15
便	なし	0
	普通便	−1
	下痢（　）回	−1×（　）
嘔吐	（　）回	−2×（　）
発熱	38℃以上	−5
代謝−蒸散		−4
合計		＜　　＞

欠乏量 ＝ ＜　　＞ × 100 mL/日

表2 ● 高齢者のエネルギー必要量

1）Harris-Benedictの公式

基礎エネルギー必要量（BEE）：kcal/日
男性：66.47＋13.75W＋5.0H−6.76A
女性：655.10＋9.56W＋1.85H−4.68A
W＝体重（kg）　H＝身長（cm）　A＝年齢（歳）

2）総エネルギー必要量

総エネルギー必要量 ＝ BEE × 活動係数 × ストレス係数
活動係数：1.2（寝たきり）
　　　　　1.3（ベッド以外での活動あり）
ストレス係数：手術　1.1（軽度），1.2（中等），1.3（高度）
　　　　　　　感染症 1.2（軽度），1.5（中等）
　　　　　　　外傷　1.35（骨格），1.6（頭部外傷ステロイド投与）

に糖質の投与量は成人の70〜80％が適当であると考えられている．

❷ **タンパク質**

　高齢者では貯蔵タンパクのプールが少ない．また，タンパク合成，タンパク異化共に低下しており，アミノ酸の投与量は1 g/kg/日でよいとされる．

❸ **脂質**

　高齢者では末梢組織の脂肪代謝が若年者の60〜70％に低下しており，脂肪乳剤の投与は少なめにする．

● 注意点

■ 高齢者では渇中枢の機能低下が認められており，脱水状態でも口渇などの症状が表れにくい．尿・血液検査，CVP，IVC径などの客観的な

評価を頻回に行う必要がある．
- ■ 低栄養の患者に輸液を行う際，膠質浸透圧低下による浮腫に充分注意すべきである．高齢者では低栄養と脱水を合併することが多いため，血液検査上，TPやAlbが一見正常にみえることがあるが，輸液を行うことで希釈され，急速に低値を示すことがある．
- ■ 高齢者への利尿薬投与の際，**急速に低K血症が進むことがある**．細胞内液の減少により，Kの体内貯蓄量が少ないためである．また，嘔吐や下痢で容易に脱水や電解質異常を起こすので注意を要する．

● 禁忌

特に禁忌というものはないが，それぞれの個体差を把握して，病態にあった輸液を行う必要がある．

文 献

1) 飯野靖彦：高齢者の輸液．「一目で分かる輸液」，p74-75，メディカル・サイエンス・インターナショナル，2000
・丸山道生：高齢者．臨床栄養，98（7），2001
・清水昌彦，他：高齢者の輸液．内科，90，2002

【関井　肇】

第4章
血液製剤の使い方

41 赤血球製剤（赤血球濃厚液：RCC-LR）

> **ポイント**
> - 赤血球製剤の使用目的は，末梢循環系へ充分な酸素を供給することである
> - 目標とするHb値を明確にする（表）

● 製剤の特徴

　赤血球濃厚液-LR「日赤」（red cells concentrates-leukocytes reduced：RCC-LR）は，血液保存液（CPD液）を混合した血液から，白血球および血漿の大部分を除去した赤血球層に赤血球保存用添加液（MAP液）を混和したもので，RCC-LRと呼ばれている．1単位は，全血200 mLから取り出したもので，1単位あたりヘモグロビンは28〜30 g含有しており，容量は約140 mLである．

● 使用指針

1 慢性貧血に対する適応（主として内科的適応）

　高度の貧血には一般に1〜2単位/日の輸血量とする．輸血を行う場合，Hb値7 g/dLがひとつの目安である．しかし，再生不良性貧血や骨髄異形成症候群などの造血器疾患では，Hb値5〜7 g/dLを目標とする．心不全などの循環器疾患や呼吸機能障害等の合併症がある場合，Hb値8〜10 g/dLを目標とする．Hb値を10 g/dL以上にする必要はなく，鉄欠乏，ビタミンB_{12}・葉酸欠乏，自己免疫性溶血性貧血などの薬剤による治療が可能な貧血は，輸血の適応とはならない．消化管や泌尿生殖器からの少量長期的な出血の場合は，鉄欠乏性貧血であるため，臨床症状（労作時の動悸・息切れ，浮腫等）がなければ原則として輸血は行わない．Hb値6 g/dL以下で症状がある場合は，輸血を考慮する．**急速な貧血の改善は，心原性の肺水腫を引き起こすため注意が必要である．**

表 ● 病態に応じたHbの目標値

目標Hb 8〜10 g/dL	重症/急性期，循環器疾患/呼吸機能障害等の合併症のある場合
目標Hb 7 g/dL	化学療法後の骨髄抑制，待機的手術
目標Hb 5〜7 g/dL	再生不良性貧血や骨髄異形成症候群などの造血器疾患

2 急性出血に対する適応（主として外科的適応）

Hb値が10 g/dLを超えている場合は，輸血は必要ない．Hb値 6 g/dL以下では輸血は必要である．

3 周術期の適応

これまで慣習的に行われてきた術前投与のいわゆる10/30ルール（Hb値10 g/dL，ヘマトクリット値30％以上であること）は，現在では根拠のないものとして推奨されてはいない．患者の全身状態や，心肺機能等を考慮し，術前の輸血の必要性の有無を決定する．術中は，循環血液量の15～20％の出血が起こった場合は，細胞外液補充液（乳酸リンゲル液，酢酸リンゲル液など）で対応する．20～50％の出血量に対しては，膠質浸透圧を維持するため人工膠質液や赤血球濃厚液を投与する．50～100％の出血では，細胞外液補充液，人工膠質液や赤血球濃厚液の投与以外にも等張アルブミン製剤の使用も考慮する．100％以上の出血では，凝固因子や血小板の低下による出血傾向が起こる可能性があり，新鮮凍結血漿や血小板濃厚液の投与も考慮する．

● 輸血治療の実際

1 投与量

赤血球濃厚液の投与により改善されるHb値は，

> 予想上昇Hb値（g/dL）＝投与Hb量（g）÷循環血液量（dL）

により計算することができる．

> 循環血液量（dL）＝体重（kg）×70 mL /100（循環血液量は70 mL /kgと簡易的に覚える）

例えば，体重50 kgの成人に400 mL由来濃厚赤血球液（2単位）（1バッグ中には56～60 gのHbを含有）を投与すると，1.6～1.7 g/dL上昇する．Hb値の上昇が思わしくない場合は，貧血の病態を再検討する必要がある．

2 投与法

1単位（約140 mL）あたり1時間の点滴速度が標準的である．心不全などの心機能低下の場合は投与速度を遅め，出血性ショックの場合にはポンピングをして急速に投与する．輸血を行うラインとしては，成人の場合は22Gより太い針（できれば21G以上）を用いて行う．2007年1月16日以降は，日本赤十字社から供給される赤血球濃厚液はすべて白血球除去製剤となっており，ベッドサイドでの白血球除去フィルターの使用は必要ない．

● 注意点

- 輸血による移植片対宿主病（graft versus host disease：GVHD）は、ドナーのリンパ球が患者の組織を傷害する病態である。紅斑、肝障害、骨髄機能低下を引き起こし、合併した場合は致死率が高い。放射線照射を行うことにより予防ができる。緊急時には放射線照射が間に合わない場合があり、注意が必要である。照射装置をもたない医療機関では、放射線照射済み赤血球濃厚液-LR（irradiated red cells concentrates-leukocytes reduced：Ir-RCC-LR）を指定して利用すべきである。放射線照射後の製剤では、**放射線を照射しない製剤よりもカリウム濃度が増加するため、急速輸血時、大量輸血時、腎不全患者あるいは未熟児などへの輸血時に高カリウム血症に注意が必要である**。
- ABO型不適合輸血が行われると、即時型の血管内溶血が起こる。ショック、播種性血管内凝固症候群（disseminated intravascular coagulation：DIC）、急性腎不全を引き起こし、10～20％が死亡するといわれている。**投与直前には、患者氏名、ID、血液型およびその他の事項を、必ず各バッグごとにベッドサイドで2人で照合したうえで実施する**。
- 血液製剤中の細菌による敗血症（特にエルシニア菌）が、稀ではあるが報告されている。使用前に血液バッグが黒く変色していないか、外観に異常がないか確認する。
- 非溶血性の副作用としては、血漿タンパク成分やHLAに対する抗体、あるいは血小板抗原に対する抗体などの存在による、発熱、悪寒、蕁麻疹、アナフィラキシー症状がある。症状に応じて、クロール・トリメトン®などの抗ヒスタミン薬を使用したり、無効の場合は、ソル・コーテフ®などのステロイドを考慮する。重症の場合は輸血中止等の対策をとる。
- 1単位の赤血球濃厚液中には、約100 mgの鉄が含まれている。人体から1日に排泄される鉄は1 mgであることから、頻回の投与は体内に鉄の沈着をきたし、鉄過剰症を生じる。最近では、内服の鉄キレート剤が発売されている。
- その他の重篤な輸血の副作用としては、輸血速度が速いことで起こる心不全や、緊急輸血と大量輸血により起こる低体温、低カルシウム血症、高カリウム血症、アシドーシスなどがある。稀ではあるが、輸血後2～6時間以内に起こる、輸血関連急性肺障害（transfusion-related acute lung injury：TRAIL）も報告されている。発熱のほかに呼吸障害、肺水腫を起こし、重篤な状態となる場合もあり、輸血によるARDSと呼ばれている。

文献

- 「輸血療法の実施に関する指針」（改定版）及び「血液製剤の使用指針」（改定版）．日本赤十字社の医薬品情報から入手可能（http://www.jrc.or.jp/mr/index.html）

【安藤　純】

42 血小板製剤（血小板濃厚液：PC）

> **ポイント**
> - 血小板製剤の使用目的は，止血と出血を防止するためである
> - 目標とする血小板数を明確にする（表）

● 製剤の特徴

血小板濃厚液「日赤」（platelet concentrate：PC）は，血漿に浮遊した血小板で，血液成分採血により白血球の大部分を除去して採取した製剤である．PCと呼ばれている．全血200 mL由来の1単位製剤は，血漿約20 mL中に0.2×10^{11}個以上の血小板を含んでいる．製剤としてはほかに2単位（血漿40 mL，0.4×10^{11}個以上），5単位（血漿100 mL，1.0×10^{11}個以上），10単位（血漿200 mL，2.0×10^{11}個以上），15単位（血漿250 mL，3.0×10^{11}個以上），20単位（血漿250 mL，4.0×10^{11}個以上）の各製剤がある．1バックは1人の献血者（single donor）の血液から調製される．

● 使用指針

- 待機的手術や腰椎穿刺・硬膜外麻酔・肝生検などの侵襲を伴う処置では，5万/μL以上あれば，通常は血小板輸血の必要はない．
- 重篤な活動性出血を認める場合（特に網膜，中枢神経系，肺，消化器などの出血）には，血小板数を5万/μL以上に維持するように輸血を行う．
- 播種性血管内凝固症候群（disseminated intravascular coagulation：DIC）で血小板数が急速に5万/μL未満に低下し，出血症状を認める場合は，輸血の適応となる．
- 化学療法に伴う骨髄抑制の場合は，血小板数が1〜2万/μLを切らないように計画的に輸血を行う．
- 再生不良性貧血や骨髄異形成症候群などの造血器疾患の場合は，

表 ● 病態に応じた血小板の目標値

目標血小板 5万/μL以上	外科手術，観血的処置，DIC，活動性の出血
目標血小板 1〜2万/μL以上	化学療法後の骨髄抑制
目標血小板 0.5〜1万/μL以上	再生不良性貧血，骨髄異形成症候群等の造血器疾患やITP

5,000/μLを切るような場合は輸血の適応となる．特発性血小板減少性紫斑病（idiopathic thrombocytopenic purpura：ITP）で外科的処置を行う場合には，事前にステロイドや大量γグロブリン製剤を使用し，これらの効果が不充分で出血が予測される場合には適応となることがある．通常は血小板輸血の対象とはならない．

● 輸血治療の実際

1 投与量

$$\text{血小板輸血直後の予測血小板増加数 (/μL)} = \frac{\text{輸血血小板総数}}{\text{循環血液量 (mL)} \times 1,000} \times 2/3$$

（2/3は，血小板の1/3が脾臓に捕捉されるための補正係数）

例えば，体重50 kgの成人に血小板濃厚液10単位（1バッグ中には2.0×10^{11}個以上の血小板を含有）を投与すると，38,000/μL以上増加することが予測できる．1回投与量は上記計算式によるが，実際には通常10単位が使用される．出血やDICの場合，消費が激しいため予想以上に必要なことがあり，10〜20単位を連日投与することもある．化学療法後の骨髄抑制では，通常週2〜3回の輸血が必要である．予測された血小板数が得られない場合は，輸血不応性の原因を検討し，血小板減少の病態を再検討する必要がある．

2 投与方法

10単位（約200 mL）あたり1〜2時間の点滴速度が標準的である．心不全などの心機能低下の場合は投与速度を遅め，出血のある場合には急速に投与する．

● 注意点

- 白血病や再生不良性貧血などで血小板輸血を繰り返している場合，HLAに対する同種免疫が確立し，血小板輸血不応性となることがある．輸血後1時間後の血小板数の増加が認められず，HLA抗体が検出される場合は，HLA適合血小板濃厚液（HLA-PC）の適応となる．
- 血小板濃厚液は室温で振とうしながら保管するが，有効期間は採血後4日間と短いため，前もって輸血の必要性を予測し，日赤にオーダーしておくべきである．HLA適合血小板濃厚液の場合には，ドナーの都合に合わせて供給されるので，それに合わせた治療計画を組む必要もある．
- 血漿タンパク成分やHLAに対する抗体，あるいは血小板抗原に対する抗体などの存在により，発熱，悪寒，蕁麻疹，アナフィラキシー症状（非溶血性副作用）を起こす．症状に応じて，クロール・トリメトン®

などの抗ヒスタミン薬を使用したり，無効の場合は，ソル・コーテフ®などのステロイドを考慮する．重症の場合は輸血中止等の対策をとる．

● 禁忌

血栓性血小板減少性紫斑病（thrombotic thrombocytopenic purpura：TTP）や溶血性尿毒症症候群（hemolytic uremic syndrome：HUS）などの微小血管性溶血を起こす疾患では，症状が悪化することがあるため，原則として血小板輸血の適応とはならない．ヘパリン起因性血小板減少症（heparin induced thrombocytopenia：HIT）では，血小板輸血は禁忌である．

文献

- 「輸血療法の実施に関する指針」（改定版）及び「血液製剤の使用指針」（改定版）．日本赤十字社の医薬品情報から入手可能（http://www.jrc.or.jp/mr/index.html）

【安藤　純】

43 新鮮凍結血漿（fresh frozen plasma：FFP）

> **ポイント**
>
> ■ 新鮮凍結血漿の使用目的は，凝固因子の欠乏による出血傾向の是正のためである

● 製剤の特徴

　新鮮凍結血漿-LR「日赤」（fresh frozen plasma-leukocytes reduced：FFP-LR）は，血液保存液（CPD液）を混合した血液から，白血球の大部分を除去し分離した新鮮な血漿を凍結したものである．約120 mLの1単位製剤，約240 mLの2単位製剤，約450 mLの5単位製剤がある．2単位製剤には，約0.9 g（38 mEq）のNaが含まれている．
　FFP中には正常血漿と同等の凝固因子活性が含まれている．

● 使用指針

　FFPの投与は，ほかに安全で効果的な血漿分画製剤あるいは代替医薬品（リコンビナント製剤など）がない場合に適応となる．投与にあたっては，投与前にプロトロンビン時間（PT），活性化部分トロンボプラスチン時間（APTT），フィブリノーゲン値（Fib）を測定する．

1 凝固因子の補充

① **PT 30％以下（INR 2.0以上），APTTが基準の2倍以上に延長している場合**
  - 肝障害で複数の凝固因子活性が低下し，出血傾向にある場合や，播種性血管内凝固症候群（disseminated intravascular coagulation：DIC），大量輸血時の希釈性凝固障害などの場合に適応となる（表）．
  - L-アスパラギナーゼ投与後に，肝臓での凝固因子産生の低下に加え，抗凝固因子や線溶因子の産生低下が認められる場合，これらの諸因子を同時に補充するために適応となる．
  - 第Ⅴ，第ⅩⅠ因子のいずれかの欠乏症の場合，濃縮製剤がないため適応となる．

表 ● FFPの適応

- DIC
- 肝障害に伴う凝固因子活性低下
- 大量輸血時の希釈性凝固障害

■ ワーファリン®などのクマリン系薬剤の効果の緊急補正のために投与が必要になることがある（しかし，ビタミンKの補給により通常1時間以内に改善が認められる．）

❷ 低フィブリノーゲン血症（100 mg/dL未満）の場合

DICとL-アスパラギナーゼ投与後の場合，PT，APTTの延長のほかフィブリノーゲン値が100 mg/dL未満の場合に適応となる．

2 血漿因子の補充（PTおよびAPTTが正常な場合）

血栓性血小板減少性紫斑病（thrombotic thrombocytopenic purpura：TTP）に対し血漿交換療法を行う．

3 凝固阻止因子や線溶因子の補充

プロテインCやプロテインSの欠乏症で血栓症を発症した場合は，FFPにより欠乏因子を補充する．

● 輸血治療の実際

1 投与量

止血効果の期待できる凝固因子活性は正常値の20～30％である．循環血漿量を40 mL/kgとすると，体重50 kgの成人では循環血漿量は2,000 mLであり，FFP 400～600 mLが循環血漿量の20～30％に相当する．これは，3～5単位にあたる．

2 投与方法

30～37℃の恒温槽で融解し，融解後は3時間以内に使用する．

● 注意点

循環血漿量減少の改善と補充，タンパク質源としての栄養補給，創傷治癒の促進などのためにFFPを使用することは不適切である．また，重症感染症の治療，DICを伴わない熱傷の治療，人工心肺使用時の出血予防，非代償性肝硬変での出血予防などもFFPの適応とはならない．

文 献

・「輸血療法の実施に関する指針」（改定版）及び「血液製剤の使用指針」（改定版）．日本赤十字社の医薬品情報から入手可能（http://www.jrc.or.jp/mr/index.html）

【安藤　純】

44 アルブミン製剤

> **ポイント**
> ■ アルブミン製剤の使用目的は，血漿膠質浸透圧を維持することにより循環血漿量を確保するためである
> ■ 体腔内液や組織間液を血管内に移行させることによって治療抵抗性の浮腫を治療するためにも用いられる

● 製剤の特徴

多人数分の血漿をプールして，冷エタノール分画法により製造されたタンパク成分である．含有タンパクの95％以上がアルブミンである製剤を人血清アルブミンといい，5％溶液（等張，アルブミナー® 5％），20％溶液（高張，献血アルブミン® 20％），25％溶液（高張，献血アルブミン® 25％）がある．含有総タンパクの80％以上がアルブミンである製剤を加熱人血漿タンパク（plasma protein fraction：PPF）（プラズマプロテインフラクション®）といい，等張である．

● 使用指針 (表)

■ 循環血液量の30％以上の出血がある場合は，細胞外液補充液が第1選択となり，原則としてアルブミン製剤の投与は必要ない．50％以上の出血で，血清アルブミン濃度が3.0 g/dL未満の場合には，等張アルブミン製剤を考慮する．重症熱傷，急性膵炎，腸閉塞など循環血液量の著明な減少を伴う病態で，等張アルブミン製剤を投与する．
■ 大量の腹水穿刺を行う際に，循環血液量を維持するため，高張アルブ

表 ● アルブミンの適応

・出血性ショック
・人工心肺を使用する心臓手術
・肝硬変に伴う難治性腹水に対する治療
・難治性の浮腫，肺水腫を伴うネフローゼ症候群
・循環動態が不安定な血液透析等の体外循環施行時
・凝固因子の補充を必要としない治療的血漿交換法
・重症熱傷
・低タンパク血症に起因する肺水腫あるいは著明な浮腫が認められる場合
・循環血漿量の著明な減少を伴う急性膵炎

ミン製剤を考慮する．また，肝硬変に治療抵抗性の腹水を伴っている場合に，利尿薬に加え高張アルブミン製剤を投与することもある．
■ 低タンパク血症に伴う肺水腫や著明な浮腫が認められた場合は，高張アルブミン製剤を投与する．

● 輸血治療の実際

1 投与量

急性の低アルブミン血症の場合は3.0 g/dL，慢性の場合は2.5 g/dLを目標としてアルブミン製剤を投与する．投与したアルブミンの40%が血管内にとどまる．

$$\text{必要投与量（g）} = \text{期待上昇濃度（g/dL）} \times \text{循環血漿量（dL）} \div 0.4$$

循環血漿量（dL）は40 mL/kg×体重÷100であるから，必要投与量は期待上昇濃度×体重で計算できる．例えば，体重50 kgの成人でアルブミン値を0.5 g/dL上昇させたい場合には，25 gのアルブミン（25%製剤であれば100 mL）を投与すればよいことになる．

2 投与方法

計算された投与量を通常2〜3日で分割投与する．アルブミン1 gは循環血漿量を20 mL増加させるといわれている．25%アルブミン50 mLは，循環血漿量250 mLに相当するため，心不全等がなければ1〜2時間かけて投与するのが標準的である．また，利尿薬を併用する場合は，投与終了直後に利尿薬を投与すると効果的である．

● 注意点

タンパク質源としての栄養補給や単なる血清アルブミン濃度の維持などのためにアルブミン製剤を使用することは不適切である．**急速に投与すると，肺水腫や心不全が悪化することがあり，注意が必要である．**

● その他

血液製剤の使用によるウイルス等の感染リスクがあり，また国内自給化は進められてはいるが，アルブミン製剤は免疫グロブリン（約90%）や凝固因子製剤（100%）に比べて国内自給率が低い（50〜60%程度）ため，最近では遺伝子組換え人血清アルブミン製剤も発売されている．遺伝子組換え人血清アルブミン製剤としては，ヒト肝細胞のmRNAに由来するヒト血清アルブミンcDNAを遺伝子導入したピキア酵母で産生される血清アルブミン製剤（メドウェイ®）がある．これは遺伝子組換え技術を用い大量製造を可能とした人血清アルブミン製剤である．構造・組成，物理的化学的性質等に関して血漿由来のアルブミン製剤との間に効果に差が認められず，

同等である．製造過程においてウイルス，プリオン等の感染性物質の混入の危険性はない．ただし，抗ピキア酵母成分IgE抗体陽性患者において，アレルギーが起こる可能性があるため，原則として陽性患者への投与は避けなければならない．

文 献

- 「輸血療法の実施に関する指針」（改定版）及び「血液製剤の使用指針」（改定版）．日本赤十字社の医薬品情報から入手可能（http://www.jrc.or.jp/mr/index.html）

【安藤　純】

45 その他の血液製剤

> **ポイント**
> - 治療上の必要性を充分に検討し，必要最低限の使用にとどめる
> - 血液製剤の投与による感染を完全には否定することはできない
> - 感染のリスクなどについて患者に説明して，同意を得る

● 使用にあたって

　血漿分画製剤は，ドナーの貴重な血液を原料として調製されたものである．また，血液を原料とすることに由来する感染症の伝播の危険性を完全に排除することはできない．そのため治療上の必要性を充分に検討し，必要最小限の使用にとどめる必要がある．

　1999年10月より日赤から供給された血液製剤は，HBs抗原，HBs抗体，HBc抗体，抗HCV抗体，抗HIV–1，2抗体，抗HTLV–1抗体，梅毒血清反応，ヒトパルボウイルスB19抗原を測定し，HBV，HCV，HIVに関してはNAT（nucleic acid amplification test，核酸増幅検査）が導入され安全性が向上したが，検査で検出できない感染初期（ウインドウピリオド）が存在し完全には排除できない．現在，血漿タンパクの分離精製としてエタノール分画法や，ウイルス除去・不活性化対策として，60℃，10時間の加熱処理，乾燥加熱処理，SD（溶媒/界面活性剤）処理，ナノフィルトレーション（ウイルス除去膜），低pH液状インキュベーション処理等があり，製造過程で複数の方法が導入されている．しかし，現在の製造過程でも，ヒトパルボウイルスB19等のウイルスを完全に不活性化・除去することが困難であるため，血液製剤の投与によるそれらの感染を完全には否定することはできない．ヒトパルボウイルスB19の感染は溶血性貧血の患者に溶血発作を引き起こす．投与後の経過を充分観察する必要がある．

　感染のリスクなどについては患者に説明して，同意を得ることを忘れてはならない．製剤によっては血液製剤であることを忘れがちであるので注意が必要である．

● それぞれの製剤の適応と特徴（図）

1 全血

　血液に血液保存液（CPD液）を混合した血液から，白血球を除去した製剤．全血の適応は非常に限られており，循環血液量以上の大量出血時や，

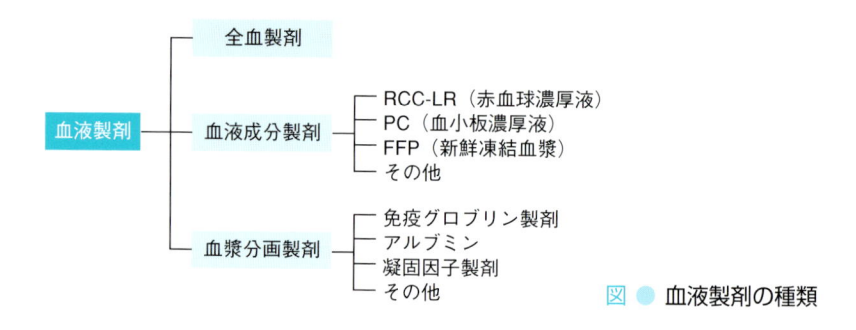

```
血液製剤 ─┬─ 全血製剤
          ├─ 血液成分製剤 ─┬─ RCC-LR（赤血球濃厚液）
          │                ├─ PC（血小板濃厚液）
          │                ├─ FFP（新鮮凍結血漿）
          │                └─ その他
          └─ 血漿分画製剤 ─┬─ 免疫グロブリン製剤
                           ├─ アルブミン
                           ├─ 凝固因子製剤
                           └─ その他
```

図　血液製剤の種類

新生児での敗血症，ショック，胎児水腫，DIC（disseminated intravascular coagulation，播種性血管内凝固症候群），薬物中毒などの交換輸血が必要な時に使用することがある．

2 凝固因子製剤

各凝固因子に対して濃縮製剤がある．第Ⅷ，第Ⅸ，第ⅩⅢ因子欠乏には，それぞれの濃縮製剤が，先天性無フィブリノーゲン血症にはフィブリノーゲン製剤が使用される．フォンビルブランド病にはフォンビルブランド因子を含む第Ⅷ因子製剤が用いられる．アンチトロンビンⅢなどの凝固抑制因子に対する製剤もある．アンチトロンビンⅢは欠乏症だけではなく，DICの治療にも使用される．DICやL-アスパラギナーゼの投与による低フィブリノーゲン血症に対してはFFPの投与を行う．第Ⅷ，第Ⅸ因子に対してインヒビターをもっている患者には，凝固因子迂回活性複合体も発売されている．

3 免疫グロブリン製剤

低・無γグロブリン血症，重症感染症における抗生物質との併用に適応がある．その他の疾患では，特発性血小板減少性紫斑病（idiopathic thrombocytopenic purpura：ITP），川崎病，ギラン・バレー症候群に使用される．製剤によって適応疾患が異なるため，確認が必要である．

4 その他

抗破傷風人免疫グロブリンは，破傷風の発症予防や発症後の症状軽減のため使用される．ハプトグロビン製剤は，溶血性貧血，熱傷，輸血，体外循環下開心術などの溶血反応に伴うヘモグロビン血症，ヘモグロビン尿症の治療に使用し，血中遊離ヘモグロビンによる腎障害の予防効果を期待する．抗HBs人免疫グロブリンは，HBs抗原陽性血液の汚染事故後のB型肝炎発症予防や，新生児のB型肝炎予防に用いられる．

文　献

・「輸血療法の実施に関する指針」（改定版）及び「血液製剤の使用指針」（改定版）．日本赤十字社の医薬品情報から入手可能（http://www.jrc.or.jp/mr/index.html）

【安藤　純】

第5章
栄養輸液の選択と使い方

46 栄養要求量の推計

> **ポイント**
> - エネルギー必要量の推計方法として，ハリス–ベネディクト（Harris-Benedict）式を用いる方法，間接熱量測定法，体重から推計する簡便法の3種類が一般的である
> - まずエネルギー投与量を決定し，次にタンパク質投与量，脂肪投与量を決定し，これらを差し引いた残りのエネルギーから炭水化物投与量を決定する
> - 上記の方法で決定される栄養投与量は一応の目安であり，実際に投与を開始してからの軌道修正が大切である

● エネルギー必要量

1 ハリス–ベネディクト（Harris-Benedict）式

ハリス–ベネディクト式（1918年）により安静絶食時のエネルギー消費量である基礎エネルギー消費量（basal energy expenditure：BEE）を推計する[1]．

> 男性BEE（kcal/日）＝
> 66.47 ＋［13.75 × 体重（kg）］＋［5.0 × 身長（cm）］－（6.76 × 年齢）
> 女性BEE（kcal/日）＝
> 655.10 ＋［9.56×体重（kg）］＋［1.85 × 身長（cm）］－（4.68 × 年齢）

これに患者個別の病態を考慮した活動係数（activity index：AI，表1），障害係数（stress index：SI，表2）を乗じてエネルギー投与量を決定する．

> エネルギー投与量（kcal/日）＝ BEE × AI × SI

ハリス–ベネディクト式を用いる際には，対象が成人であること，間接熱量測定法との比較で10〜15％程度過剰なエネルギー代謝量が算出されることに留意する必要がある．

2 間接熱量測定法

エネルギー基質を体内で酸化してエネルギーを産生する際の分時酸素消費量（$\dot{V}O_2$）と分時二酸化炭素産生量（$\dot{V}CO_2$）を測定し，安静時エネルギー消費量（resting energy expenditure：REE）および呼吸商（respiratory quotient：RQ ＝ $\dot{V}CO_2 / \dot{V}O_2$）を算出する方法で，代謝カートと呼ばれる専用の測定器を必要とする．本法は，ICUなどで重症患者のエネルギー消費量を経時的に測定することに適している．REEの算出にはウィアー（Weir）の式（1949年）が多く採用されている．原法では窒素排泄量の測定による補正が必要であるが，次の簡便式が多用される[3]．

表1 ● 活動係数

活動因子	AI
寝たきり（意識レベル低下状態）	1.0
寝たきり（覚醒状態）	1.1
ベッド上安静	1.2
ベッド外活動	1.3〜1.4
一般職業従事者	1.5〜1.7

文献2　p132より引用，一部改変

表2 ● 障害係数

障害因子	SI
飢餓状態	0.6〜0.9
術後（合併症なし）	1.0
小手術	1.2
中等度手術	1.2〜1.4
大手術	1.3〜1.5
長管骨骨折	1.1〜1.3
多発外傷	1.4
腹膜炎・敗血症	1.2〜1.4
重症感染症	1.5〜1.6
熱傷	1.2〜2.0
60％熱傷	2.0
発熱（1℃ごと）	＋0.1

文献2　p132より引用

表3 ● エネルギー基質と呼吸商

基質酸化の状態	RQ
糖質の酸化	1.00
脂肪の酸化	0.70
混合基質の酸化	0.85
過呼吸（一過性で不均衡状態）	＞1.00
脂肪合成（持続的栄養補給中，均衡状態）	1.00〜1.20
ケトーシス（長期）	0.68

文献2　p131より引用

$$\text{REE（kcal／日）} = 1.44 \times [3.9 \times \dot{V}O_2 \text{（mL／分）} + 1.1 \times \dot{V}CO_2 \text{（mL／分）}]$$

　RQは測定時点でのエネルギー基質の酸化状態を反映しており，投与したエネルギー基質が有効に利用されているかどうかを推測する際に有用である（表3）．一方で，生理的なRQはおおむね0.70〜1.00の範囲にあるため，仮にRQを0.85と固定して$\dot{V}O_2$のみからWeirの式によりREEを算出したとしても，REEの誤差はたかだか4％以内にとどまる[4]．この考え方から，あえてCO_2測定器を搭載せず大幅な小型軽量化と低価格化を実現した携帯型簡易熱量計が開発され，臨床応用されつつある[5]．また，Swan-Ganzカテーテルを挿入している場合も$\dot{V}O_2$を測定できるので，上記同様にRQを0.85と仮定することにより大まかにREEを推計できる．

3 簡便法

　簡便法による以下の推計方法も比較的普及している．

$$\text{エネルギー投与量（kcal／日）} = 25 \text{（kcal／日／kg）} \times \text{体重（kg）}$$

● タンパク質必要量

　経静脈栄養ではタンパク質合成の基質としてアミノ酸として投与するが，経腸栄養ではアミノ酸，ジ・トリペプチド，タンパク質の形で投与する．侵襲下では体タンパクの分解が亢進し，筋肉量が減少する．患者のストレ

表4 ● 各種病態におけるタンパク質（アミノ酸）必要量

ストレスレベル	タンパク質（アミノ酸）投与量の目安（g/kg/日）
健康成人	0.8
内科的疾患（発熱，外傷なし）	1.1
術後患者（合併症なし）	1.1〜1.6
異化亢進状態（熱傷，多発外傷等）	1.6〜4.2

文献6　p127より引用，一部改変

スレベルに応じて，タンパク質必要量も増加するため，これに応じて投与量を決定する（表4）．この時，充分量の非タンパクカロリー（non protein calorie：NPC）を投与しないと，投与したアミノ酸がエネルギー源として消費されてしまう．非タンパクカロリー（kcal/日）とアミノ酸中の窒素（g/日）の比（NPC/N比）が150程度でアミノ酸からのタンパク合成が最も有効に行われることが知られている．病態によってその比率は変動するが，許容範囲は100〜200とされており，これを参考に投与量を決定する．栄養療法開始後は窒素バランスを測定し，正の窒素バランスを目指してタンパク質（アミノ酸）投与量を調節する[6]．

窒素バランス（g/日）＝ 投与窒素量（g/日）− 尿中窒素排泄量（g/日）− 4
　＊投与窒素量（g/日）＝ 投与タンパク質（アミノ酸）量（g/日）÷ 6.25
　　尿中窒素排泄量（g/日）＝ 尿中尿素窒素濃度（g/L）×尿量（L/日）
　　尿以外からの窒素排泄量＝約4（g/日）

● 脂質必要量

ほとんどの経腸栄養剤には脂肪が含まれているが，成分栄養剤の脂肪含有量は少ないので，別個に補充する必要がある．一方，経静脈栄養の場合は，乳化脂肪製剤による脂肪の補充が必要である．この際，必須脂肪酸補充目的に投与するか，エネルギー源として投与するかにより，必要量が異なる．無脂肪栄養を数週間以上続けると，脂肪肝，皮疹，脱毛などの脂肪酸欠乏症が生じる．これを予防するために週50g程度の大豆油脂肪製剤の投与が必要である．脂肪をエネルギー源として投与する場合は，全投与カロリーの20〜40％を乳化脂肪製剤で投与する方法が一般的である．脂質異常症，静脈塞栓症，網内系機能抑制による感染性合併症増加など，乳化脂肪製剤の合併症の多くは急速大量投与が原因とされており，脂肪の代謝速度を超える急速大量輸液は回避する．0.1 g/kg/時間以下の速度で投与する．例えば体重50kgの場合，20％製剤100mLを4時間以上かけて投与する[7)8)]．

> 禁忌　乳化脂肪製剤の合併症の多くは急速大量投与が原因とされており，脂肪の代謝速度を超える急速大量輸液は回避する．0.1 g/kg/時間以下の速度で投与する．

● ビタミン必要量

経腸栄養剤にはビタミンが配合されているが，1,500〜2,000 kcal/日の投与量で，ビタミン必要量が充足されるよう設計されているものが多いので，エネルギー投与量が少ないときはビタミン欠乏症に陥る可能性があることに留意する．一方，**完全静脈栄養施行時にはビタミンの投与が必須である**．中心静脈栄養用に総合ビタミン剤が各種発売されており，1日に1セットを混注する．高カロリー輸液キット製剤のうちフルカリック®，ネオパレン®にはビタミンB_1を含めた各種ビタミンがあらかじめ配合されている[7]．

> **禁忌** 経口栄養，経腸栄養を伴わない完全な経静脈栄養を施行中にビタミンB_1の投与を怠ると，ウェルニッケ（Wernicke）脳症をきたして患者の予後を著しく悲惨なものとするので，絶対に忘れてはならない

● 微量元素必要量

生体に必要とされる微量元素は鉄に加えて，亜鉛，銅，マンガン，ヨウ素，コバルト，クロム，セレン，モリブデンの9種類である．経腸栄養剤に含まれる微量元素は，製剤によって大きく異なり，十分量の微量元素が含まれていない製剤もあるため，組成に気を配っておく必要がある．経静脈栄養の場合，高カロリー輸液キット製剤には亜鉛のみが含有されており，これ以外の微量元素の補充目的に微量元素製剤（エレメンミック®注，ミネラリン®注など）を1日1セット混注する．ただし，微量元素製剤にはコバルト，クロム，セレン，モリブデンは含まれていないので，長期の完全経静脈栄養においてはこれらの欠乏症に注意する[7] [9]．

● 水分必要量

下記のいずれかの方法で推計するのが実際的である．
① 30〜35 mL/kg/日
② 1 mL/kcal × エネルギー投与量（kcal/日）
③ 1,500 mL/m^2 × 体表面積（m^2）

経腸栄養施行時には，経腸栄養剤に含まれる水分が容量の85％程度であり不足分は別に補う必要があることに留意する[7]．

● 栄養投与量決定のプロセス

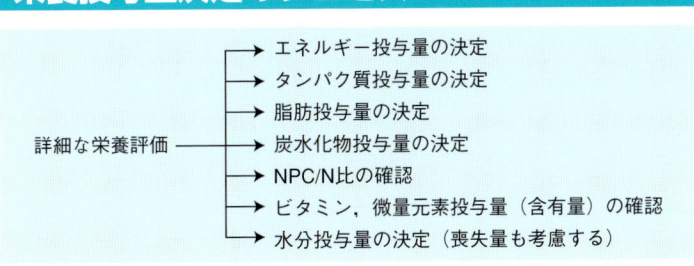

詳細な栄養評価 →
- エネルギー投与量の決定
- タンパク質投与量の決定
- 脂肪投与量の決定
- 炭水化物投与量の決定
- NPC/N比の確認
- ビタミン，微量元素投与量（含有量）の確認
- 水分投与量の決定（喪失量も考慮する）

文献7より引用

例）58歳男性　身長174 cm　体重65 kg
　　脳出血術後　覚醒状態　寝たきり　発熱なし

❶ **エネルギー投与量をハリス-ベネディクト式で求める**

$BEE\,(kcal/日) = 66.47 + [13.75 × 65\,(kg)] + [5.0 × 174\,(cm)] - (6.76 × 58)$
$\qquad\qquad\qquad = 1,438.14\,(kcal/日)$

活動係数AI = 1.1（寝たきり，覚醒状態）　　（表1参照）
障害係数SI = 1.0（術後，合併症なし，発熱なし）　（表2参照）
投与エネルギー量 = 1,438.14 × 1.1 × 1.0
$\qquad\qquad\qquad ≒ 1,600\,(kcal/日)$

❷ **タンパク質（アミノ酸）投与量**

タンパク投与量を1.1（g/kg/日）として計算する（表4参照）
1.1（g/kg/日）× 65（kg）≒ 72（g/日）
エネルギーに換算する
72（g/日）× 4（kcal/g）= 288（kcal/日）

❸ **脂質投与量**

脂質投与量を全エネルギーの20%としてみる
脂質のエネルギー = 1,600 × 0.2
$\qquad\qquad\qquad = 320\,(kcal/日)$

❹ **炭水化物投与量**

炭水化物のエネルギー = 全エネルギー投与量 − タンパク質エネルギー
$\qquad\qquad\qquad\qquad - 脂質エネルギー$
$\qquad\qquad\qquad = 1,600 - 288 - 320$
$\qquad\qquad\qquad = 992\,(kcal/日)$
炭水化物投与量（g/日）= 992（kcal/日）÷ 4（kcal/g）
$\qquad\qquad\qquad = 248\,(g/日)$

❺ **NPC/N比の確認**

非タンパク熱量（kcal/日）= 炭水化物エネルギー + 脂質エネルギー
$\qquad\qquad\qquad = 992 + 320$
$\qquad\qquad\qquad = 1,312\,(kcal/日)$
窒素投与量（g/日）= タンパク質投与量（g/日）÷ 6.25
$\qquad\qquad\qquad = 72 ÷ 6.25$
$\qquad\qquad\qquad = 11.52$
NPC/N = 1,312 ÷ 11.52
$\qquad ≒ 114$

❻ **ビタミン，微量元素投与量**

経腸栄養により投与可能

❼ **水分投与量**

1（mL/kcal）× 1,600（kcal/日）= 1,600（mL/日）
経腸栄養（1 kcal/mL製剤）を1,600 mL投与する場合
経腸栄養剤に含まれる水分 = 1,600 × 0.85 = 1,360 mL
不足分 = 1,600 − 1,360 = 240 mLを水として追加投与する

自施設で利用可能な経腸栄養剤のうちから，目標とする栄養素バランスに最も近いものを選択する．必要に応じて経静脈栄養を併用して栄養投与量を調節する．

● 栄養状態の再評価

上記の方法で決定される栄養投与量は一応の目安であり，**実際に投与を開始してからの軌道修正が大切である**．体重，利き腕でない側の上腕周囲径，上腕三頭筋部皮下脂肪厚の測定を行い，総タンパク，アルブミン，コリンエステラーゼなどをモニタリングし，栄養状態を再評価する．特に栄養状態の悪い患者に栄養投与を開始した直後にリンが低下し，心不全などを合併することがあり（refeeding syndrome），注意が必要である．

● NSTの利用

栄養サポートチーム（nutrition support team：NST）とは，医師，看護師，薬剤師，栄養士，その他のメンバーから構成され，栄養管理を職種の壁を越えて横断的に実施する医療チームのことである[10]．近年，本邦でもNST稼動施設が急速に増加しつつある．NSTは栄養学的に問題のある症例を抽出し，栄養評価と栄養療法のプランニングを個別的に行う．自施設でNSTが稼動している場合は，積極的に利用・参加されたい．

文 献

1) Harris, J. A. & Benedict, F. G.：A biometric study of human basal metabolism. Proc. Natl. Sci. USA, 4：370-373, 1918
2) 岩佐正人：エネルギー代謝とエネルギー必要量．「コメディカルのための静脈経腸栄養ハンドブック」（日本静脈経腸栄養学会 編），p128-133，南江堂，2008
3) de V Weir, J. B.：New methods for calculating metabolic rate with special reference to protein metabolism. J. Physiol., 109：1-9, 1949
4) Holdy, K. E.：Monitoring energy metabolism with indirect calorimetry：instruments. interpretation, and clinical application. Nutr. Clin. Pract., 19：447-454, 2004
5) 宮澤 靖：エネルギー投与量の算出方法．「キーワードでわかる臨床栄養」（大熊利忠，金谷節子 編），p120-124，羊土社，2007
6) 岩佐正人：窒素代謝および窒素平衡．「コメディカルのための静脈経腸栄養ハンドブック」（日本静脈経腸栄養学会 編），p122-127，南江堂，2008
7) 井上善文：栄養素投与量の決定（処方作成の実際）．「コメディカルのための静脈経腸栄養ハンドブック」（日本静脈経腸栄養学会 編），p155-161，南江堂，2008
8) 入山圭二：静脈注射用脂肪乳剤の投与上の注意．「キーワードでわかる臨床栄養」（大熊利忠，金谷節子 編），p192-195，羊土社，2007
9) 土師誠二：静脈栄養剤の種類と組成，特徴．「コメディカルのための静脈経腸栄養ハンドブック」（日本静脈経腸栄養学会 編），p221-229，南江堂，2008
10) 「NSTプロジェクト・ガイドライン」（日本静脈経腸栄養学会NSTプロジェクト実行委員会　東口高志 編），医歯薬出版，2001
・ Guidelines for the Use of Parenteral and Enteral Nutrition in Adult and Pediatric Patients, A.S.P.E.N. Board of Directors and The Clinical Guideline Taskforce. JPEN, 26：Suppl. Jan-Feb, 2002

【石田順朗】

47 経腸栄養と経静脈栄養

ポイント

- 栄養療法選択の大原則は「腸管が使用可能であれば腸を利用する」ことである
- 消化管機能の状況と禁忌となる疾患の有無を確認し，経口栄養，経腸栄養，経静脈栄養のいずれかを選択する
- 何らかの理由で必要量の経口栄養，経腸栄養を施行できない場合は，経静脈栄養を補助手段として活用する

● 経腸栄養（enteral nutrition：EN）と経静脈栄養（parenteral nutrition：PN）の比較（表1）

原則として，経口栄養は経腸栄養に優り，経腸栄養は経静脈栄養に優る．したがって，「可能であれば食べさせる」，それがだめなら「経腸栄養」，それもだめなら仕方なく「経静脈栄養」という順序となる．近年，腸管免疫の賦活という側面から経腸栄養の有効性が見直されている．経腸栄養が可能なのに漫然と経静脈栄養を続けることは避けなければならない．

表1 ● 経腸栄養と経静脈栄養の比較

	経腸栄養	経静脈栄養
利点	① 投与経路が生理的 ② カテーテル操作時の無菌操作が経静脈栄養ほど厳密に要求されない ③ 代謝上の合併症が少ない ④ 消化管粘膜の萎縮の予防 ⑤ 腸管からの細菌侵入の予防 ⑥ 胆汁鬱滞の回避 ⑦ 長期管理が容易 ⑧ 経済的	① 消化管機能を必要としない ② 腸管の安静維持が可能 ③ 水分量，各栄養素の量を個別に調整可能
欠点	① 下痢，嘔吐をきたす場合がある ② 経鼻チューブの異物感がある	① カテーテル挿入時の合併症 　　気胸，動脈損傷など ② 代謝上の合併症 　　高血糖，高アンモニア血症， 　　必須脂肪酸欠乏，脂肪肝 ③ カテーテル感染 ④ 高価

文献1，2，3より引用，一部改変

● 適応と禁忌

栄養療法選択の大原則は「**腸管が使用可能であれば腸を利用する**」ことである．一方で，経口栄養や経腸栄養が不十分であれば，経静脈栄養を併用する．経腸栄養と経静脈栄養の適応と禁忌を表2に示す．

表2 ● 経腸栄養と経静脈栄養の適応と禁忌

	経腸栄養	経静脈栄養
十分な治療効果が期待できる	① 小腸機能正常で経口摂取不良な場合 ② 嚥下障害，意識障害 ③ 重症熱傷 ④ 消化管外瘻（排液量 500 mL/日未満） ⑤ 短腸症候群（残存小腸 30 cm以上）	① 小腸機能低下 　ⅰ）短腸症候群 　ⅱ）小腸疾患（SLE，スプルー，クローン病，小腸潰瘍など） 　ⅲ）放射線腸炎 　ⅳ）重症下痢 　ⅴ）長期間持続する嘔吐 ② 悪性腫瘍に対する化学療法で腸管障害が強い場合 ③ 中等度〜重症急性膵炎
比較的治療効果が期待できる	① 小腸機能正常な重症外傷 ② 悪性腫瘍に対する放射線治療，化学療法（軽度） ③ 肝不全，腎機能障害 ④ 吸収不良症候群（放射線腸炎，慢性膵炎など）	① 大手術（大腸全摘，食道癌手術，膵頭十二指腸切除，骨盤内臓器全摘，腹部大動脈瘤手術など） ② 中等度外傷，中等度熱傷 ③ 消化管外瘻 ④ 炎症性腸疾患 ⑤ 妊娠悪阻
治療効果が期待できない	① 悪性腫瘍に対する化学療法で腸管障害が強い場合 ② 早期に経口摂取が可能となる見込みの外科的処置後 ③ 急性腸炎 ④ 短腸症候群（残存小腸 30 cm未満）	① 早期に経腸栄養，経口栄養が可能な見込みのある場合
施行すべきでない（禁忌）	① 機械的完全腸閉塞 ② 麻痺性腸閉塞 ③ 難治性下痢 ④ 炎症性腸疾患急性増悪期 ⑤ 消化管外瘻（排液量 500 mL/日以上） ⑥ 重症急性膵炎 ⑦ ショック，多臓器不全 ⑧ 悪性腫瘍末期などの予後不良例	① 十分な消化吸収能が期待できる場合 ② 悪性腫瘍末期などの予後不良例

文献1，2，3より引用，一部改変

● 投与経路選択のアルゴリズム

ASPENガイドラインによるアルゴリズムを図に示す.

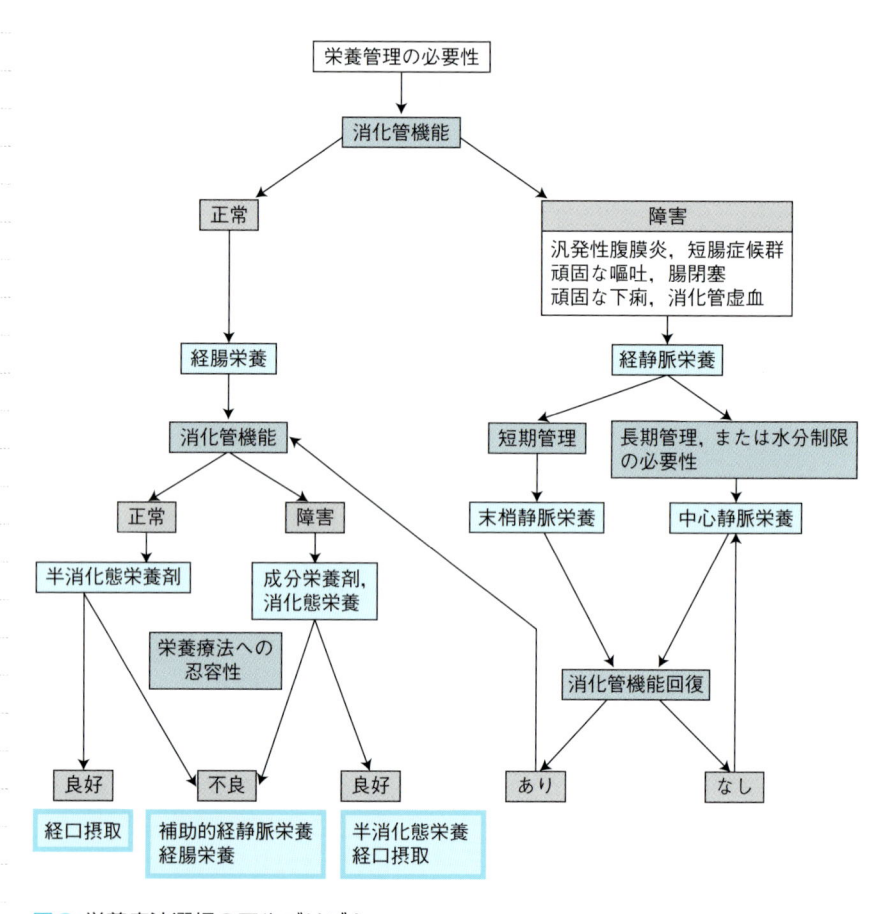

図● 栄養療法選択のアルゴリズム
文献4より改変引用

```
栄養管理の必要性
  │
消化管機能
 ├─ 正常 ──→ 経腸栄養 ──→ 消化管機能
 │                          ├─ 正常 ──→ 半消化態栄養剤
 │                          └─ 障害 ──→ 成分栄養剤, 消化態栄養
 │                                       │
 │                          栄養療法への忍容性
 │                          ├─ 良好 ──→ 経口摂取
 │                          ├─ 不良 ──→ 補助的経静脈栄養 経腸栄養
 │                          └─ 良好 ──→ 半消化態栄養剤 経口摂取
 │
 └─ 障害 (汎発性腹膜炎, 短腸症候群, 頑固な嘔吐, 腸閉塞, 頑固な下痢, 消化管虚血)
      └─ 経静脈栄養
           ├─ 短期管理 ──→ 末梢静脈栄養
           └─ 長期管理, または水分制限の必要性 ──→ 中心静脈栄養
                 │
            消化管機能回復
            ├─ あり
            └─ なし
```

文 献

1) 井上善文:栄養療法の選択.「コメディカルのための静脈経腸栄養ハンドブック」(日本静脈経腸栄養学会 編), p148-154, 南江堂, 2008
2) 丸山道生:経腸栄養療法の特徴と適応.「経腸栄養バイブル」(丸山道生 編著), p2-5, 日本医事新報社, 2007
3) 長濱雄志:静脈栄養法との比較.「経腸栄養バイブル」(丸山道生 編著), p16-18, 日本医事新報社, 2007
4) Guidelines for the Use of Pareneteral and Enteral Nutrition in Adult and Pediatric Patients, A.S.P.E.N. Board of Directors and The Clinical Guideline Taskforce, JPEN, 26:Suppl, Jan-Feb, 2002

【石田順朗】

48 経腸栄養（enteral nutrition：EN）

> **ポイント**
> - 消化管の解剖学的状況や，誤嚥，閉塞機転の有無などにより，胃内投与か小腸内投与のいずれかを選択する
> - 胃内投与の場合は，持続投与，間欠投与ともに可能である
> - 小腸内投与の場合は，原則として持続投与で投与する

● 適応

経口摂取不良症例で小腸機能が保持されている場合[1]

★ 開始前のチェック項目
- □ 1．消化管手術の既往
- □ 2．消化管出血の有無
- □ 3．腸管蠕動の状況
- □ 4．胃内容物の十二指腸への排出（gastric emptying）の状態予測
  （重症感染の有無など）
- □ 5．気道管理の状況（挿管下/自然気道）
- □ 6．誤嚥の有無（silent aspirationの評価）

● 投与経路の選択のアルゴリズム

投与経路選択のアルゴリズムを示す[1)2)]（図）．

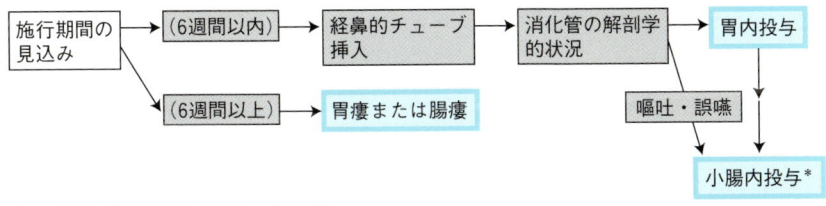

```
施行期間の見込み ─→（6週間以内）→ 経鼻的チューブ挿入 → 消化管の解剖学的状況 → 胃内投与
                                                                    ↓
                └→（6週間以上）→ 胃瘻または腸瘻              嘔吐・誤嚥
                                                                    ↓
                                                              小腸内投与*
```

図 ● 投与経路選択のアルゴリズム
* ①気管内への誤嚥，逆流性食道炎，胃の蠕動麻痺，閉塞機転がある場合
　②以前の外科的処置の結果，胃内投与が不能の場合
　③術後早期の経腸栄養が計画されている場合

● 投与経路の準備

1 経鼻胃管

55〜60 cm挿入し留置する．

2 十二指腸チューブ

ガイドワイヤーが付属しているので，完全に入った状態で挿入を開始する．45〜50 cm入ったら，ガイドワイヤーを10 cm抜いてさらに10 cm挿入し，この操作を繰り返して75〜85 cm挿入する．

> ★ 挿入後のチェック項目
> □ 1．20 mL程度の空気を注入し，心窩部の聴診にて注入音を確認する．
> □ 2．カテーテルチップ，または吸引チューブにより胃内容を吸引し，胃液を確認する．ただし胃粘膜を傷つけないため，吸引チューブをつけたまま放置してはならない．
> □ 3．腹部単純X線写真による位置確認を必ず行う．

> 禁忌 経腸栄養の投与経路として経鼻胃管，十二指腸チューブを挿入した時には腹部単純X線写真による位置確認を必ず行う．これを怠ったために気管内へ経腸栄養剤が注入され，死亡に至った医療事故がある．

3 胃瘻・腸瘻

第5章50参照．

● 栄養剤の分類（表）

1 天然濃厚流動食

タンパク源が天然食品由来であるため，正常な消化吸収能が必要である．半消化態栄養剤に比べ粘度が高いため，経腸栄養として使用する場合は速度調節がやや難しい．

2 人工濃厚流動食

❶ 半消化態栄養剤

半消化態栄養剤には医薬品と食品があるが，両者間に組成上の基本的違いはない．医薬品は保険扱いとなり医師の処方を要するが，食品は自己負担となり処方は不要である．最も種類が多く，各種病態に特化した製剤も発売されている．

❷ 消化態栄養剤

窒素源が低分子ペプチドで構成されており，消化吸収能の低下した術後，短腸症候群，炎症性腸疾患が適応となる．液状のペプチーノ®（食品），粉末のツインライン®（医薬品）が発売されている．

❸ 成分栄養剤

窒素源はアミノ酸で構成されており，炭水化物はデキストリンとして配合されている．脂肪の含有量が極めて少ないため，長期投与時には必須脂肪酸補充目的に乳化脂肪製剤を投与する必要がある．消化態栄養剤と同様に，消化吸収能の低下した胆嚢・膵臓疾患，短腸症候群，炎症性腸疾患が適応となる．浸透圧が高いため下痢を起こしやすく，希釈するなど投与に工夫が必要な場合がある．エレンタール®と小児用のエレンタール®Pが発売されている[3)4)5)]．

表● 栄養剤の種類別特性と投与法

	成分栄養剤	消化態栄養剤	半消化態栄養剤	天然濃厚流動食
区分	医薬品	医薬品/食品	医薬品/食品	食品
剤形	粉末	粉末・液状	粉末・液状	液状
消化	不要	一部要	一部要	要
吸収	要	要	要	要
残渣	なし	少ない	中等量	多い
脂肪含有量	少量	少ない	多い	多い
粘稠性	低い	やや低い	中等度	高い
チューブ径	1 mm（5 Fr）	2～3 mm（8 Fr）	2～3 mm（8 Fr）	3～4 mm（12Fr）
投与法	経管・持続	経管・持続	経管・持続/間欠，経口	経管・間欠，経口

文献6より引用，一部改変

● 各種病態に対する半消化態栄養剤の選択（医薬品，食品）

以下，医薬品は赤字で食品は黒字で示す．

❶ 一般用（1.0 kcal/mL）

エンシュアリキッド®，CZ-Hi®，サンエット®-N3，アイソカル®-RTU，メイバランス®S，L-5®，他

❷ 一般用（1.5～2.0 kcal/mL）

エンシュア®H，CZ2.0®，テルミール®2.0α，プロキュア®Z，エネプラス®，他

❸ 肝不全

ヘパス®，アミノレバン®EN，ヘパン®ED

❹ 腎不全

リーナレン®LoGIC3.5，リーナレン®LoGIC1.0，レナウェル®3，レナウェル®A

❺ 呼吸不全

プルモケア®

❻ 糖尿病

インスロー®，タピオン®α，グルセルナ®

❼ immunonutrition

イムン®α，インパクト®，サンエット®-GP，オキシーパ®，ラコール®

❽ 抗酸化作用
アノム®，ライフロン®-QL
❾ 微量元素強化
ブイ-クレス®，テゾン®，グランケア®，アイソカルアルジネード®

病態ごとの経腸栄養剤の使用法については，「コメディカルのための静脈経腸栄養ハンドブック」（日本静脈経腸栄養学会 編，南江堂），または「経腸栄養バイブル」（丸山道生 編著，日本医事新報社）に詳しい解説がある．

● 施行法の実際

1 持続投与と間欠投与
胃内投与：持続投与または間欠投与
小腸内投与：持続投与のみ

2 投与形態，投与量の増減

❶ 持続投与
経腸栄養用ポンプで10ないし20 mL/時間から徐々に目標熱量まで増量する．最大投与速度は100 mL/時間をおよその目安とする．

❷ 間欠投与
経腸栄養剤を3〜4回に分け，200〜400 mL/時間の速度で投与する．

❸ 半固形栄養剤による短時間注入法
寒天や増粘剤を栄養剤に添加して半固形化することにより，5〜10分で胃内に投与する方法であり，投与方法の新しいオプションとして注目されている．胃食道逆流や下痢の軽快が期待されるほか，注入時間の短縮により患者，介護者のQOLも向上する可能性がある[6]．初めからゲル化された半固形栄養剤としては，リカバリーニュートリート®，メディエフプッシュケア®，ハイネゼリー®，テルミール®PGソフトがある．

● トラブルシューティング

1 チューブ閉塞
チューブ先端の細菌汚染により，同部のpHが低下し，半消化態栄養剤のタンパク質が固形化（カード化）することによって惹起される．半消化態栄養剤を投与する場合は，予防措置として，持続投与の場合は4時間ごとに，間欠投与の場合は，投与前後に20〜30 mLの温水でチューブをフラッシュする．成分栄養剤，消化態栄養剤の場合は頻回のチューブフラッシュの必要はない[7]．

2 嘔吐
重症感染症の合併時などには胃内容の十二指腸への排出（gastric emptying）が低下し，胃内投与施行中に嘔吐が見られる場合がある．少なくとも1日1回は経鼻胃管から胃内容の吸引を行い，胃内残量を評価する．2001

年版のASPENガイドラインでは,「2回連続して200 mL以上の残量が確認された場合は経胃栄養を一時中止する」ことが推奨されている[8].メトクロプラミド（プリンペラン®），パントテン酸（パントシン®），エリスロマイシン（エリスロシン®）などの投与により消化管蠕動の促進を図る．あるいは,小腸内投与へ移行する.

3 下痢

成分栄養など高浸透圧製剤では下痢が問題となることがあり，これに対しては栄養剤の希釈が必要となる場合がある．従来，これに準じて半消化態栄養剤投与中の下痢に対しても，栄養剤を希釈して浸透圧を下げることにより忍容性を確保しようとする考えが主流であった．しかし近年では，溶解操作により細菌繁殖のリスクが増えるという懸念から，希釈による濃度調節ではなく，投与速度を遅くすることにより下痢の軽減を図るという考え方が一般的となりつつある．一方で，**抗生物質起因性腸炎による下痢の可能性を，常に念頭におく必要がある**（見落として放置すると死に至る！）[7) 9)].

文 献

1) 丸山道生：経腸栄養療法の特徴と適応.「経腸栄養バイブル」（丸山道生 編著），p2-5,日本医事新報社,2007
2) 長濱雄志：経鼻.「経腸栄養バイブル」（丸山道生 編著），p116-117，日本医事新報社，2007
3) 田中芳明：経腸栄養剤の種類と特徴.「コメディカルのための静脈経腸栄養ハンドブック」（日本静脈経腸栄養学会 編），p167-185，南江堂，2008
4) 丸山道生：一般経腸栄養剤の分類と種類.「経腸栄養バイブル」（丸山道生 編著），p30-36，日本医事新報社，2007
5) 丸山道生：一般経腸栄養剤の選択.「経腸栄養バイブル」（丸山道生 編著），p37-42，日本医事新報社，2007
6) 大谷 順：経腸栄養法の処方設計，投与計画，スケジュール.「経腸栄養バイブル」（丸山道生 編著），p151-155，日本医事新報社，2007
7) 丸山道生：細菌.「経腸栄養バイブル」（丸山道生 編著），p168-170，日本医事新報社，2007
8) Guidelines for the Use of Pareneteral and Enteral Nutrition in Adult and Pediatric Patients, A.S.P.E.N. Board of Directors and The Clinical Guideline Taskforce, JPEN, 26：Suppl, Jan-Feb, 2002
9) 奈良智之：消化管合併症.「経腸栄養バイブル」（丸山道生 編著），p171-172，日本医事新報社，2007

【石田順朗】

49 経静脈栄養（parenteral nutrition：PN）

> **ポイント**
> - 経静脈栄養は経口栄養，経腸栄養が施行できないときの代替手段であり，可及的速やかに経腸栄養や経口栄養への切り替えを図る
> - 何らかの理由で必要量の経口栄養，経腸栄養を施行できない場合は，経静脈栄養を補助手段として活用する
> - 経口栄養，経腸栄養を伴わない完全な経静脈栄養を施行するときは，必ずビタミンB_1を投与する
> - 中心静脈栄養法では可能な限り上大静脈留置カテーテルを用いる

● 適応

原則として，経静脈栄養は経口栄養，経腸栄養が施行できないときの代替手段である[1)～3)]．

① **栄養管理の必要があって，なおかつ経腸栄養の適応がない場合**
消化管手術直後，炎症性腸疾患急性期など．

② **経腸栄養への忍容性が不良な場合**
下痢や嘔吐を繰り返す場合など．

③ **必要量の経口栄養，経腸栄養を施行できない場合**
不足分の栄養を経静脈栄養で補充する．

● 投与経路の種類

❶ 末梢静脈栄養（peripheral parenteral nutrition：PPN）

2週間以内の短期間の経静脈栄養を施行する場合に選択される．中心静脈栄養と比べ，カテーテル感染症の頻度が少ない，穿刺時の合併症が少ない，コストが安いなどの利点がある．経口摂取や経腸栄養が必要量に満たない場合の栄養補充経路としても有用である．末梢静脈栄養に適した輸液製剤として，アミカリック®，マックアミン®，ツインパル®，アミグランド®，パレセーフ®，ビーフリード®，ソリタックス®Hなどがある．乳化脂肪製剤を併用することで，概ね1,000～1,400 kcal/日程度のカロリーを投与することができ，中カロリー輸液と呼ばれることもある．高浸透圧に関連した血管痛や血栓性静脈炎が問題となる場合がある．静脈炎発生予防の観点からは，できるだけ太い静脈に細径のカテーテルを留置するほうがよい．カテーテルの長さが20 cm程度のミッドラインカテーテルやPIカテーテルを肘静脈から留置する方法もある[4)5)]．

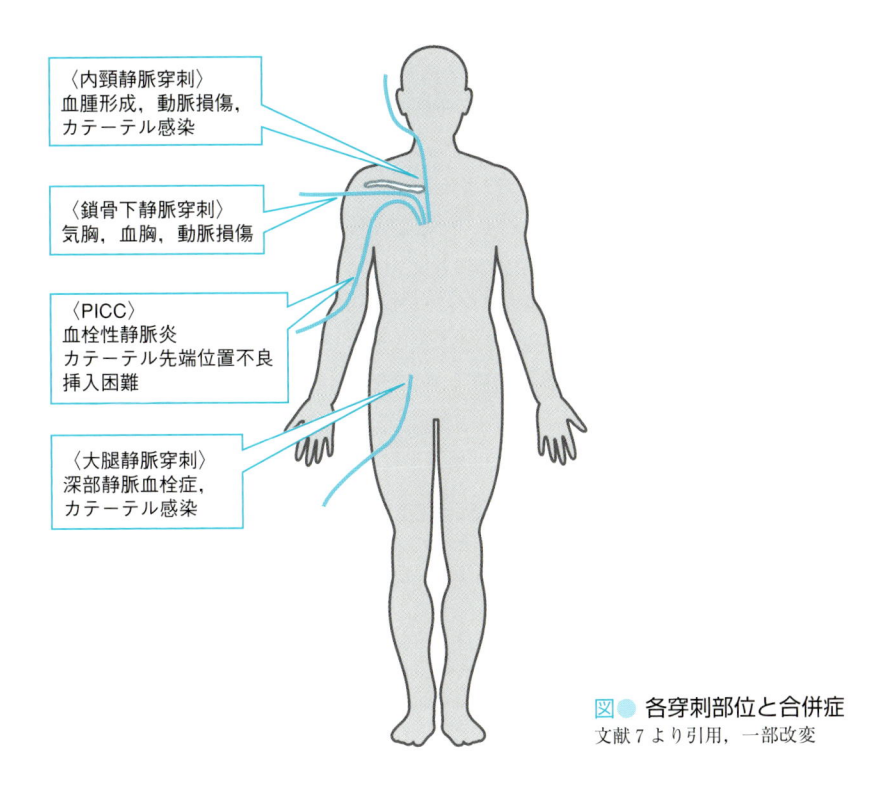

〈内頸静脈穿刺〉
血腫形成，動脈損傷，
カテーテル感染

〈鎖骨下静脈穿刺〉
気胸，血胸，動脈損傷

〈PICC〉
血栓性静脈炎
カテーテル先端位置不良
挿入困難

〈大腿静脈穿刺〉
深部静脈血栓症，
カテーテル感染

図● 各穿刺部位と合併症
文献7より引用，一部改変

2 中心静脈栄養（total parenteral nutrition：TPN）

2週間以上の経静脈栄養が必要な場合，水分制限などのため末梢静脈栄養が困難な場合に選択される．本邦ではIVH（intravenous hyperalimentation）という用語が広く用いられているが，諸外国では中心静脈栄養法を意味する用語としてTPN（total parenteral nutrition）が一般的である[2]．栄養輸液の投与経路（図）としては上大静脈留置カテーテルが望ましく，内頸静脈，鎖骨下静脈からのアプローチが広く行われている．末梢挿入式中心静脈カテーテル（peripherally inserted central catherter：PICC）は，気胸，血胸，動脈誤穿刺などの合併症を避けることができる．一方，大腿静脈アプローチは深部静脈血栓症やカテーテル感染のリスクが高いため，緊急時または一時的使用にとどめる．どのアプローチを用いるかは，緊急性，施行目的，予想期間，患者の活動性，病態，胸部への放射線治療や手術の既往，穿刺用超音波装置の有無，術者の経験などを考慮し，症例ごとに決定する[6]．また，長期留置用中心静脈カテーテルとして，Broviac / Hickmanカテーテルおよび全皮下埋め込み式カテーテル（ポート）がある．

● 投与経路の準備

中心静脈カテーテルの挿入については第7章57を参照．

● 施行の実際

1 栄養剤の選択

　アリメール®，カロネット®，リハビックス®，アミノトリパ®，ピーエヌツイン®，フルカリック®，ネオパレン®など各種の輸液製剤が市販されている．ミキシッド®は脂肪を含むオールインワン製剤である[8]．実際上は，利用可能な輸液製剤のうちから総カロリーによって投与薬剤を選択する．カロリー負荷初日は400～500 kcal/日から多くとも1,000 kcal/日以下のカロリー負荷として，血糖値の推移を確認する．問題がなければ，数日かけて必要熱量まで負荷を強める．高血糖が出現した場合は，インスリンの併用を考慮する．近年，重症患者管理の一環として，積極的なインスリン持続静注により血糖値を80～110 mg/dLに調節する強化インスリン療法（intensive insulin therapy）の有益性が報告され，注目されている[9)10]．腎不全症例の場合，あるいは水分制限が必要な場合は，腎不全用高カロリー基本液であるハイカリック®RFか，50％ブドウ糖液あるいは70％ブトウ糖液を基本に輸液を調製する．

2 アミノ酸製剤

　市販のアミノ酸含有高カロリー輸液製剤では，非タンパクカロリー（kcal/日）とアミノ酸中の窒素（g/日）の比（NPC/N比）が概ね150～170程度に設定されている．腎不全症例においてはネオアミュー®やキドニン®などの腎不全専用のアミノ酸製剤を用い，NPC/N比を300～500となるように設定する．窒素負荷開始後のBUN上昇に注意する．

3 乳化脂肪製剤

　イントラリポス®，イントラリピッド®，イントラファット®などの製剤があり，10％（1 kcal/mL）と20％（2 kcal/mL）の2つの濃度から選択できる．使用目的により投与量を決定する．脂質異常症，静脈塞栓症，網内系機能抑制による感染性合併症増加など，**乳化脂肪製剤の合併症の多くは急速大量投与が原因とされており，脂肪の代謝速度を超える急速大量輸液は回避する**．0.1 g/kg/時間以下の速度で投与する．例えば体重50 kgの場合，20％製剤100 mLを4時間以上かけて投与する．しかし，高度侵襲下での乳化脂肪製剤の安全性については議論が分かれる．人工呼吸管理中の成人重症患者を対象としたCanadian clinical practice for nutrition support（2003年）では，脂肪製剤投与時の感染性合併症の増加を懸念して，経腸栄養が可能か，経静脈栄養の必要見込み期間が10日以内の場合は，乳化脂肪製剤の使用を控えることを考慮するよう推奨している[11]．一方で，乳化脂肪製剤の合併症の多くは急速大量投与が原因であり，代謝速度を上回る投与を行わなければ問題は生じないとする意見もある．

> **禁忌**　乳化脂肪製剤の合併症の多くは急速大量投与が原因とされており，脂肪の代謝速度を超える急速大量輸液は回避する．0.1 g/kg/時間以下の速度で投与する．

4 ビタミン製剤

完全静脈栄養施行時にはビタミンの投与が必須である．中心静脈栄養用に総合ビタミン剤が各種発売されており，1日に1セットを混注する．フルカリック®，ネオパレン®にはビタミンB_1を含めた各種ビタミンがあらかじめ配合されている．他に原因のない乳酸アシドーシスなどビタミンB_1欠乏症の所見が出現した場合には，100～400 mgのビタミンB_1を急速補充する．一方で，経腸栄養，経口摂取に移行したときには，不要なビタミン剤投与を漫然と継続しないよう心掛ける．

> **禁忌** 経口栄養，経腸栄養を伴わない完全な経静脈栄養を施行中にビタミンB_1の投与を怠ると，ウェルニッケ（Wernicke）脳症をきたして患者の予後を著しく悲惨なものとするので，絶対に忘れてはならない

5 微量元素製剤

経静脈栄養の場合，高カロリー輸液キット製剤には亜鉛のみが含有されており，これ以外の微量元素の補充目的に微量元素製剤（エレメンミック®注，ミネラリン®注など）を1日1セット混注する．ただし，微量元素製剤にはコバルト，クロム，セレン，モリブデンは含まれていないので，長期の完全経静脈栄養においてはこれらの欠乏症に注意する．

● 合併症とその対策

1 カテーテル閉塞

あらかじめ閉塞しやすい薬剤，併用禁忌を確認しておく．たとえば，カルシウム含有輸液製剤にリン酸二カリウムを添加するとリン酸カルシウムが析出する．カルシウム含有輸液製剤のラインと輸血ラインを混合すると，凝血する．また，ノルアドレナリンなど，一瞬でも投与量が増減すると著しい循環変動をきたす薬剤は，粘稠な高濃度ブドウ糖液のラインには接続しないことが望ましい．

2 カテーテル感染

カテーテルは異物であり，たとえ末梢静脈カテーテルであっても感染源となり得ることを忘れてはならない．マルチルーメンカテーテルはシングルルーメンカテーテルに比べ，感染の危険は高くなるので，カテーテル内腔数は必要最小限となるようにする．高カロリー輸液製剤のクリーンベンチでの無菌調製が困難な場合は，インラインフィルターを用いて感染性微生物・異物の除去を行う必要がある．ただし，乳化脂肪製剤など分子の大きい製剤についてはフィルターが使用できないことに留意する．カテーテル刺入部の発赤や，他に原因のない弛張熱などカテーテル感染が疑われる場合は，カテーテルを抜去する．カテーテル感染が原因であれば解熱するはずで，解熱しない場合は他の熱源を再検索する必要がある．一方で，定

期的にカテーテル交換しても感染予防にはつながらない．刺入部へのポビドンヨードゲル，抗生物質軟膏の塗布は推奨されない[12)13)]．

文　献

1) Guidelines for the Use of Pareneteral and Enteral Nutrition in Adult and Pediatric Patients, A.S.P.E.N. Board of Directors and The Clinical Guideline Taskforce, JPEN, 26：Suppl, Jan-Feb, 2002
2) 井上善文：経静脈栄養法の適応．「キーワードでわかる臨床栄養」（大熊利忠，金谷節子 編），p176-182，羊土社，2007
3) 井上善文：栄養療法の選択．「コメディカルのための静脈経腸栄養ハンドブック」（日本静脈経腸栄養学会 編），p148-154，南江堂，2008
4) 土師誠二：末梢静脈栄養の方法と実際．「コメディカルのための静脈経腸栄養ハンドブック」（日本静脈経腸栄養学会 編），p268-273，南江堂，2008
5) 土師誠二：静脈栄養の各種投与経路．「コメディカルのための静脈経腸栄養ハンドブック」（日本静脈経腸栄養学会 編），p218-220，南江堂，2008
6) 竹山廣光：中心静脈カテーテル挿入時の機械的合併症と対策．「コメディカルのための静脈経腸栄養ハンドブック」（日本静脈経腸栄養学会 編），p248-253，南江堂，2008
7) 石田順朗：中心静脈栄養法．「必ず上手くなる！　中心静脈穿刺」（森脇龍太郎，中田一之 編），p102-106，羊土社，2007
8) 土師誠二：静脈栄養剤の種類と組成，特徴．「コメディカルのための静脈経腸栄養ハンドブック」（日本静脈経腸栄養学会 編），p221-229，南江堂，2008
9) Van den Berghe, G. et al.：Intensive Insulin Therapy in Critically Ill Patients. N. Engl. J. Med., 345：1359-1367, 2001
10) Van den Berghe, G. et al.：Intensive Insulin Therapy in the Medical ICU. N. Engl.J. Med., 354：449-461, 2006
11) Heyland, D. K. et al.：Canadian Clinical Practice Guidelines for Nutriton Supports in Mechanically Ventilated, Critically Ill Adult Patients. JPEN, 27：355-373, 2003
12) 井上善文：中心静脈カテーテル感染と管理方法．「コメディカルのための静脈経腸栄養ハンドブック」（日本静脈経腸栄養学会 編），p254-261，南江堂，2008
13) 大谷　順：静脈栄養法の合併症と対策　静脈栄養法におけるリスク・マネージメント．「コメディカルのための静脈経腸栄養ハンドブック」（日本静脈経腸栄養学会 編），p262-267，南江堂，2008

【石田順朗】

50 内視鏡的経皮胃瘻造設術（PEG）と在宅経腸栄養

ポイント

- 内視鏡的経皮胃瘻造設術（PEG）は長期にわたる経腸栄養の有効な手段である
- 経腸栄養を積極的に導入することは在宅医療への近道となる

● PEG

1 PEGとは？

　意識障害や嚥下障害などで経口摂取が困難な患者に対し，内視鏡を用いて，腹壁と胃をつなぐ瘻孔を造設する手技がPEG（percutaneous endscopic gastrostomy）である．1993年，米国経腸栄養学会が示したマニュアルを受け，世界的にその安全性，有効性が認められ，急速に広まった．すでに米国では長期経腸栄養ルートの第1選択となっている．

2 PEGの適応

　PEGの適応は，①経口摂取が困難，②消化管機能は正常，③4週間以上の生命予後が見込まれる成人および小児とされている．

3 PEGの利点

① 腸管の使用により，腸管の細菌に対する防御機能が保たれる
② 自己抜去の危険性が少ない
③ 嚥下訓練などのリハビリテーションの妨げにならない
④ 美容上，経鼻経管栄養に比較して優れている

4 PEGの造設

　内視鏡を用いた胃瘻造設術は，内視鏡室にて医師2名と看護師1名で，慣れれば20分程度で行うことができる（図）．造設にあたっては出血，疼痛，感染などのリスクがあるが，管理をきちんと行うことでリスクを減らすことができる．

5 PEGの管理

　PEG造設後1週間程度は創部の消毒を行い，感染などがなければ，あとは通常の清拭でよい．1～2週間程度で瘻孔が安定すれば入浴も可能である．経腸栄養は造設2～3日頃より，水分などから開始し，徐々に栄養のある濃いものへ替えていく．造設後2カ月ほどした時点で胃瘻チューブの

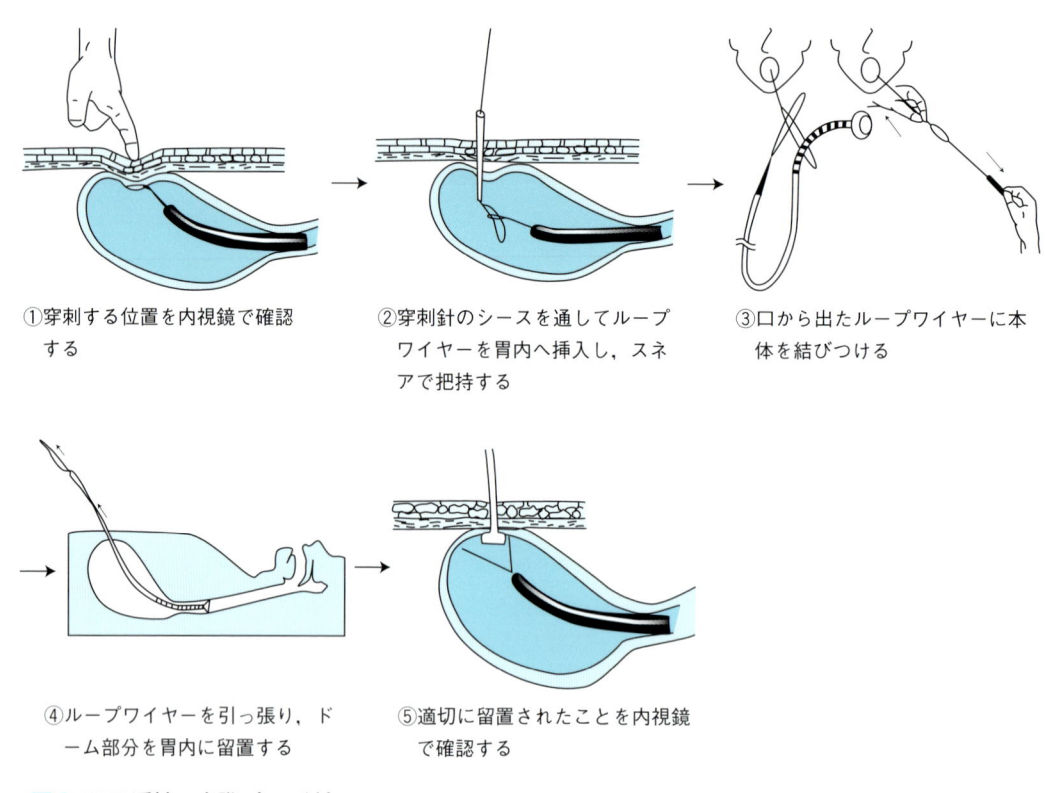

① 穿刺する位置を内視鏡で確認する
② 穿刺針のシースを通してループワイヤーを胃内へ挿入し，スネアで把持する
③ 口から出たループワイヤーに本体を結びつける
④ ループワイヤーを引っ張り，ドーム部分を胃内に留置する
⑤ 適切に留置されたことを内視鏡で確認する

図● PEG手技の実際（Pull法）

交換を行う．その後は4～6カ月ごとにチューブの交換を行う．

● 在宅経腸栄養

1 在宅経腸栄養 －病院から在宅医療へ－

　胃瘻などによる経腸栄養は在宅医療への移行をスムーズにする．しかし，在宅での経腸栄養を行うためには，退院前から患者や家族に具体的な処置を教育，指導して充分な理解をしてもらう必要がある．また，個々それぞれの社会的背景の違いを考慮しつつ，往診や訪問看護，緊急時の対応などの調整をする必要がある．常日頃から患者家族とのコミュニケーションを密にとり，在宅へ向けての不安を少なくすることが大切である．

2 経腸栄養剤の種類 (表)

❶ 天然濃厚流動食

　天然食品からつくられている．栄養価も高く，必要な栄養素が含まれているが，粘調度が高く，消化吸収後の残渣も多い．径の太い経管チューブが必要となる．

❷ 半消化態栄養剤

　乳タンパクや大豆タンパクが用いられ，吸収にはある程度の消化機能が必要とされるが，栄養バランスは整っている．天然濃厚流動食よりも残渣

表● 経腸栄養の種類（100 kcalあたりの量）

1mLあたり	形 態	製品名	タンパク質(g)	VA(IU)	VC(mg)	Ca(mg)	Fe(mg)	Cu(μg)	Zu(mg)	食物繊維(g)	浸透圧(mOsm/L)
薬1.0kcal	半消化態	エンシュア・リキッド	3.5	250	15.2	52	0.9	100	1.5	—	360
薬1.0kcal	消化態	ツインライン	4.1	207	22.5	44	0.63	23	0.95	—	595〜640
薬1.0kcal	半消化態	ハーモニックF	4.8	160	20	48	1.04		0.26	1	350
薬1.0kcal	半消化態	ハーモニックM	4.8	160	20	48	0.72	64	0.7		350
薬1.0kcal	半消化態	ラコール	4.38	207	28.1	44	0.625	125	0.64		400
薬1.5kcal	半消化態	エンシュア・H	3.5	250	15.2	52	0.9	100	1.5	—	540
食1.0kcal	半消化態	CZ-F	5	300	10	75	1	36	0.6	2	360/kgH$_2$O
食1.0kcal	半消化態	E-1	4.5	220	6	75	1	15	0.1		300mOsm/kgH$_2$O
食1.0kcal	半消化態	E-2	4.5	220	6	71	1.1	15	0.1		300mOsm/kgH$_2$O
食1.0kcal	半消化態	E-3	5	300	10	65	1	30	0.2	0.6	300/kgH$_2$O
食1.0kcal	半消化態	E-4	4.5	200	10	60	1	10	0.2	1	300/kgH$_2$O
食1.0kcal	半消化態	L-3ファイバー	4.5	200	17	60	1.2	10	0.28	1.8	380
食1.0kcal	半消化態	L-6PM	5.3	200	17	75	1.6	10	0.43	—	450
食1.0kcal	半消化態	L-7	5	200	17	60	1.2	6	0.4	1	390
食1.0kcal	半消化態	PN-Hi	5	300	10	60	1	12	0.2	0.2	380/kgH$_2$O
食1.0kcal	半消化態	エフツーアルファ	5	210	18	90	1.2	160	1	1.7	350
食1.0kcal	半消化態	オクノスNT-3	4.7	220	10	103	1.14	14	0.48	1	330
食1.0kcal	半消化態	オクノス流動食A	5.1	410	2.7	109	0.37	34	0.51	0.5	590
食1.0kcal	半消化態	オクノス流動食C	5.3	360	8.6	133	1.45	37	0.36	0.3	480
食1.0kcal	半消化態	サンエット-A	4.7	292	8.6	40.1	1	8.3	0.18	—	390/kg
食1.0kcal	半消化態	サンエット-N3	4	300	10	60	1.3	150	1	1	330/kg
食1.0kcal	半消化態	テルミールf（ヨーグルト味）	5	250	30	60	0.85	10	0.4	0.8	360
食1.0kcal	半消化態	HP	5	200	16	60	1	10	0.3	1.25	420
食1.0kcal	半消化態	メディエフバッグ	4.5	200	9	50	0.8	11	0.8	1.2	340
食1.0kcal	半消化態	ライフロン-PZ	5	250	25	75	1.2	13	0.6	0.5	360
食1.0kcal	半消化態	リカバリーSOY	4.5	300	10	75	1.5	150	1.2	1	350
食1.5kcal	半消化態	カロリアンL-300	4.3	267	12.5	50	1	12	0.3	0.7	510
食1.6kcal	半消化態	メディエフアミノプラス	5	200	6.5	28	1.3	5	1.5	1	590

薬：薬剤　食：食事

は少なく粘調度も低いため，経腸栄養でよく使われる．

❸ 消化態栄養剤

ペプチド栄養剤と成分栄養剤がある．成分栄養剤は合成アミノ酸からできており，炎症性腸疾患など消化吸収機能が落ちている患者に使われる．浸透圧が高く，下痢を起こしやすい．また，脂肪含有量が少ないため，必須脂肪酸の欠乏をきたすことがある．

3 栄養管理上の注意点

❶ 消化器合併症

頻度として多いのは下痢や嘔吐などである．栄養剤の投与速度を緩徐にし，濃度を下げ，温めるとよい．食物繊維の添加も効果がある．

❷ 代謝性合併症

a）糖代謝異常

　　耐糖能異常に伴った高血糖による浸透圧利尿で高血糖性高浸透圧性非ケトン性昏睡を起こすことがある．血糖値の把握とインスリンにより予防を行う．

b）肝機能異常

　　経腸栄養法施行中，トランスアミナーゼが上昇した場合，投与カロリーをいったん下げ，正常化したら徐々にカロリーを上げていく．

c）必須脂肪酸欠乏

　　消化態栄養剤単独の長期使用で発生しやすい．定期的に脂肪乳剤の経静脈的投与を行う．

d）微量元素欠乏症

　　銅欠乏による貧血，亜鉛欠乏による皮膚炎，セレン欠乏による心筋症などの報告がある．

文献

・「経皮内視鏡的胃瘻造設術」（馬場忠雄 監，小山茂樹 編），日総研出版，2001
・奥井雅憲：臨床栄養，98（7）：811-815，2001
・酒井靖夫，他：経腸栄養の実際．臨床栄養，86：621-626，1995

【関井　肇】

第6章
血液浄化法の選択と実際

51 血液透析 (hemodialysis：HD)

> **ポイント**
> ■ 急性血液透析の適応を理解する
> ■ dry weightは信用せず，自分で循環血液量を評価する

● 原理

- 血液透析は拡散現象を利用した血液浄化法であり，半透膜を介した透析が主に使用されている．**拡散**とは物質が濃度差に応じて広がっていく現象である．溶液の濃度が半透膜を介して異なる時，高い濃度から低い濃度に向かい溶質は移動する．その濃度差を大きくした方が透析効率は上がる．また注意しなければならないことに除水によって血液側から濾液側へ移動する現象は透析とはいわない．
- 通常の血液透析法では拡散を利用した半透膜による透析除去を主体としているが，過剰な水分を除水することによる濾過での除去も施行している．この場合は水分が流れて移動することに伴って溶質が除去されるために除水量が多いほど効率は上がる．

● 適応

慢性腎不全患者の透析導入に関しては表1のような導入基準がある．また，**急性腎不全患者**ならびに慢性腎不全で透析施行中の急性増悪患者への施行条件としては表2のような施行基準がある．

すでに週に3回などの維持透析が確立している場合は問題ないが，もともと透析を導入していない患者が急性腎不全に陥った場合や，導入中でも緊急透析が必要な可能性がある場合には，表2に示した4つの条件に関して血液データ，胸部X線，血液ガス，エコーによる下大静脈径，その他の身体所見などを参考にして，連日，現時点で**血液浄化の適応があるのかどうか評価，判断する必要がある**．適応がある場合には透析が必要なのか，血行動態やその患者の病態を考慮して持続的血液濾過透析が必要なのかを決める．透析が必要ならば使用する膜の種類，膜面積，血液流量，透析時間，除水速度，**抗凝固薬の種類**，投与量などのプランをたてて，たとえ技師が施行するにしても主体的に関与すべきである．腎センターの医師や技師に完全に任せているケースもあるが，主治医であれば，特に研修医を含めた若手の医師であればなおさら積極的に関わっていく姿勢が必要と考

える．
　表2の1〜4まで，それぞれを改善する目的で施行する（表3）．

表1 ● 透析導入基準（慢性腎不全）

1. 臨床症状
　① 体液貯留（全身性浮腫，高度の低タンパク血症，肺水腫）
　② 体液異常（管理不能の電解質，酸塩基平衡）
　③ 消化器症状（悪心，嘔吐，食思不振，下痢）
　④ 循環器症状（重篤な高血圧，心不全，心膜炎）
　⑤ 神経症状（中枢，末梢神経障害，精神症状）
　⑥ 血液異常（高度の貧血症状，出血傾向）
　⑦ 視力障害（尿毒症性網膜症，糖尿病性網膜症）
　これら①〜⑦項目のうち，3個以上のものを高度（30点），2個以上のものを中程度（20点）1個を軽度（10点）とする．

2. 腎機能

血清クレアチニンmg/dL	（クレアチニンクリアランスmL/分）	点数
8以上	（10未満）	30点
5〜8未満	（10〜20未満）	20点
3〜5未満	（20〜30未満）	10点

3. 日常生活

尿毒症のため起床できないもの	30点
日常生活が著しく制限されるもの	20点
通勤，通学あるいは家庭内労働が困難となったもの	10点

1. 臨床症状，2. 腎機能，3. 日常生活
　それぞれの点数の合計が60点以上のものを透析導入とする．
＊高齢者（65歳以上），年少者（10歳以下），全身合併症のあるものについては10点を加算する

［厚生省科学研究・腎不全医療研究班］

表2 ● 急性血液透析の適応（4つの原因）

1．	溶質（BUN/Cre）の蓄積	老廃物
2．	高K血症	電解質
3．	アシドーシスの進行	酸塩基平衡
4．	hypervolemia（循環血液量増加）による溢水	過剰な水分

表3 ● 4つの原因の除去

1． 老廃物は半透膜の対側を流れる透析液へ拡散により除去
2． 電解質はDonannの膜平衡で調節
3． 酸塩基平衡は，酸が除去され透析液から重炭酸は補充されて改善
4． 過剰な水分は透析膜に圧をかけて除去される

● dry weightの設定

通常，透析導入病院から維持施設のクリニックなどで3回/週程度の維持透析を施行する場合が多い．その際にdry weightの設定に関しては何年も再評価が行われていないのが実情である．特に維持透析患者が急性増悪でかかりつけのクリニックなどではなく病院に搬送された場合には全身状態の悪化や病態の変化などからdry weightが違っている場合が多い．傾向としては患者が溢水，うっ血性心不全で搬送される場合には日常生活での患者の飲水制限などのコンプライアンスが悪いことが原因のことが多く，患者がショック，多臓器不全などで搬送される場合にはdry weightが低く設定されていることが多い．当然それだけが原因ではなく，心機能低下，感染など増悪させる病態が背景に存在することも多い．これらを踏まえ，主治医になった場合にはdry weightの再設定を考慮する必要がある．

1 体重測定 (図1)

その最も簡易的な方法は体重測定である．全身状態が良好であれば体重計にのってもらい測定する．全身状態が悪い場合には高価なベッドであればそのまま体重測定が可能であり，その他に移動時にハンモックのように吊り上げて測定できる体重計もある．

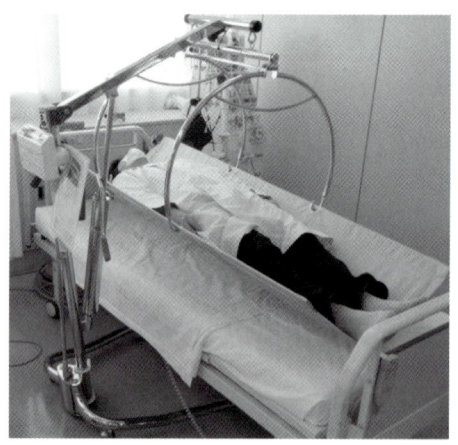

図1 ● 体重計での体重測定

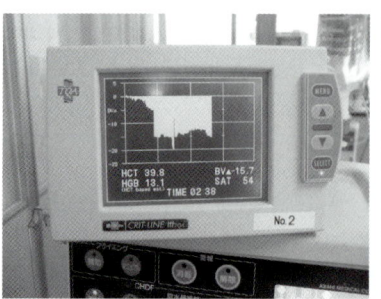

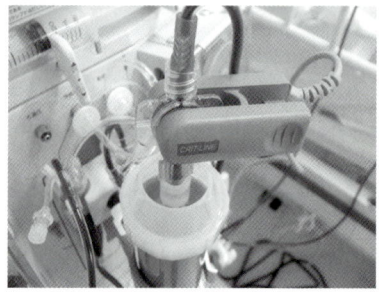

図2 ● クリットラインモニター（左）とクリットラインセンサー（右）

❷ クリットラインモニター（図2：CRIT-LINE™ Ⅲ TQA，株式会社JMS）

　非侵襲的にヘマトクリット，酸素飽和度をリアルタイムにモニタリングする装置である．これらの測定値をもとに循環血液量，ヘモグロビン値を算出して透析中患者の循環血液量の変化をグラフ表示して透析時間，流量，除水量などの決定の指標にする．装置のセンサークリップをダイアライザーと動脈血液回路との間に取り付けた血液チャンバーにセットすることで測定可能である．

【清水敬樹】

52 腹膜透析

> **ポイント**
> - 腹膜透析は半透膜である腹膜を通しての溶質と水の移動によって行われる
> - 現在はCAPDが主流である
> - 腹膜透析は血液透析よりも緩徐であり，合併症が少ない

● 腹膜透析とは

　腹膜透析とは，半透膜の腹膜を介して，腹膜毛細血管内の溶質・水分を腹腔内に注入した高張透析液と交換するものである．拡散と限外濾過で溶質・水分を除去する．毎日連続的な透析を行い透析中も活動できる．**腹膜は小分子物質より中分子物質の除去が効率的である．しかしタンパク質などを喪失するという欠点もある．**循環器動態の変動が少なく，老廃物の除去も緩徐であり不均衡症候群も生じにくい．

● 腹膜の構造

　腹膜の構造を図1に示す．**腹膜は単層の中皮細胞層と毛細血管を含む間質で構成される．**中皮細胞の表面は多くの微絨毛に覆われて表面積を増や

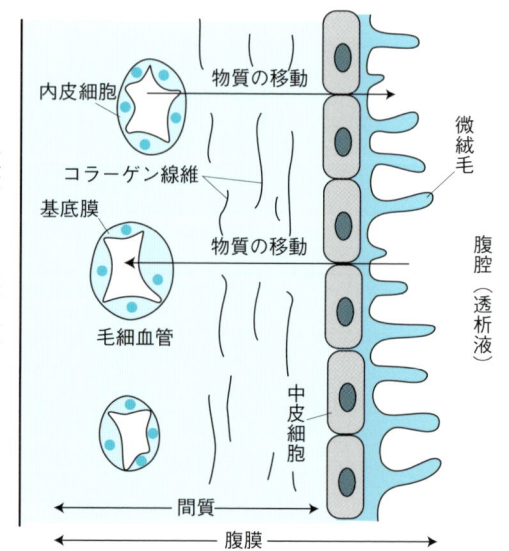

図1 ● 腹膜の構造
腹膜は中皮膜，間質，毛細血管壁の三層からできている

している．腹膜間質は主要な支持組織であり，ムコ多糖体基質から構成されている．間質内には膠原線維束，血管，リンパ管が含まれる．

● 適応と種類

1 適応
1. 腹腔，腹膜に異常がなく透析液の貯留が可能であること
2. 循環動態が不安定
3. 糖尿病患者，高齢者，年少者
4. 血液透析アクセスが作成不可能な患者

2 種類
1. IPD（intermittent peritoneal dialysis：間歇的腹膜透析）
2. CAPD（continuous ambulatory peritoneal dialysis：持続携行式腹膜透析）
3. CCPD（continuous cyclic peritoneal dialysis：CAPD＋自動腹膜灌流装置）

現在の主流はCAPDである．図2にCAPDのシステム，表1にCAPDの長

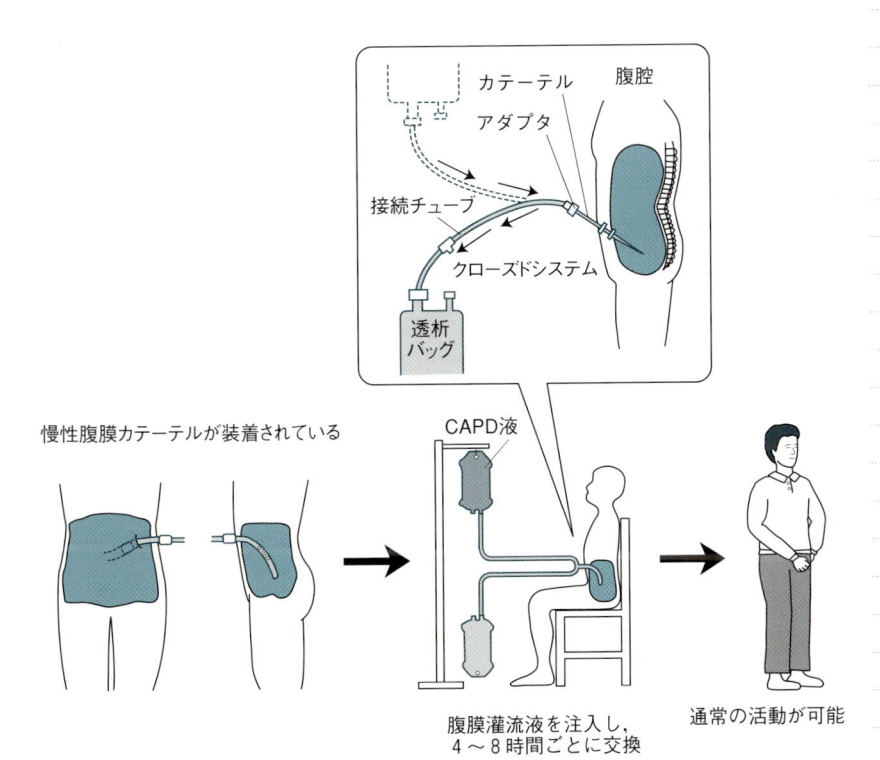

図2 ● CAPDのシステム
無菌の透析液が入ったバッグが腹膜カテーテルに接続していて重力に従い腹腔へ入る．透析が終わるとカテーテルのクランプがはずれ，透析液は重力でバッグに戻り，そのバッグをはずす

表1 ● CAPDの長所・短所

長　所	短　所
1. 血中濃度，体液量が一定 2. 中分子量，大分子量の除去能が大きい 3. ブラッドアクセスが不要 4. 心血管系への負担が少ない 5. 食事制限が少ない 6. 社会復帰がしやすい	1. 腹膜炎 2. トンネル感染 3. タンパク質の喪失 4. 肥満・脂質異常症 5. ヘルニア・腰痛・胸水貯留 6. 小分子物質の除去効率が悪い 7. 精神的疲労が強い

表2 ● 血液透析（HD）と腹膜透析（CAPD）の違い

	HD	CAPD
方法	内シャント	腹腔内カテーテル
器具	ダイアライザー	腹膜
施行場所	クリニック，病院	自宅，職場
時間	4時間　3回/週	30分　4回/日
普及度	94％	6％（対応可能な施設も少ない）
食事制限	厳密	HDよりはゆるい
問題点	動脈硬化が強いとシャントがつくれない	常に腹膜炎の危険

所・短所を示す．また，表2に血液透析（HD）と腹膜透析（CAPD）の違いを示す．

● CAPD患者

1 本邦におけるCAPD患者の統計

　日本透析医学会の2007年の統計調査「わが国の慢性透析療法の現況」によると本邦では透析患者が27万人を超え，世界最大の透析医療大国と言えるが，その大部分は血液透析患者（全体の96％）で腹膜透析患者数（IPD＋CAPD）は全体の3.4％にすぎない．慢性透析患者は年間1万人ずつ増加しており，腹膜透析患者は年間100人ずつ増加しているが全体の割合としては減少している．

2 CAPD患者が減少する理由

① 血液透析（HD）患者が長期生存している
- 夜間透析や自宅透析なども普及してHD患者もCAPDと同様の恩恵を受け得るようになってきた．
- 長期透析に伴う合併症も医学の進歩で適宜対処可能になってきた．
- これらから血液透析は一時的な治療でなく，生涯付き合っていける行為として認識されてきた．

❷ **緊急時に対応可能な施設が少ない**
　患者数が少ないことから対応可能な知識，設備を備えた医療機関が少なく，緊急時にはなおのこと対応できる体制にない．そのため普及自体が妨げられる．

❸ **透析を新たに導入する患者の高年齢化**
　高齢化社会の加速に伴い新たな透析導入患者の平均年齢も上がり，自己管理は厳しくなる．本人，周囲のバックアップでの管理は難しくHDが選択される．

【清水敬樹】

53 持続的血液濾過透析（continuous hemodiafiltration：CHDF）

> **ポイント**
> - CHDFは腎不全患者への使用で緩徐に効果を発揮していく
> - CHDFは循環動態が悪い患者にも使用できる
> - CHDFは血中からの病因物質を除去することにより，腎不全以外の様々な病態にも適用される

● 原理と特性

血液透析（図1：透析）を施行しつつ，濾過を血液側から透析液側へ引き起こす（図1：濾過）．濾過によって減少した循環血液量を輸液により補う形態である．これが血液濾過透析であり，それを長時間，普通は24時間以上続けて行う，それを持続的血液濾過透析（CHDF）という．

表にCHDFの長所と短所をまとめた．しかしながら短所として挙げられる項目も集中治療室に入室するレベルの重症患者においては問題にならないことが多い．また血液浄化量が同じであればCHDFはCHF（持続的血液濾過）よりも小分子量物質の除去効率が高く，CHD（持続的血液透析）よりも広範囲の分子量の物質を除去できる，という長所がある．

図2に分子量とクリアランスの関係を示す．

小分子量物質は透析が優れており中～大分子量物質は濾過が優れている．そのためこの2つを組み合わせた透析濾過では広い範囲の分子量の尿毒症

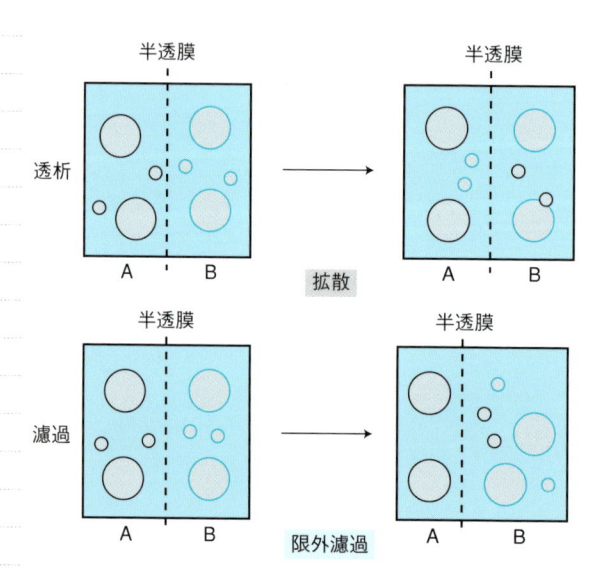

図1 ● 透析と濾過の原理
溶液が入っているスペースを半透膜を介してA，Bに分ける

表● CHDFの長所と短所

長所	短所
・簡便な装置で施行可能 ・循環動態に与える影響が少ない ・組織内に広く分布した不要物質の除去効率がよい ・ホメオスタシスの維持に有効 ・マイルドな補正が可能	・施行中長期にわたる監視が必要 ・患者の動きを束縛する ・抗凝固薬の長期投与による出血の危険を伴う ・血液回路や血液浄化器内での血液凝固の危険を伴う ・抗凝固薬をはじめ薬剤の使用量が多くなり医療費が高くなる

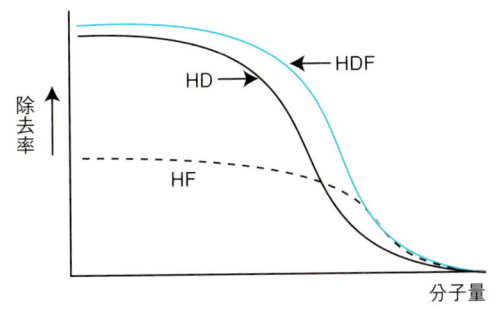

図2● 分子量とクリアランスの関係
HD：血液透析，HF：血液濾過，HDF：血液濾過透析

物質を除去しうる．濾過では液体の流れに乗ることで溶質が除去されることから半透膜を通過可能な溶質はすべて除去される．

サイトカインなどの病因物質除去を目的として
・濾過量を増やす　high volume（C）HF
・透析量を増やす　high flow（C）HD
・あるいはそれらを組み合わせた　high volume-high flow（C）HDF
などこれらを達成するべくon-line（C）HDF が開発されている．
その他にPMMA膜の使用の試みがなされている．

● 適応

1 腎補助

急性腎不全，電解質異常，溢水，酸塩基平衡異常などが出現した場合で，血行動態に変動を生じさせたくない場合に**持続的に緩徐に施行**する．

2 輸液スペース確保

腎機能が保たれていても，原疾患への治療に対して一定の熱量を超える高カロリー輸液が必要な場合などの**輸液スペースを維持，確保**するために施行する．

3 病因関連物質の除去

サイトカインなどのホルモンや病因と思われる有害物質の除去を目的に施行される．保険適応内の一般的な血液浄化量では，現時点では有害物質の除去が可能であったり，不可能である場合があり議論があるところである．

4 ホメオスタシスの維持

水分，電解質などのホメオスタシス維持目的で施行されることもある．

【清水敬樹】

54 血漿交換

> **ポイント**
> - 血漿交換には全置換する単純血漿交換と選択的な二重膜濾過法がある
> - 血漿を除去するので，膠質浸透圧に注意する

● 単純血漿交換（plasma exchange：PE）

　遠心分離法や膜分離法により血液から分離した全血漿成分を廃棄して同量の新鮮凍結血漿やアルブミン製剤などで補充した後に体内に返す．血漿を全置換するので病因関連物質は確実に廃棄される．しかし廃棄される血漿量と同量の置換液が必要なので置換補充液量も多くなる．そのため欠点として
① **除去の必要がない血漿タンパクまでも喪失**してしまう．
② 大量の血漿補充が必要であり不規則抗体産生・ウイルス感染のリスクが上がる．
③ 医療スタッフへの負担・医療費がかかる．
④ 低タンパク血症による肺水腫・ARDSなどによる死亡も起こりうる．
などが挙げられる．

● 二重膜濾過法（double filtration plasmapheresis：DFPP）

① 血漿を膜型の血漿成分分画器で分子量で分ける．
② グロブリンのような大分子量の病因関連物質を除去．
　除去したいタンパクにより効率が異なる．
　❶ IgMなどの高分子量（90万）とアルブミン（6万）の差が大きいので適切なpore sizeの膜を使い，ほぼ選択的なIgMの除去が可能である．
　❷ IgM以外の免疫グロブリンは分子量（15万〜20万）でアルブミン（6万）とこれらを選択的に分けることは困難である．
③ 自己抗体や免疫複合体などの**病因関連物質を生体から除去する．**

二重濾過血漿分離交換の原理を図に示す．

54. 血漿交換

memo

置換補充液

① 患者から脱血
② 血漿分離器
③ 血漿分画器
④ 濾過液は返血
⑤ 分画血漿成分

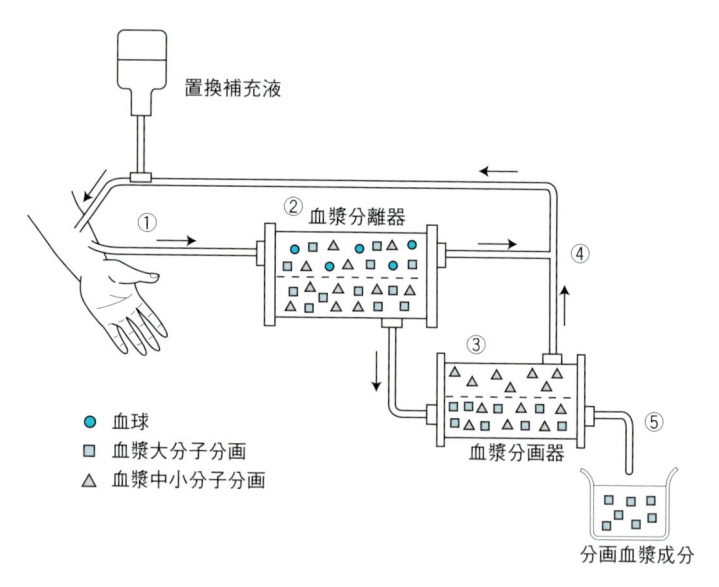

● 血球
□ 血漿大分子分画
△ 血漿中小分子分画

図● 二重濾過血漿分離交換の原理
① 患者から脱血，② 血漿分離器で　全血→血漿，③ 血漿分画器で　血漿→分画血漿成分，
④ 濾過液は返血，⑤ 分画血漿成分は病因関連物質を含むので廃棄

● 注意点

　基本的には，体外循環血液流量が多くなく，循環系への影響は少ない．しかしながら高齢者や免疫疾患患者が対象となった場合には，循環変動には注意する．また，血漿を除去することから膠質浸透圧も低下しうるので，循環に注意する必要がある．

● 適応

❶ 急性肝不全〔IPE（intermittent plasma exchange，間歇的血漿交換）＋ CHDF（continuous hemodiafiltration，持続的血液濾過透析）〕
❷ 自己免疫性疾患の急性増悪
❸ 急性薬物中毒
❹ 敗血症
❺ 急性膵炎
❻ その他

文　献

・ 清水敬樹，杉田　学，他：血漿交換と持続的血液濾過透析にて神経症状が改善したHELLP症候群の1例．ICUとCCU，26，2002

【清水敬樹】

55 血液吸着

> **ポイント**
>
> - 血液吸着は，体外循環により血液を直接，吸着剤に灌流することで病因関連物質を吸着除去する
> - グラム陰性桿菌に対する抗菌療法として，エンドトキシン吸着療法が行われている

血液吸着は，
① 血液吸着（direct hemoperfusion：DHP，図1）：直接的に血液を灌流させる．回路の構造が簡単である一方，フィルター内に全血が直接灌流することから凝固因子や血小板の低下が著明である．
② 血漿吸着（plasma adsorption：PA，図2）：直接血液灌流と血漿分離器で分離した血漿を灌流させる
の2種類に大きく分けられる（表）．

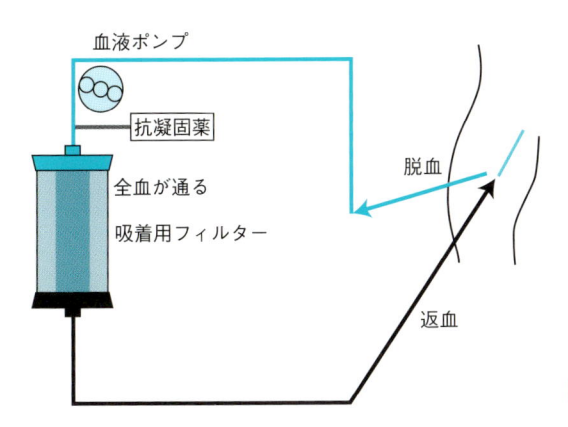

図1 ● 血液吸着の回路

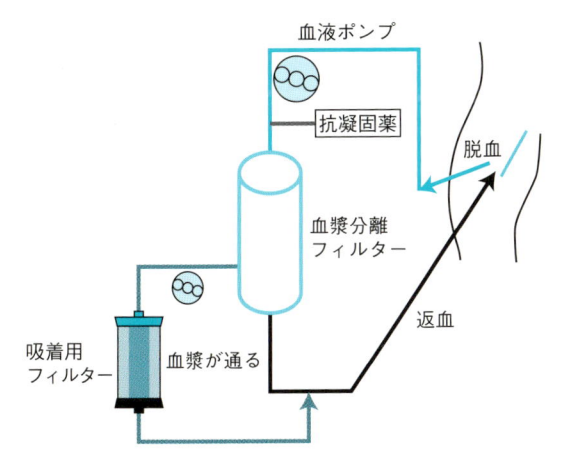

図2 ● 血漿吸着の回路

第6章 血液浄化法の選択と実際

55. 血液吸着

表 ● 主な血液・血漿吸着剤の種類と適応 [1]

	品名（製造社名）	吸着物質	適応疾患
血液吸着	活性炭（図3参照） ［ヘモソーバ® 　（旭化成クラレメディカル） 　DHP-1®（クラレメディカル） 　ヘモセルス®（帝人）］	分子量100～10,000領域の比較的広範囲の物質	肝性昏睡・薬物中毒
	トレミキシン®（東レ・メディカル，図5参照）	エンドトキシン	敗血症
	リクセル®（カネカメディックス）	B_2ミクログロブリン	透析アミロイドーシス
血漿吸着	メディソーバ® MG（クラレメディカル）	抗AchR抗体	重症筋無力症
	メディソーバ® BL（クラレメディカル）	ビリルビン・胆汁酸	劇症肝炎・術後肝不全
	イムソーバ® PH-350 　（旭化成クラレメディカル）	リウマチ因子 免疫複合体 抗DNA抗体	全身エリテマトーデス 悪性関節リウマチ ギラン・バレー症候群
	イムソーバ® TR-350 　（旭化成クラレメディカル）	抗AChR抗体	重症筋無力症 ギラン・バレー症候群
	リポソーバー®（カネカメディックス）	LDL VLDL	家族性高コレステロール血症 閉塞性動脈硬化症
	セレソーブ®（カネカメディックス）	抗DNA抗体	全身エリテマトーデス
	Ig Therasorb®（Baxter）	抗凝固因子抗体	凝固因子欠乏疾患
	Prosorba®（Imre）	IgG免疫複合体	特発性血小板減少性紫斑病
	Biosynsorb® A（Chembimed）	抗A抗体	ABO不適合腎移植
	Biosynsorb® B（Chembimed）	抗B抗体	ABO不適合腎移植
	Immunosorba Protein A®（Excorim）	IgG免疫複合体	免疫関与血友病

● 直接血液灌流（DHP）

　吸着現象を利用して血漿中に存在する有害物質や病因関連物質などを除去する．**吸着剤として物理吸着を利用した活性炭**や目的物質との間の親和性を利用した吸着剤がある．

〔DHP用吸着剤〕

❶ 活性炭（図3）

　活性炭やカーボン入りのカートリッジに血液を灌流させる．カートリッジの中にある活性炭が薬物を吸着し，これを血中から除去させるため，**多くのタンパク質と結合する薬物の除去に関して血液透析よりも効果的**である．しかしながら血漿交換の普及に伴い施行されるケースは少なくなっている．

❷ エンドトキシン吸着剤（図4，5）

　Bacillus Polymyxaの産生する**ポリミキシンBはグラム陰性桿菌に対して強い抗

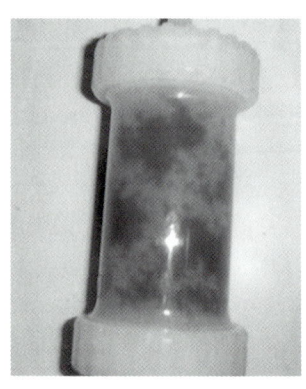

図3 ● 活性炭

A)

海島型複合線維

ポリスチレン／ポリプロピレン
（9/1）

ポリプロピレン

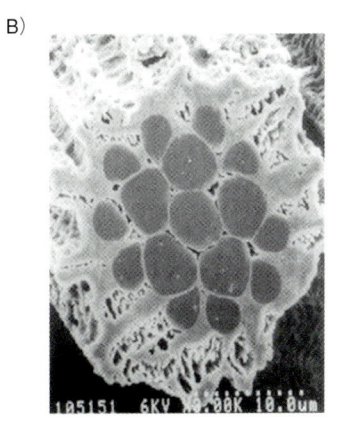

B)

図4 線維状吸着材
文献2より転載

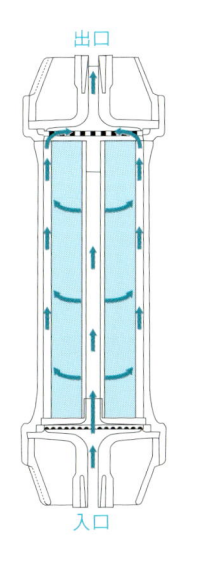

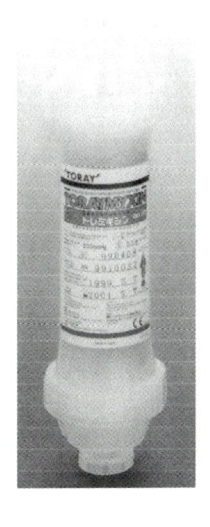

図5 トレミキシン®の内部構造と外観
文献2より転載

菌作用を持つ．その発現機序は細菌の細胞壁外膜成分であるリン脂質やlipopolysaccharide（LPS）に結合することにより細菌細胞壁外膜構造が乱され溶菌することによるとされている．しかし，ポリミキシンBは腎毒性，神経毒性などのため血中への直接投与は認められておらず，これを材料の表面に共有結合法で固定化して吸着剤のリガンドとして応用したものである．

敗血症の早期メディエーターである内因性大麻（アナンダマイド）を吸着することもわかり，グラム陰性桿菌以外の敗血症にも使用を拡大する症例報告，施設が近年増加している．

❸ β_2ミクログロブリン吸着剤

透析アミロイドーシスのアミロイドの主要構成タンパクとしてβ_2ミクログロブリンが同定されてから，このβ_2ミクログロブリンの除去が有効な治療になっている．血清タンパク中のβ_2ミクログロブリンとリゾチームに吸着選択性の高いリガンドであるヘキサデシル基を利用したものでアルブミンの吸着はほとんど認めないとされている．

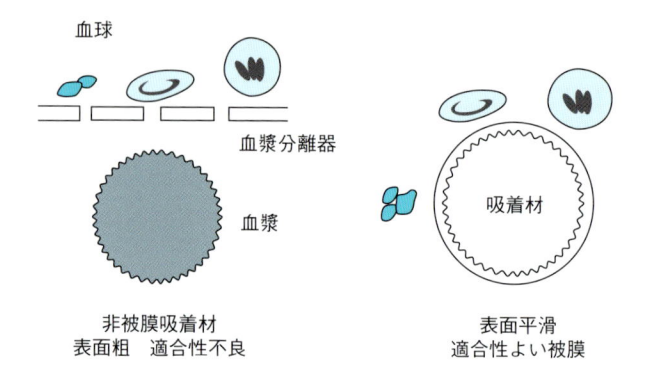

図6 ● 吸着材の種類
左）吸着材は被膜化されていないが血球成分は分離されているので，血球成分の捕捉や吸着材の流入も少ない．右）血球成分が直接，吸着材に接するが，被膜で覆われているので問題は少ない．文献3より転載

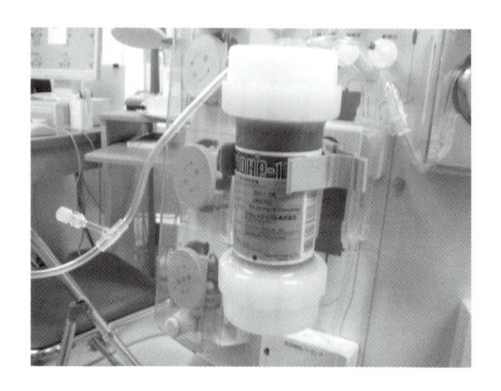

図7 ● 直接血液灌流

❹ **間質性肺炎への挑戦**

近年，PMX-DHP（エンドトキシン吸着療法）の特発性肺線維症（idiopathic pulmonary fibrosis：IPF）に対する有効性や間質性肺炎の急性増悪への有効性を示唆する症例報告が散見される．PMX-DHPの間質性肺炎急性増悪への有効性の機序は不明であるが，何らかの炎症性メディエーターを吸着している可能性が考えられ，治療法がなく予後が悪い間質性肺炎には考慮すべき治療のひとつになる可能性がある．

● 血漿吸着（PA）

1 特徴

① 血漿分離器で分離後に血漿を特定の血漿成分と親和性の高い吸着剤に接触させ，この特定成分を吸着・除去させる．物質表面に溶質を集める正の吸着現象のことである（図6）．血漿と活性炭，または血漿と透析膜など複数の相で形成される．

② 単純血漿交換に比べ，選択性はあるが除去すべき免疫グロブリン量が多すぎて効率的ではない．

③ 注意!! 直接血液灌流（direct hemoperfusion：DHP，図7）とは違う．

DHPは，分離せず，直接吸着させる．DHPは単純で楽だが血小板低下，溶血性貧血，凝固因子活性化，DICなどの危険がある．
④ 保険適応
・血液吸着（DHP）　：肝性昏睡，薬物中毒
・血漿吸着（PA）　：劇症肝炎, 術後肝不全, 急性肝不全, 薬物中毒

2 方法
遠心分離法または膜分離法によって分離された血漿を吸着器に導き，血漿中の病因物質を吸着除去する．病因物質により吸着器の種類を変える．特に肝不全時のビリルビンなどのタンパク結合物質の除去に有効である．
① 自己抗体・免疫複合体吸着
② 低比重リポタンパク吸着
③ ビリルビン吸着
④ ABO式血液型抗体吸着

3 合併症・副作用
- アルブミンを中心とした血漿タンパクの喪失量が多くなる → 補充が必要
- フィブリノーゲン低下 → 出血傾向
- 単純血漿交換 → FFP（新鮮凍結血漿）が多く，感染に注意
- 血漿濾過 → 除去されるタンパク量が多く，二重膜の目詰まりを起こしやすく洗浄が必要
- ショック
    ① 循環血液量減少性ショック（循環血漿量の減少），② アナフィラキシーショック（高分子膜と血液の接触により生じる活性化補体のC3a，C5aによる）③ ブラジキニン誘発性ショック（ACE阻害薬服用中などで血管拡張作用の増強）

文献
1) 水口　潤：アフェレーシスの種類と適応．「EBM血液浄化療法」（飯田喜俊, 他編），p155, 金芳堂, 2000
2) 小路久敬：エンドトキシン吸着からの基本設計と性能．「エンドトキシン吸着療法－基礎と臨床－」（小玉正智 編），p10, p14, p16, 自然科学社, 2000
3) 「血液浄化におけるコントロバシー」（阿岸鉄三 編），p74, 金原出版, 1995

【清水敬樹】

第7章
輸液ルートの選択と実際

56 末梢静脈ライン

> **ポイント**
> - 血管選びで穿刺の成否が決まる
> - 刺入角度に注意する
> - 内外筒の長さの差である数ミリを意識する
> - 成否により患者と主治医としての信頼関係にも影響を与えうる
> - 疑わしきは抜針する

● 目的

末梢静脈ラインは，水分，薬剤，栄養，電解質，輸血，などの投与経路の役割を果たす．入院患者，外来患者を問わず，侵襲的な医療行為において最も基本的であり，重要な手技・処置である．この成否により場合によっては患者と主治医の信頼関係にも影響を与えうる．

● 施行法

1 準備すべき器具（図1）

①輸液セット　②延長チューブ　③三方活栓　④点滴バッグ
⑤駆血帯　⑥留置針　⑦酒精綿　⑧固定用絆創膏　⑨エアー針

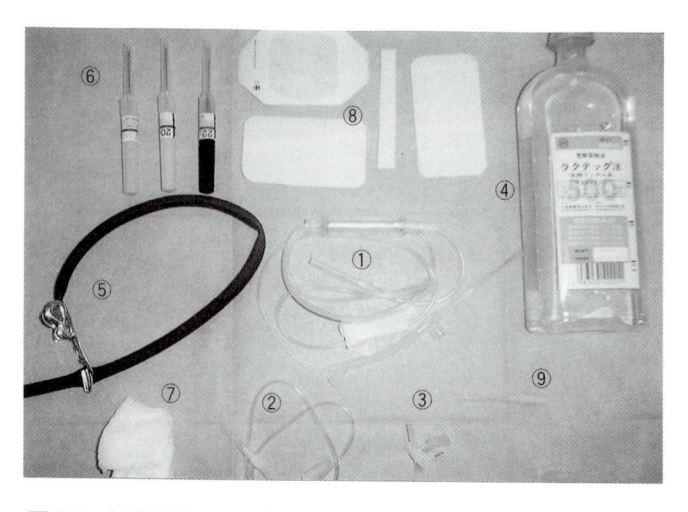

図1 ● 末梢静脈ライン確保の際に必要な器具

2 穿刺血管の選択（図2）

①橈側皮静脈　②前腕正中皮静脈　③尺側皮静脈　④背側静脈弓

穿刺するのに適切な血管を見つけ出し，血管を浮き上がらせることが成功の80%を占める．

3 穿刺手技

① 外傷などがなく，利き手と逆の前腕を選択する．
↓
② 穿刺予定部位よりも中枢側に駆血帯をしっかり巻く．
↓
③ 前腕を心臓よりも下方に下げ，血管をたたいて浮き出させる．
↓
④ 酒精綿で消毒する．
↓
⑤ 針を持たない方の手で血管，皮膚にテンションをかけ血管を直線にする．（図3）
↓
⑥ 意識のある患者には穿刺する旨を伝え，皮膚に対し20度の角度で穿刺針の切り口を上向きにして逆流を認めるまで進める．
↓
⑦ 内筒をしっかりと固定し外筒を血管内に丁寧に留置させる．
↓
⑧ 外筒の先端部を皮膚の上から押さえ血液が逆流して漏れ出ないようにして駆血帯を解除する．
↓
⑨ 内筒針を抜き，針をキャップに戻すか，床におく場合は足で踏み，輸液ラインと外筒針を接続する．そしてクレンメを緩めて滴下，刺入部の腫れの有無を確認する．
↓
⑩ 滴下具合，皮下の腫脹，患者の様子に問題がなければ，固定用絆創膏でループを作り固定する

基本的には，前腕の表在静脈を選択．この静脈選びや，静脈の浮き出させ方の良し悪しで半分決まる．同じ患者さんの血管でも穿刺せずに支える方の手のちょっとしたテンションのかけ方や角度の違いで血管の浮きが全然違う．

① 橈側皮静脈　：最も穿刺しやすい
② 前腕正中皮静脈：次に穿刺しやすい
③ 尺側皮静脈　：比較的穿刺しやすいが，仰臥位では下になり圧迫され不便
④ 背側静脈弓　：上記で穿刺困難時に選択．ビジュアル的には穿刺しやすいが，手関節の角度により落下速度が変わることがある．患者さんにとっては邪魔な場所でもある

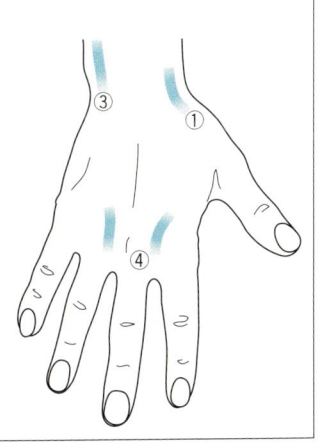

図2 ● 血管を選ぶ「眼」も必要

図3 ● 穿刺のこつ[1]

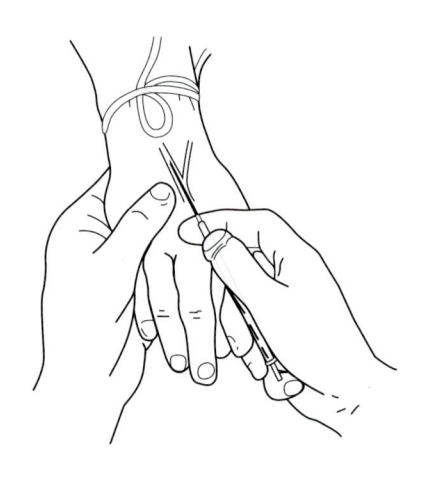

4 注意点

初心者が失敗する原因
- 適切な血管を選択できていない．
- 刺入角度が強すぎて血管を貫いてしまう．
- 刺入角度が浅すぎて患者に疼痛を与えて動揺する．
- 内筒は血管内にあっても外筒との長さの差を意識できず，留置すべき外筒が血管外のままである．
  → 穿刺して血液の逆流を認めればさらに針を倒して角度を浅くして数ミリ進める．そこで初めて外筒も血管内に留置できることになり外筒を抵抗がないことを確認しつつゆっくりと進める．

5 禁忌

- 穿刺部より中枢に外傷や穿刺の失敗など静脈路に損傷がある場合．
- 浸透圧の高い溶液の投与経路としての使用
- 禁忌ではないが，数回以上の繰り返しの穿刺を失敗した場合
  → 上級医と穿刺を交代するか，中心静脈路を確保する．

6 留置後の管理

- 固定の際に留置針を押し込んで先端が血管壁に接触して滴下が悪くなるいわゆる"先当たり"になることがある．**押し込まないように注意し，固定中のみならず固定後も滴下が良好であることを確認する．**
- 内筒で血管を貫いた後にうまく引き戻すような対処をして外筒を血管内に留置した場合には刺入部が腫れてくることがある．この腫脹の原因が内筒による血管の貫きにあるのか，外筒が血管内に適切に留置されていないことによるのかを正しく判断する．輸液の高さを刺入部より低くしたり，シリンジで血液の逆流を確認する．実際に逆流を認めても腫脹が強い場合には，周囲の血管，神経を圧迫するリスクもあり抜針する．また，**判断がつかない時は速やかに抜針する．**
- 刺入部の疼痛，静脈炎を認めれば速やかに抜針する．
- 意識レベルの悪い患者では腫脹・疼痛の訴えがないので注意深く観察

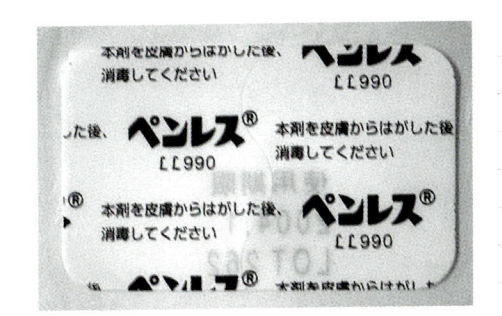

図4 ● 経皮的リドカインテープ

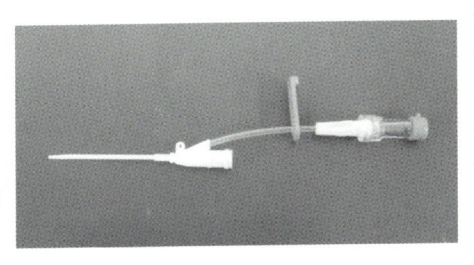

図5 ● 末梢静脈用のダブルルーメンカテーテル

する．逆に，意識レベルのよい患者は体動などで固定が不充分になるリスクがあり注意を要する．

7 ひと工夫

穿刺時の痛み止め

意識レベルがよい患者や疼痛に敏感な患者，刺入を怖がる小児患者にライン確保が予定された場合に穿刺時の疼痛緩和作用を持つリドカイン含有テープ（商品名：ペンレス®，図4）というものがある．痛み（pain）を弱める（less）のでpain less → ペンレスという商品名がついている．テープ1枚に18mgのリドカインが含まれており，静脈留置針穿刺予定部に30分間貼付しておくと，穿刺時の痛みが弱まる．

8 末梢静脈ライン用のダブルルーメン穿刺針

近年，血管内カテーテル留置に伴う菌血症が問題になる場合が多い．安易に中心静脈穿刺を施行すべきでなく，末梢静脈ライン用のダブルルーメン穿刺針（図5）を適応を考慮しながら使用することで菌血症や静脈炎などの合併症を防ぎ得る．

文 献

1) 行岡秀和：静脈確保（末梢）．救急医学，25：1495-1502, 2001
・清水敬樹：末梢静脈確保．レジデントノート，4：80-83, 2001
・清水敬樹，三宅康史：末梢静脈確保．エキスパートナース，18, 2002
・亀岡信悟：静脈確保．「臨床基本手技実践マニュアル」，p68-69，南江堂，2001

【清水敬樹】

57 中心静脈ライン

> **ポイント**
> - 重要な薬剤の投与経路である
> - 気胸をはじめ起こりうる合併症は多い
> - 確保できれば確実性，信用性が高いラインである

● 目的

① 強心薬や抗不整脈薬など特に重要な薬剤の投与経路としての役割
② 血管炎を起こしにくいため高カロリー輸液の投与経路としての役割
③ 心臓に近く虚脱しにくく心肺蘇生時の確実な緊急薬剤投与経路としての役割

● 施行法

1 準備すべき器具（図1）

①消毒一式：ポビドンヨード，綿球，消毒用鉗子　②肩枕　③穴あき滅菌布　④局所麻酔薬（ex. 1％塩酸リドカイン）　⑤試験穿刺針［22Gまたは23G普通針（内頸静脈では），またはカテラン針（鎖骨下静脈では］　⑥2.5mLシリンジ　⑦中心静脈カテーテルセット　⑧輸液セット　⑨延長チューブ　⑩三方活栓　⑪点滴バッグ　⑫縫合セット　⑬被覆固定用絆創膏

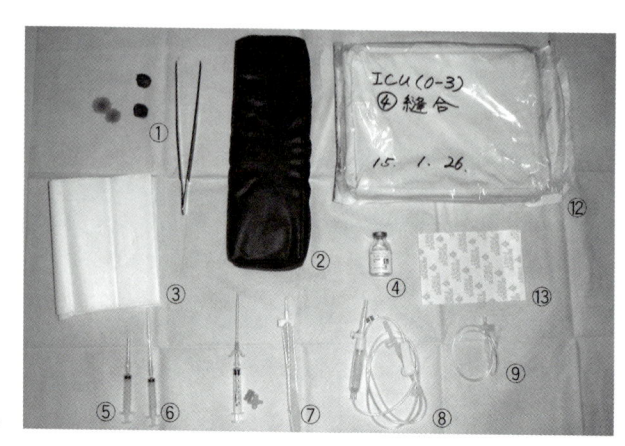

図1 ● 必要な器具

2 穿刺血管の選択（図2）

①鎖骨下静脈　②内頸静脈　③大腿静脈　④肘静脈　⑤外頸静脈

中心静脈確保のための穿刺血管は通常は患者にも負担にならないように鎖骨下静脈や内頸静脈が選ばれる．大腿静脈はどうしても不潔になりやすく長期留置には適さない．緊急時には，外表から見えていることが多い外頸静脈穿刺を緊急避難的に行うことがあるが，場所的に邪魔であることや固定が難しく抜けやすい欠点もある．

鎖骨下静脈穿刺は左手の拇指で鎖骨を強く押し，中指を鎖骨切痕に当てて右手で一度，鎖骨に当ててそこでトントンと背側にずらして刺入する．気胸を起こすリスクは最も高い．また，内頸静脈穿刺の刺入点は頸静脈三角の頂点とされる．

3 穿刺手技

● 内頸静脈穿刺（カニューレ外筒穿刺針で施行する場合）

❶ 仰臥位で，ヘッドダウンの体位をとり背中に肩枕を入れる．顔は穿刺部と逆向きに軽度傾ける．傾ける角度が強すぎてもよくない．

↓

❷ 鎖乳突筋の胸骨枝・鎖骨枝・鎖骨で形成される頸静脈三角の頂点（図2の中央アプローチ）を同定する．必要があればマーキングをする．意識のある患者では深呼吸をさせると，深吸気時に頸静脈三角がよりはっきりと同定できる．

↓

❸ 穿刺部周辺を広く消毒し穴あき滅菌布をかける．

↓

❹ 局所麻酔薬を注射しつつ，30度の穿刺角度で頸静脈三角の頂点から乳頭方向に向けて23G針で試験穿刺をする（穿刺方法は，内頸動脈を手で圧排しながら穿刺する方法や，本穿刺と条件をより同じにするために，あえて対側の手で圧排せず刺入点と方向を重視する方法などがある）．

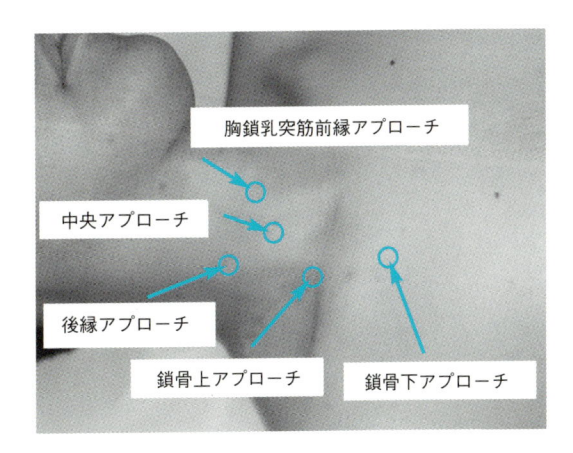

↓

図2 ● 穿刺部位と穿刺の方向
左：穿刺の際に目標となる体表解剖．右：各アプローチと穿刺部位・穿刺方向

❺ カニューレ外筒型穿刺針（セルジンガー法では18G穿刺針付きのシリンジ）で本穿刺を施行し，血液の逆流がしっかりと認める場所に外筒を留置する（セルジンガー法ならここでガイドワイヤーを，カニューレ外筒型穿刺針ならここでカテーテル本体を挿入する）．

↓

❻ 留置したカテーテルの血液の逆流を確認後，ヘパリン加生理食塩水もしくは生理食塩水でフラッシュして凝固を防ぐ．輸液セットを接続して胸部X線を撮影し，カテーテル先端の確認，合併症の有無を確認する．

↓

❼ 胸部X線で問題がなければカテーテルが抜けたり折れたりすることのないようにナイロン糸または絹糸で縫合固定する．

　内頸静脈穿刺ではエコーガイド下，つまり超音波で視覚的に血管を確認して穿刺する方が成功率も上がり，動脈の誤穿刺や血気胸などの合併症も少ない．

　近年，中心静脈穿刺用の超音波（表在血管を鮮明に映し出す5〜10MHzのリニア型プローブ）が開発され，その普及に伴いエコーガイド下の中心静脈穿刺，特に内頸静脈穿刺が広まりつつある．また，認定病院患者安全推進協議会における中心静脈ライン穿刺ガイドラインでもエコーガイド下が推奨されている．鎖骨下静脈に関しては鎖骨が邪魔になり超音波での血管の確認が不十分で直視下での穿刺には不向きである．

　穿刺の実際のポイントは3つである．

❶ エコーのプローブと穿刺針の軸が同一方向である（図3）．
❷ 通常の盲目的穿刺では皮膚との穿刺角度が30度程度であるが，エコーガイド下では60度であり，血液が逆流した場合に倒して30度にする（図4）．
❸ 常に目的静脈内に穿刺針，ガイドワイヤー，留置用カテーテルが存在していることを確認して手技をすすめる必要がある（図5）．

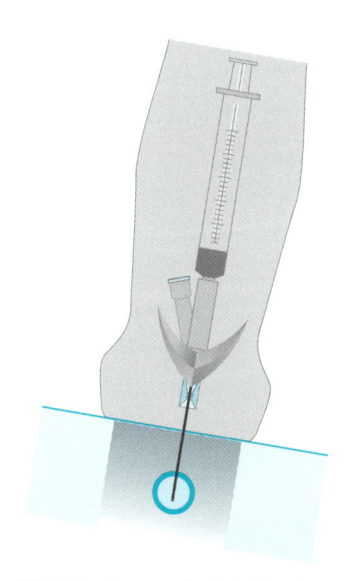

図3 ● プローブと穿刺針の軸は同一方向に

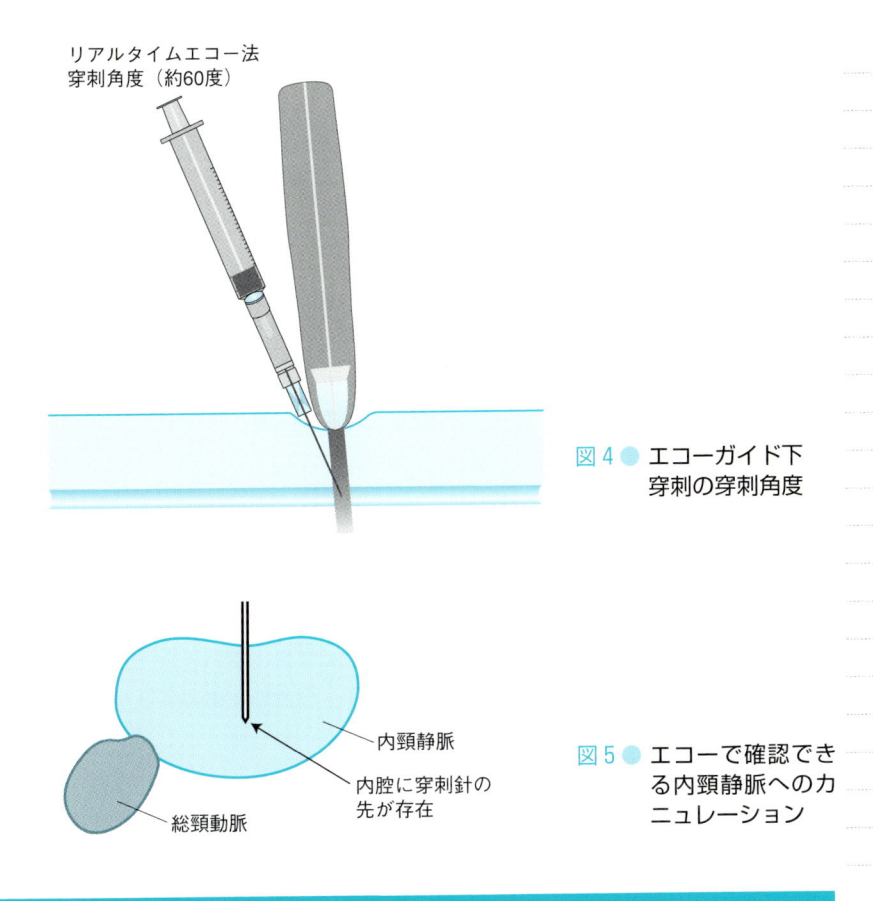

リアルタイムエコー法
穿刺角度（約60度）

図4 ● エコーガイド下穿刺の穿刺角度

内頸静脈
内腔に穿刺針の先が存在
総頸動脈

図5 ● エコーで確認できる内頸静脈へのカニュレーション

● 注意点

末梢静脈路確保に比べて起こりうる**合併症**は多く注意を要する．

1 気胸

　鎖骨下静脈穿刺時に起こりやすい．本穿刺で破った場合には胸腔ドレーンの挿入が必要な場合がある．刺入角度が大きく肺の方向に針先が向かうと生じうる．また，内頸静脈穿刺でも，穿刺部位が通常より低い場合や，肺気腫様の患者への穿刺で気胸は生じうる．いずれにしても，穿刺時の微妙な感触は術者自身が1番わかるので，まずは疑うことが重要である．穿刺時にエアーを認めたら気胸の可能性を常に考え呼吸音の左右差，胸部X線，酸素飽和度をチェックし対応する．呼吸障害の患者には気胸を引き起こすことが致命的になりうるので鎖骨下静脈を選択しない判断もある．

2 胸腔内留置

　穿刺針が血管内に留置されていてもカテーテル挿入時に血管を貫いて胸腔内に留置されることがある．この場合，本来血液の逆流がなければ留置してはならないが，滴下がよいことから（実は胸腔内なのだが）そのまま留置してしまうケースがある．大量に輸液が入った後や数日経った後に胸部X線で気付くことが多い．2腔カテーテルの留置時には先端が胸腔内であるが側孔は血管内にあり，気づくのが遅れるケースもある．2腔カテー

テルの場合，2腔とも血液の逆流があることを確認する．最近，この胸腔内留置に気付かず，高カロリー輸液を続けてしまい，患者が急変して死亡する，という医療事故が増えている．実際に**点滴を落としてからも患者の様子を観察**する必要がある．

3 不整脈

　セルジンガー式での挿入時に多いが，ガイドワイヤーが心臓の壁をつついて不整脈が誘発されることがある．ただちにガイドワイヤーを引き抜く必要がある．または動脈に誤って挿入した場合も左心室を刺激して不整脈が起こりうる．一般的には動脈への挿入は少ないが，心肺停止状態や低血圧時には充分にありうる．

4 動脈損傷

　試験穿刺でなく本穿刺で傷つけると問題になる．内頸動脈ではしっかりと用手圧迫する．また，**鎖骨下動脈では用手圧迫があまり有効ではなく**注意が必要である．特に外傷患者や重症患者では凝固能低下のためこの穿刺部から数時間後に出血してくることがあり，局所の圧迫のうえ慎重に観察を続けることが重要である．

文　献

- 山吉　滋：内頸静脈穿刺カニュレーション．救急医学，20：1234-1242，1996
- 岸　正司：鎖骨下静脈穿刺カニュレーション．救急医学，20：1227-1233，1996
- 岩橋寛治：静脈路確保法．Medical Practice，15：297-302，1998
- 高崎真弓．静脈ルートの確保．「イラストで見る麻酔・ICUテクニック」，p88-97，南江堂，1997
- 内田　整：内頸静脈穿刺．「麻酔・救急・集中治療専門医のわざ」（貝沼関志 編），p41-46，真興交易医書出版部，2000

【清水敬樹】

58 その他の輸液ルート

ポイント

- 末梢静脈穿刺，中心静脈穿刺以外の輸液ルートを知る
- 骨髄輸液の適応を知る

● 骨髄輸液

1 適応

　小児患者で心肺停止状態など重篤な状況の患者で強心薬など緊急薬剤を投与するための静脈ラインが確保困難な場合，**緊急避難的に骨髄にカニュレーション**する．ACLSガイドライン2005では，「静脈路確保を試みる時間は最小限にとどめ，速やかに確保できない場合は骨髄路を確保する．心停止例ですでに静脈確保が行われていない場合は，ただちに骨髄路を確保することが勧められる」との記載がある（図1〜3）．

　経静脈的な投与と同程度の速度で心臓に到達し，血中濃度もほぼ同様であることが証明されている．急速投与を施行する場合には，投与後に直ち

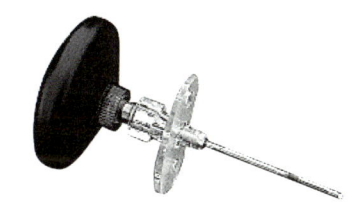

図1 ● 骨髄針（COOK社，メディコス．ヒラタ）

骨髄穿刺用の専用の針が必要であるが，16G，14Gの点滴留置針であれば穿刺可能である．穿刺角度が大きいため万全な固定方法が問題になる．皮下などへの漏れを早期に発見できるように穿刺周囲は透明なもので巻き注意深い観察が必要である．あくまでも緊急時の橋渡し的なものであり適切な静脈路が確保されれば速やかに抜去する

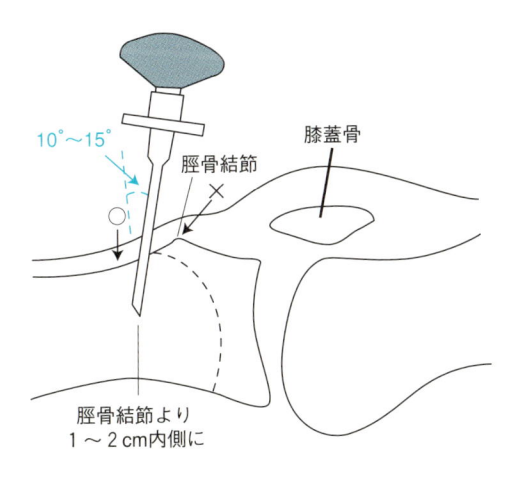

図2 ● 骨髄針による血管確保

第7章 輸液ルートの選択と実際

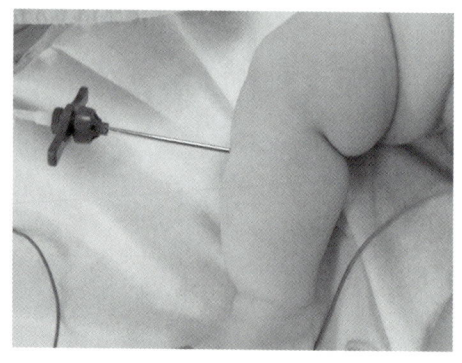

図3 ● 乳児の心肺停止への骨髄路確保

に生理食塩水などで後押しをしてフラッシュする．その際に，かける圧力が強いと骨髄から漏れたり，留置針が抜ける危険があるので確実な固定をしつつ適切な圧力で後押しする．赤色骨髄の割合が高い6歳以下では効果があるとされている．

2 穿刺部位
①脛骨近位部前面の平坦部
②脛骨遠位部前面の平坦部

一般的には脛骨粗面から1，2cm内側かつ遠位側がファーストチョイスとされる．脛骨に垂直気味に穿刺するが，脛骨近位側には成長板がありその損傷を避けるためにやや遠位側に傾けて刺入する（図2）．

● 末梢静脈からの経皮的中心静脈カテーテル留置

内頸静脈や鎖骨下静脈などでなく，肘静脈，橈側皮静脈から穿刺し，カテーテルを中心静脈まで進める．

メリットとして気胸の合併症がない，感染率が低く長期留置が可能である，などが挙げられる．

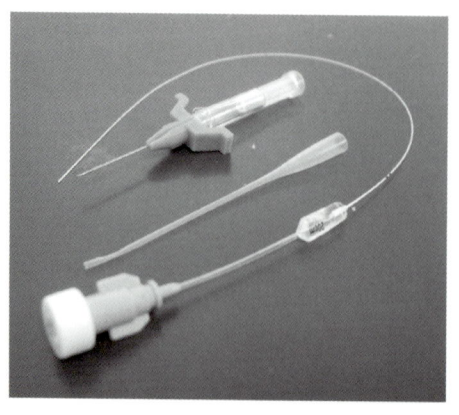

図4 ● PIカテーテルキット®
（日本シャーウッド社）

【清水敬樹】

索 引

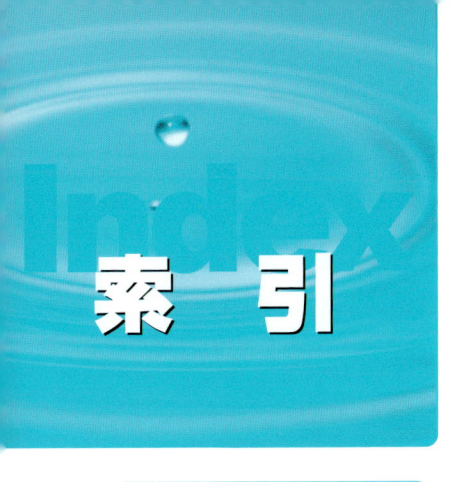

和 文

あ 行

亜鉛 ………………………… 223
悪性腸閉塞 ………………… 93
アシドーシス ……………… 109
アスコルビン酸 …………… 140
アテローム血栓性脳梗塞 … 120
アミノ酸インバランス …… 94, 97
アミノ酸液 ………………… 79
アミノ酸製剤 …………… 98, 236
アルガトロバン …………… 115
アルカリ化剤 ……………… 90
アルカリ性液 …………… 79, 91
アルギニンバソプレッシン(AVP) 36
アルドステロン ………… 41, 143
アルブミン製剤 … 114, 214, 255
アルブミンの適応 ………… 214
アレディア® ……………… 47
安静時エネルギー消費量 … 220
イオン化Ca ………………… 44
胃管 ………………………… 91
維持液 ……………………… 26
胃十二指腸潰瘍 ………… 84, 85
維持輸液 14, 20, 172, 174, 175, 197
胃食道静脈瘤 ……………… 85
移植片対宿主病(graft versus host
　disease：GVHD) ……… 208
胃洗浄 ……………………… 138
一般的原則 ………………… 116
遺伝子組換え人血清アルブミン製剤
　……………………………… 215
イレウス …………………… 89
イレウス管 ……………… 79, 91
インスリン ………………… 130
インラインフィルター …… 237
ウィアー(Weir)の式 ……… 220
ウインドウピリオド ……… 217
ウェルニッケ脳症
　…………… 64, 190, 223, 237
右室梗塞 …………………… 114
右心不全 …………………… 118
うっ血性心不全 …………… 196
栄養サポートチーム(nutrition sup-
　port team：NST) ……… 225

栄養投与量決定のプロセス … 223
栄養輸液 …………………… 20
エコーガイド ……………… 270
壊死性膵炎 ………………… 103
エフェクター ……………… 18
エルシトニン® …………… 46
遠位尿細管性アシドーシス … 50
塩化アンモニウム ………… 140
嘔吐 ………………… 76, 78, 232
横紋筋融解 ………………… 152
オザグレルナトリウム …… 182
オピオイド系麻薬 ………… 182

か 行

外傷初期治療ガイドライン … 156
拡散 ………………………… 244
下垂体卒中 ………………… 145
下大静脈 …………………… 193
下大静脈径 ………………… 29
活性化ビタミンD〔1,25(OH)₂D〕 54
活性炭 ………………… 138, 258
活動係数(activity index：AI) 220
カテーテル感染 …………… 237
カテーテル関連感染 ……… 118
カテーテル閉塞 …………… 237
カテコラミン ………… 130, 150
カテコラミン製剤 ………… 110
下部消化管出血 …………… 83
カプセル内視鏡 …………… 87
下壁梗塞 …………………… 114
カリウム(K) ……………… 40
カルチコール® …………… 47
カルペリチド ……………… 109
簡易血糖測定器 …………… 133
間欠投与 …………………… 232
肝硬変 ……………………… 94
肝細胞癌 …………………… 94
肝性脳症 ………………… 96, 97
肝切除術後 ………………… 94
間接熱量測定法 …………… 220
感染症 ……………………… 151
感染性血栓 ………………… 22
感染性膵壊死 ………… 100, 103
感染性腸炎 ………………… 80
寒天 ………………………… 232
肝庇護療法 ………………… 98
肝不全 ……………………… 94
緩和医療 …………………… 93
機械性イレウス …………… 90
気胸 ………………………… 271
基礎エネルギー消費量 …… 220
機能性イレウス …………… 90
急性右心不全 ……………… 108
急性冠症候群 ……………… 112
急性下痢 …………………… 78
急性出血 …………………… 207

急性心筋梗塞 ……………… 112
急性心原性肺水腫 ………… 107
急性腎不全 ………… 34, 148, 149
急性非代償性心不全 ……… 106
急性副腎不全 ………… 143, 145
急速輸液 …………………… 160
仰臥位低血圧症候群 ……… 193
強化インスリン療法
　(intensive insulin therapy) 236
凝固因子 …………………… 212
凝固因子製剤 ……………… 218
橋中心髄鞘崩壊症(central pontine
　myelinolysis：CPM) … 14, 39
虚血性腸炎 ………………… 84
起立性低血圧 ……………… 85
近位尿細管性アシドーシス … 50
筋弛緩薬 …………………… 117
偶発性低体温症 …………… 134
グラム陰性桿菌 …………… 92
グリコーゲン ……………… 98
グリセオール® …………… 123
グルカゴン ………………… 130
グルコン酸カルシウム …… 62
グロブリン ………………… 255
クロム ……………………… 223
経口補液 …………………… 81
脛骨粗面 …………………… 274
経静脈栄養 …………… 226, 234
携帯型簡易熱量計 ………… 221
経腸栄養 ……………… 226, 229
経腸栄養(EN)と経静脈栄養(PN)の比較
　…………………………… 226
経腸栄養剤 ………………… 240
経腸栄養と経静脈栄養の適応と禁忌
　…………………………… 227
経腸もしくは経口栄養 …… 118
経鼻胃管 ………………… 85, 230
痙攣重積 …………………… 196
痙攣性イレウス …………… 90
劇症肝炎 …………………… 94
血液吸着 …………………… 140
血液浄化の適応 …………… 244
血液製剤の種類 …………… 218
血液透析 …………………… 140
血液分布異常性ショック … 71
血管柄幅(VPW) …………… 29
血管拡張薬 ………………… 109
血管痛 ……………………… 234
血管透過性 …………… 93, 117
血管透過性亢進 …… 89, 102, 164
血管内脱水 ………………… 96
血管内容量 ………………… 28
血管攣縮 …………………… 103
血漿交換 …………………… 98
血漿浸透圧 …………… 16, 19
血漿増量剤 ………………… 27
血小板製剤 ………………… 176

索 引 **275**

血小板濃厚液 ……………… 209	細胞外液 …………… 12, 13, 174	腎性 ……………………… 149
血小板の目標値 …………… 209	細胞外液補充液 ……………… 24	腎前性 ………………… 149, 150
血清Cl値 ……………………… 49	細胞外液輸液 ……………… 175	新鮮凍結血漿（FFP）
血清K ………………………… 40	細胞外液量 …………… 17, 19	……………… 88, 176, 212, 255
血清Na ……………………… 36	細胞内液 ……………………… 12	浸透圧 ………………………… 18
血清アンモニア ……………… 97	先当たり ……………………… 266	心拍出量 ……………………… 70
血性尿毒症症候群 …………… 211	左房径 ………………………… 29	心不全 ………………… 106, 117
血栓性血小板減少性紫斑病 211, 213	産科的DIC …………………… 189	心房性利尿ペプチド ……… 18, 19
血栓性静脈炎 ………………… 234	酸性液 …………………… 79, 91	膵局所持続動注療法 ………… 104
血栓溶解療法の禁忌 ………… 124	酸素投与 ……………………… 86	水電解質輸液 ………………… 20
欠乏量輸液 …………………… 20	産婦人科 ……………………… 189	水分出納 ……………………… 195
ケトン性低血糖症 …………… 196	痔核 …………………………… 85	水分必要量 …………………… 223
下痢 ……………… 76, 80, 233	子癇 …………………………… 63	水様性下痢 …………………… 78
嫌気性菌 ……………………… 92	子癇前症 ……………………… 63	水溶性ビタミン ……………… 64
コーヒー残渣様 ……………… 83	ジギタリス中毒 ……………… 61	ステロイド …………………… 117
高Ca血症 ……………… 45, 46, 116	脂質必要量 …………………… 222	ステロイドカバー …………… 173
高Ca血症性クリーゼ ………… 46	視床下部 ……………………… 18	ストレスホルモン …… 171, 177
高Cl性代謝性アシドーシス 50, 51	持続投与 ……………………… 232	スロンノン® ………………… 124
抗HBs人免疫グロブリン …… 218	脂肪性下痢 …………………… 78	静水圧 ………………………… 117
高K血症 …………… 15, 42, 110	集合管 ………………………… 16	成長ホルモン ………………… 130
高Kの治療 …………………… 15	重症感染症 …………………… 218	成分栄養剤 …………………… 231
高Mg血症 ……………………… 60	重症喘息 ……………………… 116	赤色骨髄 ……………………… 274
高Na血症 ………………… 22, 37	重症度判定 …………………… 195	脊髄損傷 ………………… 185, 187
高P血症 …………………… 55, 56	重症度分類 …………………… 100	赤血球MAP液 ……………… 176
口渇 …………………………… 19	重炭酸ナトリウム …………… 133	赤血球濃厚液 ………………… 206
高カリウム血症 ……………… 154	十二指腸チューブ …………… 230	セベラマー塩酸塩 …………… 57
高カロリー輸液 ……………… 178	出血シンチグラフィー ……… 87	セルジンガー法 ……………… 270
交感神経系 …………………… 18	出血性梗塞 …………………… 120	セレン ………………………… 223
後期ダンピング症候群 ……… 131	出血性ショックの重症度の分類 157	全血 …………………………… 217
抗凝固薬 ……………………… 86	出血量 ………………………… 186	センサー ……………………… 18
高血圧性急性心不全 ………… 107	循環血液量 …………………… 70	全身血管抵抗 ………………… 70
高血糖 ………………………… 130	循環血液量減少性ショック … 71	全身性炎症反応症候群 ……… 100
高サイトカイン血症 ………… 100	障害係数（stress index：SI）… 220	喘息 …………………………… 116
抗酸化作用 …………………… 232	消化液 ………………………… 172	選択的消化管除菌 …………… 104
膠質液 …………………… 13, 168	消化液分泌量 ………………… 76	先天代謝異常症 ……………… 196
甲状腺機能亢進症 …………… 143	消化管出血 …………………… 83	全皮下埋め込み式カテーテル（ポート）
甲状腺機能低下症 …………… 143	消化態栄養剤 …………… 230, 241	……………………………… 235
甲状腺クリーゼ ……………… 143	晶質液 ………………………… 13	総合ビタミン剤 ……………… 65
抗生物質起因性腸炎 ………… 233	脂溶性ビタミン ……………… 64	増粘剤 ………………………… 232
酵素反応 ……………………… 59	上大静脈留置カテーテル …… 235	組織好気性代謝の指標 ……… 102
高拍出性心不全 ……………… 107	小児 …………………………… 194	
抗破傷風人免疫グロブリン … 218	小児のバイタルサイン ……… 194	## た 行
抗利尿ホルモン ……………… 16	小児病態 ……………………… 194	タール便 ……………………… 83
誤嚥 …………………………… 81	上部消化管出血 ……………… 83	体液貯留 ……………………… 95
呼吸商 ………………………… 220	上部消化管内視鏡 …………… 87	体液の電解質組成 …………… 172
骨髄輸液 ……………………… 273	小分子量物質 ………………… 252	体液量 ………………………… 15
骨盤骨折 ………………… 185, 186	静脈炎 …………………… 22, 266	代謝カート …………………… 220
コバルト ……………………… 223	ショック ………………… 70, 83	代謝性アシドーシス ………… 77
コルチゾール ………… 130, 143	ジルチアゼム（ヘルベッサー®）181	代謝性アシドーシスの補正 … 51
コレステロール塞栓 ………… 151	腎灌流の低下 ………………… 151	代謝性アルカローシス ……… 49
コンパートメント症候群 …… 152	心胸比 ………………………… 29	代謝性アルカローシスの補正 … 52
	神経原性肺水腫 ……………… 183	大腿骨頸部/転子部骨折診療ガイドライ
## さ 行	心原性ショック …………… 71, 107	ン ……………………… 185, 188
再灌流傷害 …………………… 152	心原性脳塞栓症 ……………… 120	大腸憩室 …………………… 84, 85
在宅経腸栄養 ………………… 240	腎後性 ………………………… 149	大腸内視鏡 …………………… 87
催吐 …………………………… 138	人工濃厚流動食 ……………… 230	耐糖能 ………………………… 98
サイトカイン ………………… 253	腎静脈血栓 …………………… 151	大動脈弁狭窄症 ……………… 110
		大量輸液 ……………………… 116

脱水 …………………… 154, 194
脱水の重症度と症状 ……… 195
単純血漿交換 ……………… 255
タンパク結合性 …………… 138
タンパク質必要量 ………… 221
タンパク制限 ………………… 97
チアマゾール（メルカゾール®） 146
窒素バランス ……………… 222
チューブ閉塞 ……………… 232
中心静脈 …………………… 21
中心静脈圧 ………………… 72
中心静脈栄養(total parenteral nutrition : TPN) ………… 235
中心静脈ライン …………… 22
中心静脈路 ………………… 266
中枢性の嘔吐 ………………… 77
中毒 ………………………… 138
腸管循環障害 ………………… 89
張度 ……………………… 12, 13
腸内細菌 …………………… 92
腸閉塞 …………………… 89, 91
直腸診 ……………………… 85
低Ca血症 ………… 45, 46, 61
低Cl性アルカローシス …… 172
低Cl性代謝性アシドーシス … 90
低Cl性代謝性アルカローシス
　　　　　　　　 50, 52, 77
低K血症
　…… 15, 40, 61, 77, 90, 96, 110
低Kの治療 ………………… 15
低Mg血症 ………………… 60
低Na血症 ……… 21, 22, 37, 96
低P血症 …………… 55, 56, 61
低アルブミン血症 …… 96, 215
低血糖 ……………………… 130
低張液 ……………………… 21
低フィブリノーゲン血症 …… 213
低・無γグロブリン血症 …… 218
低レニン低アルドステロン血症 201
デキストラン製剤 ………… 114
鉄 ………………………… 223
電解質異常 ……………… 61, 76
電解質是正 ………………… 197
天然濃厚流動食 …………… 230
ドーパミン ………………… 96
銅 ………………………… 223
頭蓋内圧(intracranial pressure : ICP)
　　　　　　　　…………… 180
橈側皮静脈 ………………… 265
等張晶質液 ………………… 168
等張尿（300mOsm/L） …… 13
糖尿病性ケトアシドーシス 60, 131
投与経路選択のアルゴリズム 228
特発性血小板減少性紫斑病 (idiopathic thrombocytopenic purpura : ITP)
　　　　　　　　……… 210, 218
特発性細菌性腹膜炎 ……… 95, 96
ドパミン塩酸塩 …………… 72

ドブタミン ……………… 74, 182
トランスフェリン ………… 173
トロンボキサンA₂合成酵素阻害薬 181

な 行

内因性大麻（アナンダマイド） 259
ナトリウム ………………… 36
難吸収性抗生物質 …………… 97
ニカルジピン（ペルジピン®） … 181
二次性高アルドステロン血症 96, 97
ニトログリセリン ………… 113
ニューキノロン系抗生物質 …… 80
乳化脂肪製剤 ……… 222, 236
乳酸アシドーシス ………… 71
乳酸値 ……………… 102, 172
尿細管 …………………… 16, 17
尿細管閉塞 ……………… 152
尿中Cl …………………… 51
尿中Na/K比 ……………… 29
尿中Na排泄量 ………… 18, 19
尿中ケトン体 ……………… 173
尿中電解質濃度 …………… 34
尿濃縮力 …………………… 13
尿比重 ……………………… 29
尿崩症 ……………………… 183
尿量 ……………………… 29, 175
尿路系の閉塞 ……………… 151
妊娠末期 …………………… 189
熱痙攣 …………………… 134
熱失神 …………………… 134
熱射病 …………………… 134
熱傷ショック期 …………… 163
熱傷深達度 ……………… 164
熱傷性ショック …………… 164
熱傷面積 ………………… 164
熱中症 …………………… 134
熱疲労 …………………… 134
粘液水腫昏睡 ……………… 143
脳灌流圧（CPP） ………… 180
濃厚赤血球 ………………… 88
脳梗塞の鑑別 ……………… 121
能動輸送 …………………… 59
脳浮腫 ………………… 39, 97
ノルアドレナリン ………… 72

は 行

敗血症 ……………… 100, 126
敗血症性ショック ………… 21
肺血栓塞栓症 ……………… 110
肺水腫 ……………………… 93
肺動脈カテーテル ………… 72
肺動脈楔入圧 ………… 72, 150
ハイドロコートン® ………… 47
ハイドロコルチゾン ……… 146
排便コントロール …………… 97
播種性血管内凝固症候群 (disseminated

intravascular coagulation : DIC)
　　　　　　　　………… 209
破傷風 ……………………… 63
バソプレッシン ……… 161, 183
ハプトグロビン製剤 ……… 218
バランスシート ………… 15, 30
ハリス-ベネディクト（Harris-Benedict）式 ……………………… 220
パルス式色素希釈法 ……… 31
半固形栄養剤による短時間注入法 232
反射性の嘔吐 ………………… 77
半消化態栄養剤 ……… 230, 240
半透膜 ……………………… 12
非吸収性合成二糖類 ………… 97
非ケトン性高浸透圧性昏睡 … 131
微小血栓 …………………… 103
非代償性肝硬変 …………… 95
ビタミンD ………………… 44
ビタミン製剤 ……………… 237
ビタミン必要量 …………… 223
必須脂肪酸 ………………… 178
ヒトパルボウイルスB19 …… 217
ヒューマリン®R …………… 132
病因関連物質 ……… 255, 258
微量元素強化 ……………… 232
微量元素製剤 ………… 66, 237
微量元素必要量 …………… 223
ファスジル塩酸塩水和物 …… 182
不安定狭心症 ……………… 112
フィブリノーゲン ………… 261
フェニレフリン塩酸塩 …… 72
不感蒸泄 …………… 13, 178
副甲状腺ホルモン（PTH） … 54
複雑性イレウス …………… 89
副腎クリーゼ ……………… 143
浮腫 ……………………… 118
不整脈 ……………………… 40
部分排泄率（fractional excretion : FE）
　　　　　　　　…………… 35
フリーウォーター ………… 20
プレアルブミン …………… 173
フロセミド ………………… 109
プロテインCやプロテインSの欠乏症
　　　　　　　　…………… 213
プロトンポンプインヒビター … 86
プロピルチオウラシル（チウラジール®）
　　　　　　　　…………… 146
分布容量 …………………… 138
閉塞性ショック …………… 71
閉塞性肥大型心筋症 ……… 110
ヘパリン …………… 114, 124
ヘパリン起因性血小板減少症
　　　　　　　　……… 115, 211
ヘモグロビン尿 …………… 169
ベンゾジアゼピン系抗不安薬 182
ボーラス投与 ……………… 159
ホスホジエステラーゼ（PDE）阻害薬
　　　　　　　　…………… 110

補正Ca値	44
保存期	151
ポリミキシンB	258
ポンピング	86

ま 行

末梢静脈栄養（peripheral parenteral nutrition：PPN）	234
麻痺性イレウス	90, 93
マンガン	223
慢性型肝不全	94
慢性下痢	78
慢性腎不全	148, 151, 244
慢性貧血	206
慢性副腎不全	144
ミオグロビン	152
ミオシン軽鎖リン酸化酵素阻害薬	181
ミオパチー	117
水チャンネル	149
水バランス	30
無機ヨード	146
メイロン®	51, 52, 133
メシル酸ガベキサート	190
メシル酸ナファモスタット	192
免疫グロブリン製剤	218
モリブデン	223
門脈圧亢進症	95

や・ら 行

有効循環血漿量	13, 16, 17, 18
輸液開始液	197
輸液速度	197
輸液内容	197
輸液量	195, 197
輸血	88
輸血関連急性肺障害	208
ヨウ素	223
予測血小板増加数	210
ラクナ梗塞	121
ラジカット®	123
ラシックス®	46
利尿薬	95, 114
ループ利尿薬	96
レニン-アンジオテンシン-アルドステロン系	18, 19
レニン活性	41
濾過	16

欧 文

A〜C

ABO型不適合輸血	208
ACTH	146
ADH不適合分泌症候群（syndrome of inappropriate secretion of ADH：SIADH）	182
AGML	84
AG増加型代謝性アシドーシス	50, 51
anion gap（AG）	49
ARDS	116, 117
ATLS	187
β_2ミクログロブリン	259
bacterial translocation	89, 104, 118
basic life support	193
Baxter法	166
BEE	220
branch atheromatous disease（BAD）	121
Broviac/Hickmanカテーテル	235
B-RTO	88, 98
BUN/Cre比	79
burn index	165
CAPD	249
cerebral salt wasting	38, 182
CHDF	102
Cl抵抗性代謝性アルカローシス	51
Cl反応性代謝性アルカローシス	51
crush syndrome	185, 187
CVP	29, 150

D〜K

DIC	189
dry weight	246
early goal directed therapy（EGDT）	127
FENa	149
FFP	212
fluid mobilization	28, 30
fluid sequestration	28, 174
Forrester分類	106, 113
GAVE	85
Guidelines for the management of acute cervical spine and spinal cord injuries	188
Harris-Benedictの式	201
Hbの目標値	206
heparin-induced thrombocytopenia（HIT）	125, 211
HLA適合血小板濃厚液（HLA-PC）	210
HUS	211
immunonutrition	231
ITP	210
IVH（intravenous hyperalimentation）	173, 178, 235
IVR	87
JATEC™	156, 185, 187
JPTEC	185
K製剤	79

L〜R

late evening snack	98
Malloy-Weiss症候群	79, 85
NAT（nucleic acid amplification test, 核酸増幅検査）	217
Naの貯留	95
NIHSS	122
Nohriaの分類	106
non-responder	159
NPC/N比	222, 236
ORS	81
Parkland	166
PAWP	29
PC	209
PEG	239
PPSB-HTR	173
prognostic burn index（PBI）	166
PTH	44
rapid turn-over protein	173
RCC-LR	206
reduced-ORS	81
REE	220
refeeding syndrome	55, 57, 60
refilling	28, 30, 174, 177, 178
refilling state	171
refilling期	163
responder	159
RQ	220

S〜W

Sepsis	126
SIADH	22, 38
SIRS	21, 126, 164
SSCG	127
surgical diabetes	171
surgical stress	171, 178
surviving sepsis campaign guideline	127
Swan-Ganzカテーテル	28
third space	30, 164, 171, 174, 177
Torsades de pointes	61, 62, 110
t-PA	123
TPN	91, 118
transient responder	159
TTP	211, 213
Weirの式	221
WHO-ORS	81

数 字

1日排泄量	35
5%ブドウ糖液	26

● 編者紹介

杉田　学（すぎた　まなぶ）
順天堂大学医学部附属練馬病院 救急・集中治療科　先任准教授

1992年順天堂大学卒業．卒後東京都小平市の公立昭和病院で内科，外科，小児科，産婦人科，精神科，脳神経外科，救急医学科のスーパーローテート研修の後，救急医学と集中治療学の多彩さに魅せられ，同院救急医学科のスタッフとなる．その後，東京大学医学部附属病院救急部，埼玉医科大学救急部，さいたま赤十字病院救命救急センターを経て2005年7月より現職．資格は日本救急医学会指導医，日本集中治療学会専門医，ICDなど．開院当時には2名だったスタッフも8名まで増え，充実の体制で臨床と教育を行っている．特に2008年度から受け入れている初期臨床研修医には熱い指導を心がけている．2005年10月には日本政府の派遣した国際緊急援助隊救助チームの帯同医師として，消防庁・警察庁・海上保安庁のレスキューチームとともにパキスタン地震の救援活動を行った．

輸液療法の進め方ノート　改訂版
体液管理の基本から手技・処方までのポイントがわかる実践マニュアル

2003年10月 1 日第1版第1刷発行	編　者	杉田　学
2008年 5月20日第1版第7刷発行	発行人	一戸裕子
2009年10月30日第2版第1刷発行	発行所	株式会社 羊 土 社
2021年 3月25日第2版第6刷発行		〒101-0052 東京都千代田区神田小川町 2-5-1
	TEL	03（5282）1211
	FAX	03（5282）1212
	E-mail	eigyo@yodosha.co.jp
	URL	www.yodosha.co.jp/
Printed in Japan	装　幀	上原　晃
ISBN978-4-7581-0678-8	印刷所	株式会社 平河工業社

本書の複写にかかる複製，上映，譲渡，公衆送信（送信可能化を含む）の各権利は（株）羊土社が管理の委託を受けています．
本書を無断で複製する行為（コピー，スキャン，デジタルデータ化など）は，著作権法上での限られた例外（「私的使用のための複製」など）を除き禁じられています．研究活動，診療を含み業務上使用する目的で上記の行為を行うことは大学，病院，企業などにおける内部的な利用であっても，私的使用には該当せず，違法です．また私的使用のためであっても，代行業者等の第三者に依頼して上記の行為を行うことは違法となります．

JCOPY ＜（社）出版者著作権管理機構 委託出版物＞
本書の無断複写は著作権法上での例外を除き禁じられています．複写される場合は，そのつど事前に，（社）出版者著作権管理機構（TEL 03-5244-5088, FAX 03-5244-5089, e-mail：info@jcopy.or.jp）の許諾を得てください．

乱丁，落丁，印刷の不具合はお取り替えいたします．小社までご連絡ください．

羊土社のオススメ書籍

レジデントノート Vol.22 No.3 2020年5月号
輸液ドリル
実践に役立つ基本がわかる問題集

西﨑祐史／編

研修医なら必ず知っておきたい"輸液"．なんとなくで指示していませんか？低ナトリウム血症，高カリウム血症など…よく出合う症例での基本的な考え方と選択のポイント，ドリルを解きながら身につけよう！

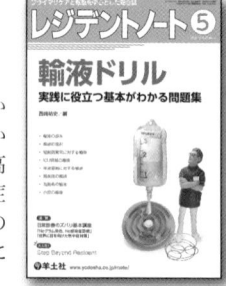

- ■ 定価（本体2,000円＋税）　■ B5判
- ■ 172頁　■ ISBN 978-4-7581-1643-5

血液ガス・酸塩基平衡に強くなる
数値をすばやく読み解くワザと輸液療法の要点がケース演習で身につく

白髪宏司／著

正しい判断に素早く辿り着く，匠のワザを伝授！50症例の血液ガス分析トレーニングで，いつの間にか臨床で活きる実力がついている！酸塩基平衡や輸液療法の要点が，根拠からわかるレクチャーも充実！

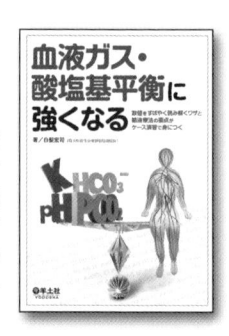

- ■ 定価（本体3,600円＋税）　■ B5判
- ■ 244頁　■ ISBN 978-4-7581-1735-7

輸液ができる、好きになる
考え方がわかるQ&Aと処方計算ツールで実践力アップ

今井裕一／著

Q&Aで必須知識と理論的な背景をやさしく解説．さらに現場に即した症例を用いた演習問題で，学んだ知識を実践応用する力が身につきます．また，無料で使える自動計算ソフトで日常の輸液計算が瞬時に行えます！

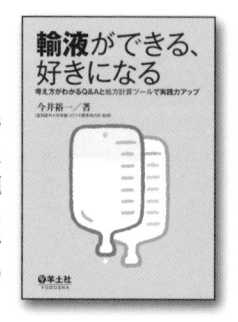

- ■ 定価（本体3,200円＋税）　■ A5判
- ■ 254頁　■ ISBN 978-4-7581-0691-7

酸塩基平衡、水・電解質が好きになる
簡単なルールと演習問題で輸液をマスター

今井裕一／著

ややこしい計算をしなくても簡単・的確に輸液が使えるようになる，目からウロコのルールを伝授！　疑問に応える解説や豊富な演習問題で，基本から現場での応用力までいつの間にか身につきます．もう輸液で迷わない！

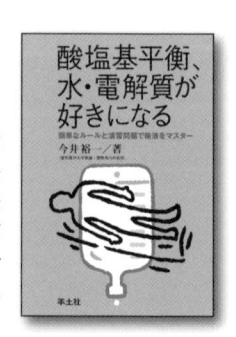

- ■ 定価（本体2,800円＋税）　■ A5判
- ■ 202頁　■ ISBN 978-4-7581-0628-3

発行　羊土社 YODOSHA　〒101-0052　東京都千代田区神田小川町2-5-1　TEL 03(5282)1211　FAX 03(5282)1212
E-mail：eigyo@yodosha.co.jp
URL：www.yodosha.co.jp/

ご注文は最寄りの書店，または小社営業部まで